Martin Wiederkumm

Leitfaden für septische Intensivpflege

SpringerWienNewYork

Martin Wiederkumm
Diplomkrankenpfleger an der Universitätsklinik für Chirurgie,
Klinikum Graz, Österreich

Das Werk ist urheberrechtlich geschützt.
Die dadurch begründeten Rechte, insbesondere die der Übersetzung, des Nachdrucks, der Entnahme von Abbildungen, der Funksendung, der Wiedergabe auf photomechanischem oder ähnlichem Wege und der Speicherung in Datenverarbeitungsanlagen, bleiben, auch bei nur auszugsweiser Verwertung, vorbehalten.

© 2000 Springer-Verlag/Wien

Die Wiedergabe von Gebrauchsnamen, Handelsnamen, Warenbezeichnungen usw. in diesem Buch berechtigt auch ohne besondere Kennzeichnung nicht zu der Annahme, daß solche Namen im Sinne der Warenzeichen- und Markenschutz-Gesetzgebung als frei zu betrachten wären und daher von jedermann benutzt werden dürften. Produkthaftung: Für Angaben über Dosierungsanweisungen und Applikationsformen kann vom Verlag keine Gewähr übernommen werden. Derartige Angaben müssen vom jeweiligen Anwender im Einzelfall anhand anderer Literaturstellen auf ihre Richtigkeit überprüft werden.

Satz: Herbert Hutz, A-1210 Wien

Gedruckt auf säurefreiem, chlorfrei gebleichtem Papier – TCF

SPIN: 10737706

Mit 64 Abbildungen

Die Deutsche Bibliothek – CIP-Einheitsaufnahme
Ein Titeldatensatz für diese Publikation ist bei
Der Deutschen Bibliothek erhältlich

ISBN-13:978-3-211-83373-5   e-ISBN-13:978-3-7091-6765-6
DOI: 10.1007/978-3-7091-6765-6

*Danksagung
für die Unterstützung*

Fa. Biotest
Fa. Baxter
Fa. Dräger
Fa. Fresenius
Fa. Glaxo Wellcome
Grazer Gesellschaft der Pflegeakademiker
(Verein zur Förderung von Pflegewissenschaft und -forschung)
Fa. Hollister
Fa. KCI-Mediscus
Fa. Mundipharma
Neologische Gesellschaft Österreichs (RJCVA)
Fa. Novartis Nutrition GmbH
Fa. Nycomed
Mag. Dr. Alfred Posselt
Fa. Schülke & Mayr
Fa. Solvay-Pharma
Fa. Zeneca

Vorwort

Die Qualität der Patientenbetreuung in der Intensivmedizin hängt entscheidend von der Ausbildung des Pflegepersonals ab.

Weltweit ist man daher bemüht, die Qualität der Ausbildung des Intensivpflegepersonals zu verbessern. Somit liegt auch mein Ziel darin, mit Hilfe des vorliegenden Buches das Basiswissen zu verbessern und darüber hinaus intensivpflegerische Besonderheiten hervorzuheben.

Nicht jeder hat die Möglichkeit, seine langjährige Erfahrung in Form von Vorträgen oder Büchern weitergeben zu können. Aus diesem Grund bin ich sehr froh, daß mir dies zuteil wurde. Im Zeitalter der standardisierten Pflege darf aber nicht vergessen werden, daß das Pflegepersonal wie all die anderen Menschen sind. Das Werkzeug der Pflegenden sind die Hände, somit spiegelt sich auch deren Persönlichkeit in der Patientenbetreuung wider.

Anhand meiner bereits mehrjährigen Berufserfahrung habe ich aus literarischen Vorlagen und persönlichen Erfahrungswerten diese Unterlage erarbeitet und zusammengestellt. Anatomische und physiologische Grundlagen werden gestreift. Ein besonderes Gewicht wird auf die *Pflege des septischen Intensivpatienten* gelegt (eine Ausnahme stellt die Verbrennungspflege dar, da diese Patienten meist nicht primär keimbesiedelt sind). In bezug auf Präparatbezeichnungen muß gesagt werden, daß die Anordnungspflicht natürlich beim behandelnden Arzt liegt, dabei sollten jedoch die Erfahrungswerte des Pflegepersonals nicht unberücksichtigt bleiben.

Ich wünsche Ihnen mit diesem Buch viel Spaß und hoffe, daß es einen Beitrag zu einer verbesserten Weiterbildung der Intensivschwestern und Intensivpfleger leistet.

Graz, im Januar 2000 *Martin Wiederkumm*

Inhaltsverzeichnis

1. Sepsis

1.1. Einleitung 1
1.2. Definition 1
1.3. Pathophysiologie 2
1.4. Stadieneinteilung der Sepsis 5
1.5. Das klinische Bild 5
1.6. Diagnostische Kriterien 8
1.7. Überwachung 9
1.8. Behandlungsstrategien 9
1.9. Pflegerichtlinien 13
1.10. Angehörige 15

2. Fieber

2.1. Definition 17
2.2. Allgemeines 17
2.3. Temperaturregulation 18
2.4. Pathogenese des Fiebers 19
2.5. Positionen für die Messung der Körpertemperatur 20
2.6. Ursachen 20
2.7. Fiebertypen 22
2.8. Therapie 24
2.9. Pflegerichtlinien 24

3. Abdominelle Eingriffe bzw. offenes Abdomen/Peritonitis

3.1. Hauptursachen (Erkrankungen/Eingriffe) für eine postoperative intraabdominelle Sepsis (Peritonitis) 27
3.2. Reexploration/Relaparotomie 28
3.3. Arten der Peritonitis 29
3.4. Herdsanierung 32
3.5. Behandlungsstrategien 33
3.6. Vorbereitungen zur postoperativen Übernahme 35
3.7. Postoperative Übernahme 36
3.8. Intensivtherapie 36
3.9. Pflegerichtlinien 38

3.10. Naht- bzw. Klammernentfernung 40
3.11. Drainkürzung bzw. -entfernung 41

4. Patienten mit Anus praeter
    4.1. Anwendungsgebiete 43
    4.2. Präoperative Pflege 43
    4.3. Verfahren 44
    4.4. Anus-praeter-Arten 44
    4.5. Patientengruppen 45
    4.6. Erstversorgung 45
    4.7. Postoperative Kontrolle 46
    4.8. Pflegerichtlinien 46
    4.9. Ernährung 48
    4.10. Komplikationen 48
    4.11. Die wichtigsten Stomata 50

5. Thorax- bzw. Oesophagusoperationen
    5.1. Operationsarten und Erkrankungen 53
    5.2. Vorbereitungen zur postoperativen Übernahme 53
    5.3. Postoperative Übernahme 55
    5.4. Intensivtherapie 55
    5.5. Pflegerichtlinien 59
    5.6. Pflegespezifitäten auf diagnostischer und operationstechnischer Ebene 60

6. Thoraxdrainage
    6.1. Prinzip 69
    6.2. Indikationen 70
    6.3. Technik 71
    6.4. Fördermengen 73
    6.5. Liegedauer 74
    6.6. Arten der Drainagesysteme 74
    6.7. Richtlinien zur Pflege und Überwachung von Patienten mit Thoraxdrainage 77
    6.8. Wann wird ein Drain geklemmt? 78
    6.9. Transport eines Patienten mit Drainage 79
    6.10. Setzen eines Thoraxdrains 79
    6.11. Entfernen eines Thoraxdrains 79

7. Bronchoskopie
    7.1. Wozu dient die Bronchoskopie? 83
    7.2. Was wird für die Bronchoskopie benötigt? 83
    7.3. Durchführung 84
    7.4. Komplikationen der Bronchoskopie 85
    7.5. Kontraindikationen für die Bronchoskopie 85

8. Verbrennungen

- 8.1. Definition ... 87
- 8.2. Allgemeines ... 88
- 8.3. Beurteilung der Verbrennungen ... 89
- 8.4. Ursachen ... 92
- 8.5. Erste Hilfe ... 93
- 8.6. Erstversorgung am Unfallort (Notfallversorgung) ... 96
- 8.7. Vorgehen bei großen Verbrennungen im Krankenhaus ... 98
- 8.8. Prognose ... 99
- 8.9. Pathophysiologie der Schockphase ... 100
- 8.10. Wundbehandlungsmethoden ... 103
- 8.11. Möglichkeiten der Hauttransplantation ... 109
- 8.12. Wundsepsis ... 114
- 8.13. Inhalationstrauma ... 115
- 8.14. Intensivtherapie ... 118
- 8.15. Hyperbare Oxygenation (HBO) ... 123
- 8.16. Vorbereiten des Verbrennungszimmers ... 124
- 8.17. Überwachung ... 128
- 8.18. Administrative Arbeiten ... 132
- 8.19. Pflegerichtlinien ... 132
- 8.20. Nachbehandlung ... 146
- 8.21. Müll- und Wäscheentsorgung ... 149
- 8.22. Reinigungsmaßnahmen ... 149
- 8.23. Angehörige ... 149
- 8.24. Entlassung des Patienten ... 149

9. Anaerobe Wundinfektionen

- 9.1. Die wichtigsten Anaerobier ... 153
- 9.2. Wundinfektionen durch nicht sporenbildende Anaerobier ... 154

10. Gasbrandinfektion

- 10.1. Ätiologie/Pathogenese ... 157
- 10.2. Inkubationszeit ... 159
- 10.3. Erregernachweis ... 159
- 10.4. Klinische Erscheinungsformen/Schweregrad der Klostridieninfektion ... 160
- 10.5. Symptome ... 161
- 10.6. Diagnosestellung ... 162
- 10.7. Prognose ... 163
- 10.8. Begünstigende Faktoren für die Infektion ... 164
- 10.9. Behandlung ... 164

11. Hyperbare Oxygenation

- 11.1. Begriffsbestimmung ... 167
- 11.2 Der Sauerstofftransport im Blut ... 168

11.3. Physikalische und physiologische Grundlagen der hyperbaren
    Sauerstoffbehandlung 168
11.4. Indikationen für die hyperbare Oxygenation 170
11.5. Physiologische Konsequenzen der hyperbaren
    Sauerstofftherapie 171
11.6. Physiologischer und pathophysiologischer Funktionskreis des
    hohen Sauerstoffdrucks 172
11.7. Typen von hyperbaren Kammern 172
11.8. Behandlungsschema 174
11.9. Nebenwirkungen/Komplikationen 175
11.10. Klinisch-technische Probleme 177
11.11. Vorbereitungen für den Patiententransport in die
    Druckkammer 179
11.12. Betreuung des Patienten nach einer HBO 180
11.13. Verzeichnis der hyperbaren Kammern in Österreich 180
11.14. Pflegerichtlinien 180
11.15. Müll-, Wäscheentsorgung und Reinigungsmaßnahmen 183
11.16. Angehörige 183
11.17. Entlassung des Patienten 183

12. Kinetik im Rahmen der ARDS-Therapie

12.1. Einleitung 185
12.2. Diskussion 185
12.3. Prädisponierende Faktoren des ARDS 188
12.4. Diagnostische Kriterien des ARDS 188
12.5. Pathophysiologie des ARDS 189
12.6. Stadieneinteilung des ARDS 190
12.7. Prophylaxe des ARDS 190
12.8. Therapieansätze für das ARDS 191
12.9. Indikationsstellung 192
12.10. Argumente für den Einsatz der kinetischen Therapie 193
12.11. Kinetische Therapie-Kontras 195
12.12. Kasuistik 196
12.13. Pflegerichtlinien 199
12.14. Erforderlichkeiten vor Rotationsbeginn 202
12.15. Beendigung der Therapie 205
12.16. Administrative Arbeiten 205
12.17. Angehörige 205
12.18. Schlußfolgerung 205

13. Offene Tuberkulose

13.1. Erreger 208
13.2. Übertragung 208
13.3. Inkubationszeit 208
13.4. TBC-Arten allgemein 208
13.5. Lungen-TBC-Arten 209

13.6. Pathogenese 209
13.7. Symptome 211
13.8. Diagnose 211
13.9. Administrative Arbeiten bei Diagnosestellung auf der Station 212
13.10. Behandlung 212
13.11. Pflegerichtlinien 214
13.12. Müll- und Wäscheentsorgung 214
13.13. Reinigungsmaßnahmen 214
13.14. Entlassung des Patienten 215
13.15. Angehörige 215
13.16. Statistiken 215

14. Patienten mit MRSA

14.1. Übertragung 219
14.2. Prädilektionsstellen 220
14.3. MRSA-Arten 220
14.4. Administrative Arbeiten 220
14.5. Organisatorische Maßnahmen 220
14.6. Isolierung 221
14.7. Pflegerichtlinien 222
14.8. Behandlungsmaßnahmen 223
14.9. Müll- und Wäscheentsorgung 224
14.10. Reinigungsmaßnahmen 225
14.11. Angehörige 225
14.12. Entlassung des Patienten 225
14.13. Verstorbene Patienten 225
14.14. Überprüfung auf Freisein von MRSA 226
14.15. Unbegründeten Ängsten begegnen 226
14.16. Statistiken 227

Sachverzeichnis 229

1. Sepsis

1.1. Einleitung

Die Entwicklung einer Sepsis und ihrer schwersten Verlaufsform, des septischen Schocks, stellt eine der wichtigsten lebensbedrohlichen Komplikationen bei der Behandlung von Intensivpatienten dar. Nicht nur die Grunderkrankung des Patienten, sondern auch das septische Zustandsbild mit den begleitenden Organfunktionsverlusten führen oft zum Tode. Neben der **Therapierung der Grundkrankheit** (septische Foci) ist auch die **gezielte Antibiotikatherapie** die kausale Maßnahme im Rahmen der Sepsistherapie. Sind alle kausalen Maßnahmen ausgeschöpft, ist oft nur noch eine rein symptomatische Therapie möglich. In den letzten Jahren zeigte sich eine Zunahme der septischen Zustandsbilder, deren Ursachen wohl das Älterwerden der Patienten, verbesserte große chirurgische Eingriffe, der Anstieg der invasiven diagnostischen und therapeutischen Verfahren und die bereits beginnenden Antibiotikaresistenzen sind. Der Grund für die Resistenzentwicklung gegen Antibiotika ist wohl in einer langjährigen unachtsamen Antibiotikaverschreibung und einer insuffizienten Einnahme seitens der Patienten zu suchen.

1.2. Definition

Eine einheitliche Definition der Sepsis liegt bis heute nicht vor. Folgende Kriterien müssen mindestens erfüllt sein:

Tabelle 1. Definition der Sepsis nach Roger C. Bone [1]

– Klinische eindeutige Infektion plus	
– Tachypnoe	> 20/min bzw. AMV > 10l/min bei Beatmung
– Tachykardie	> 90/min
– Hyperthermie	> 38,3°C oder Hypothermie < 35,6°C

Nach einer weiteren gebräuchlichen Definition liegt eine Sepsis dann vor, wenn neben dem klinischen Verdacht mindestens vier der in Tabelle 2 aufgelisteten Kriterien erfüllt sind:

Tabelle 2. Definition der Sepsis nach der V(eterans) A(dministration) Systemic Sepsis Cooperative Study Group [1]

- Schüttelfrost oder Hyperthermie > 38,9°C oder Hypothermie < 35,5°C
- Tachypnoe > 28/min oder P_aCO_2 < 32 mmHg
- Hypotonie < 90 mmHg systolisch
- Leukozyten > 15 000 oder < 3500/mm^3
- Thrombopenie < 100 000mm^3
- Invasiver Eingriff während der letzten 48 Stunden oder offenkundig vorliegender primärer Sepsisherd

Bakterielle Entzündungen können als Lokalinfektion auf einen umschriebenen Körperabschnitt begrenzt sein (z. B. infizierte Hautwunde). Immer besteht jedoch die Möglichkeit, daß Bakterien über kleine Blutgefäße in den Kreislauf gelangen. Dieser Zustand wird als **Bakteriämie** bezeichnet. Einzelne Keime sind nach Unfällen oder bei Operationen häufig kurzfristig im Blut nachweisbar. Sie werden aber meist rasch durch körpereigene Abwehrmechanismen zerstört und verursachen keine Krankheitssymptome. Die kurzdauernden Bakteriämien haben meist keine bleibenden Folgen und dementsprechend keinen Krankheitswert. Unter **Sepsis/Septikämie** hingegen versteht man die andauernde Überschwemmung des Kreislaufs mit Bakterien und deren Giftstoffe (Toxine), wobei im Körper schwere Krankheitssymptome ausgelöst werden. Gelangt eine größere Zahl von Bakterien in die Blutbahn, so werden die Abwehrkräfte des Körper überfordert. Die Bakterien gelangen mit dem Blutstrom in die Körperorgane **(hämatogene Streuung),** bleiben dort haften und vermehren sich. Dadurch entstehen **septische Herde**, aus denen immer wieder Keime in die Blutbahn gelangen und die zu typischen Krankheitssymptomen führen **(septische Streuung).**

1.3. Pathophysiologie

Neben den klassischen Zeichen, wie hohe Körpertemperatur, hoher Puls und beschleunigte Atmung, findet man bei dem Krankheitsbild „Sepsis" eine Reihe von pathophysiologischen Veränderungen, die durch eine Vielzahl körpereigener Mechanismen hervorgerufen werden und, einmal in Gang gesetzt, dem „Domino-Effekt" ähnlich ablaufen. Folge der meisten Veränderungen ist eine unzureichende Sauerstoffversorgung der Organe. Der septische Schock und das Multiorganversagen verschlechtern die Prognose erheblich. Die anästhesiologische Therapie zielt auf die Unterstützung insuffizient arbeitender Organsysteme, z. B. Beatmung bei Ateminsuffizienz oder Nierenersatztherapie. Von wesentlicher Bedeutung ist die Verminderung des Sauerstoffmangels der Organe. Der Sauerstoffbedarf des Organismus wird gesenkt, das Sauerstoffangebot durch eine Erhöhung des arteriellen Sauerstoffgehaltes oder des Herzminutenvolumens vergrößert.

Erreger

Die häufigsten Sepsiserreger sind zur Zeit gramnegative Bakterien, wie Escherichia coli, Klebsiellen, Enterobakterien oder Pseudomonas. Eine besondere Bedeutung in der Pathogenität der gramnegativen Bakterien hat ein bestimmter Zellwandbestandteil, der als Endotoxin bezeichnet wird. Grampositive Bakterien, wie Staphylococcus aureus/epidermis und Streptokokken, die noch in den 60er Jahren die häufigsten Sepsiserreger waren, nehmen wieder an Bedeutung zu. Aber auch Anaerobier, Viren, Pilze oder Parasiten können eine Sepsis verursachen. Der Ablauf der Sepsis wird nicht primär durch den Erreger, sondern vielmehr durch die meist einheitlich ablaufende Reaktion des Organismus auf verschiedene Erreger oder Erregerbestandteile bestimmt. Auch bei nachgewiesenem Sepsisherd sind Blutkulturen nur in den seltensten Fällen positiv [1].

Ausgangspunkte

Ausgangspunkte stellen vor allem die Gefäße, die Haut, der Hals-Nasen-Ohrenbereich, Lunge, Darm, Gallenwege und zu etwa 50% der Fälle das Urogenitalsystem dar. Aber auch zentrale Venenkatheter können Ausgangspunkte für eine Sepsis sein [3].

Sepsis-begünstigende Faktoren

Die Entstehung einer Sepsis wird begünstigt durch hohes Lebensalter, schweres Operations- oder Unfalltrauma, Immunsuppression, langdauernde unkritische Antibiotikatherapie, invasives Monitoring über zentrale Venenkatheter oder Pulmonalarterienkatheter, maligne Erkrankungen jeder Genese, Diabetes mellitus, Urämie, Leberinsuffizienz, Abszesse, Verbrennungen, Hohlraumperforationen, sowie die Durchwanderung von Darmbakterien bei Darmischämie und langdauernder oraler Nahrungskarenz [1],[4].

Aktivierung biologischer Systeme

Bei der Sepsis überwinden pathogene Keime, Bakterienzellwandbestandteile oder Toxine aus einem Infektionsherd die Abwehrmechanismen des Organismus und dringen kontinuierlich in die Blutbahn ein. Hierdurch werden verschiedene biologische Systeme aktiviert, die sowohl allgemein in den Stoffwechsel eingreifen als auch begrenzt zelluläre Reaktionen vermitteln. Dabei greifen die Aktivierungsprozesse ineinander und laufen, einmal in Gang gesetzt, *automatisch* ab.

- Die Aktivierung des Gerinnungssystems führt u. a. zu Gefäßverschlüssen durch Fibrin-Gerinsel und zu einer Ablagerung von Thrombozyten und Granulozyten vornehmlich in der Lungenstrombahn, aber auch in Niere, Leber, Muskulatur und Haut.
- Über das Komplementsystem erfolgt neben einer Gefäßerweiterung eine Aktivierung der Granulozyten, welche eiweißspaltende Enzyme (Proteasen) und zellschädigende Sauerstoffradikale freisetzen.
- Die Stimulation von Makrophagen führt zur Freisetzung verschiedener Zytokine. Dies sind Eiweiße, die die Reaktionen aller an der Entzündungsreaktion beteiligten Zellen wie T- und B-Lymphozyten, Monozyten und Makrophagen regulieren. Die wichtigsten der zahlreichen Zytokine sind der **Tumornekrosefaktor** (TNF) und **Interleukin 1** (IL1), welche auf vielfache Weise entzündungsfördernd wirken.
- Der Arachidonsäurestoffwechsel führt zur Bildung gefäßwirksamer Substanzen (Prostaglandine, Thromboxan A2).
- T-Lymphozyten bilden Makrophagen-stimulierende Interferone sowie **Kolonie-stimulierende Faktoren** (Colony-Stimulating-Factors, CSF), die das Wachstum und die Differenzierung der Stammzellen von Granlozyten und Monozyten fördern [1].

Zielorgan Endothel

Die Aktivierung der oben genannten biologischen Systeme hat eine komplexe Schädigung der die Gefäßwand auskleidenden Endothelzellen zur Folge. Es kommt durch Permeabilitätsstörungen zu Ödemen im Entzündungsgebiet und zur Gefäßerweiterung der Arteriolen.

Gleichzeitig wird die Endstrombahn der Gefäße durch Ablagerung (Mikroaggregation) von Granulozyten und Thrombozyten teilweise verlegt. Hieraus resultiert die Bildung **arteriovenöser Kurzschlußverbindungen** (Shunts) mit einer Verminderung des peripheren Gefäßwiderstandes. Trotz eines erhöhten Blutflusses entsteht so eine Gewebehypoxie, Zytokine verursachen zusätzlich eine Energiestoffwechselstörung auf zellulärer Ebene. Folge dieser komplexen Schädigung ist eine Laktatazidose [1].

1.4. Stadieneinteilung der Sepsis

1. Kompensierte Sepsis
2. Metabolische Insuffizienz (= hyperdynames Stadium)
3. Respiratorische Insuffizienz
4. Kardiale Insuffizienz (= hypodynames Stadium) [4]

1.5. Das klinische Bild

Das Einschwemmen von pathogenen Erregern oder Bakterienzellwandbestandteilen (Endotoxin) in die Blutbahn führt in der Regel zu **Schüttelfrost** und **Temperaturanstieg** auf über 38,8°C. Eine **Tachykardie** von > 90/min und **Tachypnoe** von > 20/min stellen sich ein. Im Blutbild zeigt sich häufig eine **Leukozytose** von > 15 000/mm^3, in etwa 10 Prozent jedoch auch eine Leukopenie von < 3500/mm^3. Die **Thrombozytenzahlen fallen** häufig auf Werte < 100 000/mm^3 ab. Zusammen mit der meist hohen Körpertemperatur bewirkt eine vermehrte Durchblutung die auffällig **gerötete, trockene** und **überwärmte Haut** des septischen Patienten.

Hämodynamik

In der Frühphase der Sepsis wird durch die Ausbildung arteriovenöser Kurzschlußverbindungen **(Shunts)** und die Weitstellung der Arteriolen der Gefäßwiderstand vermindert. **Erhöhte endogene Katecholaminspiegel** (Adrenalin und Noradrenalin) sowie Fieber führen zu Tachykardie. Das Schlagvolumen des Herzens ist noch normal oder allenfalls bei ausgeprägter Hypovolämie vermindert. Das **Herzminutenvolumen** ist demnach in der Regel deutlich **erhöht**. So hat z. B. ein gesunder, 70 kg schwerer Mensch in Ruhe eine Herzfrequenz (HF) von etwa

70/min bei einem Schlagvolumen (SV) von etwa 75 ml Blut pro Herzschlag. Daraus errechnet sich ein Herzminutenvolumen (HMV) von 70/min x 75 ml = 5,25 l/min. In der Sepsis findet man z. B. folgende Werte vor: **HF 120/min, SV 70 ml und HMV 8,4 l/min.** Trotz dieses hohen Blutflusses ist die Gewebeperfusion wegen des erniedrigten mittleren arteriellen Blutdrucks (MAP) vermindert. Dieser Zustand wird auch als **hyperdynamer Kreislauf** bezeichnet. Erst in der Spätphase der Sepsis kommt es zu einer Verminderung der Herzleistung durch direkt auf den Herzmuskel kraftmindernd wirkende Substanzen. Die Größe des Herzminutenvolumens richtet sich nach dem Sauerstoffbedarf der Organe, da das vom *Herzen gepumpte Blut* bekanntermaßen als *Transportmittel* für den Sauerstoff dient. Der hyperdyname Kreislauf während der Sepsis ist demnach eine notwendige und sogar oft nicht ausreichende Anpassung des Organismus an die Minderversorgung der Organe mit Sauerstoff. Ein nicht ausreichend erhöhtes Herzminutenvolumen in der Sepsis (mindestens 4,5 L/min und m^2 Körperoberfläche) geht mit einer erhöhten Sterblichkeitsrate (Letalität) einher [1].

Die Störung der Organsysteme

Im weiteren Verlauf der Sepsis kommt es, bedingt durch die Minderversorgung der Organe mit Sauerstoff und durch die *Energiestoffwechselstörung der Zellen*, zur Einschränkung der Funktion verschiedener Organsysteme. Die Funktionseinschränkung des **Gehirns** zeigt sich in *Unruhe, Verwirrtheit oder zunehmender Benommenheit* des Patienten. Die Verschlechterung der **Lungenfunktion** wird durch die **Tachypnoe** und die häufig sichtbar **vermehrte Atemarbeit** deutlich. Wegen einer Störung des Gasaustausches und einer Fehlverteilung des Blutflusses in der Lungenstrombahn kommt es zu einer *Verminderung der Sauerstoffspannung* (pO_2) im arteriellen Blut. Der Organismus versucht, dies durch eine *Erhöhung des Atemminutenvolumens* (Hyperventilation) auszugleichen, was durch eine vermehrte Abatmung von Kohlendioxid (pCO_2) in der arteriellen Blutgasanalyse zum Ausdruck kommt.

Eine **Leberinsuffizienz** zeigt sich durch eine *Glukose-Verwertungsstörung, verminderte Eiweißsynthese* und *verringerte Laktatextraktion* aus dem Plasma. Eine **Niereninsuffizienz** beginnt meist mit dem *Rückgang der Urinproduktion* auf Werte von weniger als 0,5 ml/kg Körpergewicht und Stunde. Laborchemisch lassen sich ein *Anstieg des Serumkreatinins* und eine *Verminderung der endogenen Kreatinin-Clearence* nachweisen [1].

Das klinische Bild

Der septische Schock

Bei etwa 40 Prozent der septischen Patienten entwickelt sich ein septischer Schock, wodurch die Sterblichkeitsrate von etwa 10 bis 20 Prozent bei der unkomplizierten Sepsis auf etwa 40 bis 60 Prozent ansteigt! Führendes klinisches Zeichen des Schockgeschehens ist die anhaltende ausgeprägte **Hypotension** mit Blutdruckwerten von < 90 mm Hg systolisch oder Blutdruckabfall von mindestens 40 mm Hg bei Patienten mit zuvor bestehendem Hypertonus [1].

Stadieneinteilung des septischen Schocks

- *Stadium I* (beginnender Schock): rektale Temperatur > 38,5°C, Thrombozytenzahl ist noch normal, eine spontane Hyperventilation und stabile Tachykardie wird vom Organismus eingeleitet [4].
- *Stadium II* (septischer Schock): Ein hyperdynamer oder hypodynamer Schock ist möglich, in der Hämatologie zeigt sich ein Thrombozytenabfall, Laktatanstieg und Bakteriennachweis in der Blutkultur. Eine künstliche Beatmung ist unumgänglich [4].
- *Stadium IIIa* (Remission): Es zeigt sich eine deutliche klinische Besserung, eine Respiratorentwöhnung ist möglich, ebenso ist eine invasive hämodynamische Überwachung nicht mehr notwendig [4].
- *Stadium IIIb* (therapierefraktärer Zustand): Eine Verbesserung des klinischen Zustandsbildes wird trotz aggressiver Therapiemaßnahmen nicht erreicht (non-responder) [4].

Das Multiorganversagen

Kann das Fortschreiten des Krankheitsprozesses nicht aufgehalten werden, kommt es zum gleichzeitigen Versagen mehrerer Organsysteme, dem Multiorganversagen. Meist entwickelt sich zuerst die Ateminsuffizienz, dann die Herzinsuffizienz, und schließlich folgen Nieren- und Leberversagen. Hinzu kommen zentralnervöse, gastrointestinale und Blutgerinnungs-Störungen [1].

Tabelle 3. Schematischer Verlauf der Sepsis [4], modifiziert und ergänzt nach [5]

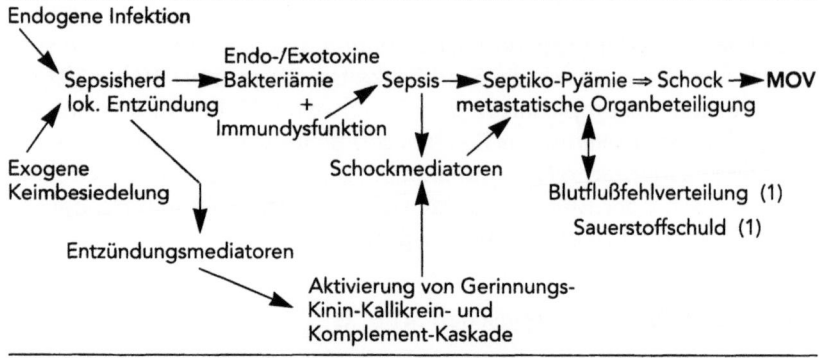

Wenn folgende Kriterien erfüllt werden, sprechen wir von einem Multiorganversagen:

1. *Lunge:* ARDS
2. *Herz-Kreislauf-System:* Hoher Füllungsdruck mit niedrigem HZV und Arrhythmie
3. *Niere:* Kreatinin > oder = 2 mg%
4. *Leber:* Serum Bilirubin > oder = 3 mg% über 48 h und LDH > 10 mU/ml (mindestens das Zweifache der Norm)
5. *Gerinnung:* Thrombozytenzahl < 60000/mm³, Prothrombin-Index pathologisch vermindert, Substitution von Gerinnungsfaktoren länger als 24 h erforderlich
6. *Gastrointestinaltrakt:* Akute, endoskopisch verifizierte Blutung, die täglich mindestens 2 Einheiten Erythrozytenkonzentrate erfordert [3]

1.6. Diagnostische Kriterien

- Anamnese
- Klinischer Befund
- Laborparameter
- Meßdaten von Hämodynamik, Gasaustausch und Metabolismus [4].

Frühdiagnose der Sepsis

1. **Trias:** warmer Schock, Laktatazidose und Verwirrtheit, Oligurie ohne Blutdruckabfall

2. **Hyperdyname Kreislaufdysregulation** (HI > 6 l/min) und **Hyperventilation**
3. **Thrombozytenabfall** > 100000 µl oder > 30% innerhalb von 24 Stunden
4. **Hypothermie** öfters als Hyperthermie
5. Oft primäre **Leukopenie**
6. frühzeitiger Anstieg der A_aDO_2
7. CRP Anstieg (in der Regel 2–3 Tage vor Auftreten der Symptome)
8. Anstieg der Serum-PMN-Elastase
9. Permanenter niedriger ATIII-Plasmaspiegel
10. Verminderter Albumin- und Transferrin-Spiegel
11. Verminderter Titer von Immunglobulin-G
12. Abfall von anorg. Phosphat und ionisiertem Kalzium [4]
13. Frühzeitiger Anstieg von Serum-Procalcitonin vor Auftreten der Symptome[1]

1.7. Überwachung

1. Perfusionsdruck (MAP, angestrebt > oder = 85)
2. EKG (Herzfrequenz, Rhythmus und ST-Strecke)
3. Diurese ⇒ Stundenharnmenge (angestrebt > 0,5 ml/min)
4. Laborparameter (Elektrolyte, Blutbild, Blutgerinnung, Blutgase, kolloidosmotischer Druck, Blutzuckerspiegel)
5. Organfunktionen (Gehirn ⇒ Bewußtseinslage, Herz, Nieren, Leber etc.)
6. Temperatur (Kern oder Haut)
7. Bakteriologie (vor allem Blutkulturen)
8. Laktatspiegel [4]

1.8. Behandlungsstrategien

Neben der frühzeitigen chirurgischen Herdsanierung und der gezielten, nach Austestung festgesetzten Antibiotikatherapie gewinnen immunologische Behandlungsansätze in der Therapie der Sepsis in jüng-

---

[1] Procalcitonin ist ein Sepsismarker (Procalcitonin ist ein Protein mit einem Molekulargewicht von ca. 13 kDalton, es ist das Vorläuferprotein des Hormons Calcitonin), der scheinbar bereits in der Anfangsphase der symptomlos beginnenden Sepsis ansteigt und auch als Verlaufsparameter herangezogen werden kann. *Normwerte:* Normal: < 0,5 ng/ml, chron. entz. Prozesse: < 0,5 virale Infektion (akute Hepatitis B): < 0,5 ng/ml, leichte bis mittelschwere bakt. Lokalinfektion: < 0,5 ng/ml, SIRS-Polytrauma-Verbrennung: 0,5–2,0 ng/ml, schwere bakt. Infektion-Sepsis-MOV: > 2,0 (häufig 10–100) ng/ml [6].

ster Zeit an Bedeutung. So konnte durch die Gabe sowohl von Antikörpern gegen Endotoxin als auch von Antikörpern gegen Tumornekrosefaktor sowie Interleukin 1-Rezeptoranatagonisten die Letalität bei der Sepsis gesenkt werden [1].

Kausalbehandlung

Wie bereits erwähnt besteht die Kausaltherapie im Auffinden und Ausschalten der Sepsisquelle (chirurgische Sanierung des Herdes, Drainierung von Abszessen), sowie in der Durchführung einer gezielten Antibiotikatherapie nach erfolgter Austestung.

Parenterale Ernährung

Die parenterale Ernährung des septischen Patienten unterscheidet sich nicht wesentlich von der anderer Intensivpatienten. Häufig liegt eine Glukose-Verwertungsstörung vor, so daß die Glukosezufuhr dem Blutzuckerspiegel entsprechend reduziert werden muß. Eine zusätzliche Insulingabe ist nur bis zu maximal 4 IE pro Stunde sinnvoll. Durch höhere Insulindosierung ermöglichte gesteigerte Glukosezufuhr führt nicht zur Energiegewinnung des Organismus, sondern führt u.a. zur Leberzellverfettung. Mittelkettige Fettsäuren als hochwertige Kalorienträger sollten unter Kontrolle des Triglyzeridspiegels verabreicht werden [1].

Verhinderung metabolischer Entgleisungen

Die parenterale und frühzeitige enterale Ernährung, sowie die Korrektur von Imbalancen des Flüssigkeits-, Elektrolyt-, Hormon- und Säure-Basen-Haushaltes können für den Verlauf der Sepsis prognostisch begünstigend wirken [4].

Funktioneller Organersatz

1. Niereninsuffizienz

Die Behandlung der Niereninsuffizienz macht gelegentlich den Einsatz sog. extrakorporaler Eliminationsverfahren erforderlich. Die Anwendung der Hämodialyse kann in kritischen Kreislaufsituationen problematisch sein, da sie dem Patienten nicht nur harnpflichtige Substanzen, sondern in kurzer Zeit auch die erforderliche Menge an Wasser entzieht und so zu kurzfristigen Volumenverschiebungen zwischen den Gefäßen (intravasalem Raum) und dem Extrazellulärraum führt. Die arterio-venöse oder veno-venöse Hämofiltration ist hingegen ein kontinuierliches Verfahren, mit dem kurzfristige Volumenverschiebungen vermieden werden können [1].

2. Lungenversagen

Hier kommt die allgemeine ARDS-Therapie oftmals in Kombination mit NO und kinetischer Therapie zur Anwendung.

3. Herzversagen

Je nach Form der Herzinsuffizienz werden herzwirksame Medikamente mit folgenden Wirkungsmechanismen eingesetzt:

a) Inotropie = Beeinflussung der Kontraktionskraft des Herzens
b) Chronotropie = Schlagfrequenzbeeinflussung des Herzens
c) Bathmotropie = Wirkung auf die Reizschwelle des Herzens (Erregbarkeit)
d) Dromotopie = Beeinflussung der Leitungsgeschwindigkeit des Herzens

Verringerung der Sauerstoffschuld

In der Sepsis gehört das Ausmaß des Sauerstoffmangels der Organe zu den entscheidenden prognostischen Kriterien. Daher werden sowohl Maßnahmen ergriffen, die den Sauerstoffbedarf des Organismus senken, als auch solche, die den Sauerstofftransport in die Organe und Gewebe erhöhen.

1. Sauerstoffbedarfsenkende Maßnahmen

Hyperthermie und vermehrte Muskelarbeit erhöhen den Sauerstoffverbrauch des Organismus. Daher wird bei hohem Fieber die Körpertemperatur gesenkt, z.B. durch Kühlung nach vorheriger Sedierung des Patienten. Bei Ateminsuffizienz kann die vermehrte Atemarbeit den Organismus einen erheblichen Anteil des Gesamtsauerstoffverbrauches kosten. Die Atemarbeit wird dem Patienten durch maschinelle Beatmung abgenommen.

2. Sauerstoffangeboterhöhende Maßnahmen

Das Sauerstoffangebot (O_2-Transport) des Organismus beträgt in Ruhe etwa 600 ml O_2/min und m^2 Körperoberfläche. Der O_2-Transport errechnet sich aus dem Herzminutenvolumen (HMV) und dem O_2-Gehalt (C_aO_2) des arteriellen Blutes nach der Formel: O_2-Transport = HMV x C_aO_2. O_2-Transport, O_2-Aufnahme und Herzminutenvolumen werden mit Hilfe eines Pulmonalarterienkatheters bestimmt. Die O_2-Aufnahme des Organismus beträgt in Ruhe etwa 140 ml O_2/min und m^2 Körperoberfläche. In der Sepsis ist sie, als Folge des erhöhten Bedarfs, auch ohne therapeutische Maßnahmen erhöht, läßt sich aber trotzdem durch eine Steigerung des O_2-Transportes weiter vergrößern. **Therapeutisches Ziel** ist, den O_2-Transport so weit zu erhöhen (> 800 ml/min und m^2), bis eine weitere Steigerung der O_2-Aufnahme (> 170 ml/min und m^2) nicht mehr zu erzielen ist. Erst dann kann man davon ausgehen, daß die O_2-Schuld nicht durch ein zu geringes Sauerstoffangebot vergrößert wird. Um den O_2-Transport zu erhöhen, kann man sowohl das Herzminutenvolumen als auch ggf. den O_2-Gehalt des arteriellen Blutes vergrößern. Der **O_2-Gehalt des Blutes** ergibt sich aus der Summe des chemisch an Hämoglobin (roter Blutfarbstoff) *gebundenen* und des *physikalisch gelösten* O_2. Der Anteil des physikalisch gelösten O_2 ist dabei verhältnismäßig gering. Die Menge des chemisch im Blut gebundenen O_2 ist abhängig von der Hämoglobinkonzentration, weshalb in der Sepsis auf einen hochnormalen Hämoglobinwert zu achten ist; ggf. müssen Erythrozytenkonzentrate transfundiert werden. Um die O_2-Transportkapazität der Erythrozyten voll auszuschöpfen, wird eine hohe O_2-Sättigung im arteriellen Blut angestrebt. Dies wird bei Bedarf mit Hilfe von maschineller Beatmung und erhöhter O_2-Beimischung erreicht. Zur Steigerung des Herzminutenvolumens ist zuerst eine ausreichende Volumensituation durch Infusionstherapie erforderlich. Ist dies nicht ausreichend, folgt die Gabe von kreislaufwirksamen Medikamenten, meist Katecholaminen. Verschiedene Katecholamine stehen zur Verfügung. Allen gemeinsam ist die Herzkraft steigernde (positiv inotrope) Wirkung; Unterschiede bestehen in der mehr oder weniger ausgeprägten Steigerung der Herzfrequenz und in den Auswirkungen auf den Blutgefäßtonus. Häufige Verwendung finden Dopamin®, Dobutamin® und Noradrenalin (Handelsname: Arterenol). Der vornehmlich gefäßerweiternd wirkende β-Stimulator Dobutamin® führt zur Senkung eines häufig vorbestehenden Hypertonus der Lungenstrombahn und zu der deutlichsten Erhöhung von O_2-Transport und O_2-Aufnahme. Der zur Organperfusion benötigte mittlere arterielle Blutdruck von etwa mindestens 60 mm Hg kann jedoch unter Dobutamin®-Therapie abfallen. Mit der Gabe des gefäßverengend wirkenden α-Stimulators Noradrenalin wird diese unerwünschte Nebenwirkung behandelt. Hierzu eignet sich grundsätzlich auch Dopamin®, was jedoch im Gegensatz zu Noradrenalin zu einer weiteren unerwünschten Steigerung der Tachykardie führt [1], [4]. Auf umstrittene (experimentelle) Therapieformen wird hier nicht eingegangen.

Intensivtherapie

Bei septischen Intensivpatienten bietet sich also die gesamte therapeutische Palette an, der Einsatz orientiert sich je nach Symptomatik und Bedarf. Der Einsatz von Immunglobulinen (z. B. Pentaglobin®, Gamma-Venin® und Endobulin®) wird kontrovers diskutiert, Studienergebnisse über positive Auswirkungen liegen vor, und langfristige Studien werden derzeit durchgeführt. Wichtig aber ist der frühzeitige Einsatz.

1.9. Pflegerichtlinien

Die Pflege des septischen Patienten ist eine Herausforderung für das gesamte Team von Pflegepersonen einer Intensivstation. Neben der unmittelbaren pflegerischen Versorgung ist hier die aufmerksame Beobachtung des Patienten durch das Pflegepersonal besonders wichtig und hilft, auf Veränderungen des Zustandes schnellstmöglich reagieren zu können. Durch ein frühzeitiges Erkennen und Behandeln eintretender Komplikationen kann die Prognose der Sepsis entscheidend verbessert werden:

1. Da der septische Patient aufgrund seiner verminderten Abwehr und des langen Krankenhausaufenthaltes besonders anfällig auf zusätzliche Infektionen (**nosokomiale Infektionen**) ist, ist die Einhaltung der Hygienerichtlinien unumgänglich. Ebenso empfiehlt es sich, alle Hygienemaßnahmen regelmäßig zu hinterfragen und, falls notwendig, zu novellieren.

> Den Patienten vor weiteren Infektionen zu schützen bzw. andere Patienten vor einer Kreuzinfektion zu bewahren, muß Ziel der pflegerischen Maßnahmen beim septischen Patienten sein.

2. Pflege des Patienten mit Einmalschürzen und im Rahmen des Betten und der Ganzkörperpflege mit Handschuhen.
3. Bei aerosolenden Tätigkeiten ist eine Mundmaske anzulegen (Bronchialtoilette etc.).

4. Pflege des Trachestoma- und Intubationspatienten.
5. Assistenzarbeiten bei der Bronchoskopie fallen in der Regel öfter an.
6. **Verbandwechsel:** Die *Reinigung* der septischen Wunde erfolgt stets zur Wunde hin, also *von außen nach innen*. Eine Keimverschleppung in die Wundumgebung kommt somit nicht zustande [2]. Eine regelmäßige Verbandinspektion durch die Pflegeperson ist erforderlich und bei stark sezernierenden Wunden wird ein mehrmaliger Verbandwechsel vorgenommen (Keimverschleppung). Für die Wunddesinfektion stehen verschiedene Präparate zur Verfügung, wie z. B. Octenisept®, Lavasept® oder Betaisodona®.
7. Der zentrale Venenzugang (Cava-Katheter) stellt immer ein großes Infektionsrisiko dar, neben dem regelmäßigen Wechsel des Zuganges sollte auch ein besonderes Augenmerk auf das Verbandmaterial gelegt werden. So zeigte sich unter der Anwendung von **Folienverbänden** (OpSite®-IV. 3000), daß die Keimzahlen an der Einstichstelle reduziert und durch die Sandwichverbandtechnik die direkte Zugmanipulation und eine damit einhergehende Verminderung der Einstichstellenrötung erreicht werden konnten.
8. Exakte **Händedesinfektion** vor und nach jeder pflegerischen Tätigkeit.
9. Der Tagesablauf sollte nach dem Schweregrad der Infektionen erfolgen (Betten, Verbandwechsel etc.).
10. Durchführung der allgemeinen Grundpflege mit gewissenhafter Durchführung aller Prophylaxen.
11. Ein besonderes Augenmerk muß beim septischen Patienten der **Hautpflege** geschenkt werden, da er dort besonders gefährdet ist (Fieber, Elektrolytverschiebungen, Ödeme, Niereninsuffizienz, Nierenversagen etc.). Bei oberflächlichen Hauterosionen bietet sich neben den herkömmlichen Methoden der Prophylaxen die Möglichkeit von **Folienverbänden** (OpSite®-Flexigrit-transparent Dressing) an, sowie bei tieferen Hauterosionen die Anwendung von **hydrokolloiden Wundverbänden** (Comfeel®-Plus) und **hydroaktiven Wundverbänden** (Cutinova®-hydro).
12. Physiotherapeuten sollten mit Übermantel oder Einmalschürzen an den Patienten herantreten.
13. Exakte Einhaltung der Müllverordnung (wann gehört etwas zum Sondermüll?).
14. Bei Einhaltung sämtlicher Hygienerichtlinien ist je nach Schweregrad der Keimbesiedelung eine Isolierung nicht unbedingt erforderlich.

1.10. Angehörige

Die Angehörigen müssen über das Vorgehen bei Betreten der Station genau instruiert und informiert werden (Übermantel, Händedesinfektion, manchmal auch Mundschutz (TBC) und Handschuhe).

*

Literatur

[1] Kemnitz J (1992) Sepsis: Pathophysiologie, klinisches Bild und Behandlungsstrategien aus anästhesiologischer Sicht. Deutsche Krankenpflegezeitschrift 7: 459–462
[2] Paetz B, Benzinger-König B (1994) Chirurgie für Krankenpflegeberufe, 18. Aufl. Thieme, Stuttgart New York
[3] Pschyrembel – Klinisches Wörterbuch mit klinischen Syndromen und Nomina Anatomica, 257. Aufl. Walter de Gruyter, Berlin New York
[4] Niemer M et al. (1992) Datenbuch der Intensivmedizin, 3. Aufl. G. Fischer, Stuttgart Jena New York, S 1550–1612
[5] Lewis DH (1986) The Local Responses of the Microcirculation to Trauma. In: Littel RA, Frayn KN (eds) The Scientific Basis for the Care of the Critically Ill. Manchester University Press, Manchester

2. Fieber

2.1. Definition

Fieber (Febris) Fieber ist eine krankhafte Veränderung des Allgemeinzustandes mit den Hauptsymptomen der Temperaturerhöhung.

- Temperaturen von 37 bis 38°C = **erhöhte Temperatur**
- Temperatur über 38°C = **Fieber** [2]

Beim Fieberanstieg wird durch fortlaufende Stoffwechselprozesse und Muskelarbeit die Wärmeproduktion gesteigert. Es kommt zu einer Muskeltonuserhöhung, die Haare (auch die Lanugobehaarung) stellen sich durch Muskelkontraktionen auf, und der Patient wird regelrecht steif vor Kälte und zeigt die sogenannte Gänsehaut, wie wir sie alle kennen. Der Patient zeigt:

- Mattigkeit
- Krankheitsgefühl
- Appetitlosigkeit
- Pulsanstieg
- Atemfrequenzanstieg
- Kopfschmerzen
- evtl. Erbrechen
- evtl. Herpes und Exanthem
- evtl. Schüttelfrost

2.2. Allgemeines

Die rechtzeitige Erkennung von Temperaturschwankungen ist das zentrale Ziel der regelmäßigen Überwachung der Körpertemperatur. Je nach Krankheitsbild und Patientengut ist eine patientenorientierte Pflege und intensivmedizinisches Monitoring erforderlich. Die Meßorte für die Körpertemperatur sind mannigfaltig und werden unter

Punkt 2.3 beschrieben. Die Meßorte sollen leicht zugänglich und frei von Schweiß und Schmutz sein. Prinzipiell muß zwischen Zentral- und Schalentemperatur unterschieden werden (Schalentemperatur ist in der Regel um 0,5°C niedriger als die Kerntemperatur). Da die Körpertemperatur beim intensivpflichtigen Patienten von sehr vielen exogenen Faktoren (Medikamente, Volumensituation etc.) beeinflußt wird, können aus dem Temperaturverlauf alleine keine Rückschlüsse erstellt werden. Die orale Temperatur liegt 0,4°C, die axillär gemessene 1,0°C unter der Temperatur des Aortenblutes, die rektale 0,5°C darüber. Der Messung der Aortentemperatur kommt die im oesophagus am nächsten. Gesunde Menschen können ihre Körpertemperatur in einem Schwankungsbereich von 1,5°C konstant halten [1].

2.3. Temperaturregulation

1. Die *normale Körpertemperatur* – axillar gemessen – beträgt morgens 35,8°C und steigt bis zum Abend auf 37,2°C an. Zwischen 18 und 22 Uhr fällt sie wieder und erreicht ihr Minimum zwischen 2 und 4 Uhr morgens. Diese Temperaturen stellen Richtwerte dar, individuelle Schwankungen sind möglich! Vermehrte Muskelarbeit, Verdauung, hohe Umgebungstemperatur oder auch Ovulation können die Temperatur erhöhen. Körperwärme wird zu 25% durch Verdunstung, 10% durch Konvektion (= Strömung von Molekülen; und zwar von Gas- oder Flüssigkeitsmolekülen, vom Ort höherer Temperatur zu einem Ort mit niederer Temperatur) und 65% durch Strahlung abgegeben. In Ruhe erfolgt die Wärmeproduktion zu 50% durch die inneren Organe und in etwa zu 20 bis 25% durch die Muskulatur. Bei körperlicher Anstrengung steigt die Wärmeproduktion durch die Muskeln auf bis zu 90%. Ichthyosis (Fischschuppenkrankheit), angeborener oder erworbener Mangel an Schweißdrüsen (großflächige Verbrennungen III°) verringern ebenso wie einige Medikamente (Atropin®, Scopolamin®, Phenothiazine etc.) eine adäquate Schweißproduktion [1].
2. Ein *Temperaturregelsystem* ist im Bereich des vorderen Hypothalamus, vermutlich auch im Rückenmark, lokalisiert. Es besteht aus einem negativen Feedback-Kontrollsystem, das sich aus drei Hauptelementen zusammensetzt:

    a) Rezeptoren, welche die existierenden aktuellen, zentralen Temperaturen wahrnehmen;
    b) Effektormechanismen – bestehend aus vasomotorischen, sudomotorischen und metabolischen Reaktionen;

c) integrierenden Strukturen, die entscheiden, ob die Temperatur zu hoch oder zu niedrig ist, und die geeignete Reaktion aktivieren. Normalerweise reagiert der Organismus auf Kälte mit erhöhter Wärmeproduktion und Vasokonstriktion – manchmal in Verbindung mit Zittern. Die adäquate Reaktion auf Hitze besteht in Vasodilatation und Schwitzen. **Fieber** bedeutet einen Anstieg der Körpertemperatur durch fiebererzeugende Substanzen (Pyrogene), die den Temperatursollwert – etwa wie einen Thermostaten – auf ein höheres Niveau stellen [1].

2.4. Pathogenese des Fiebers

Fieber kann durch eine Vielzahl von Stimuli – einschließlich Bakterien und ihren Toxinen, Viren, Pilzen, Spirochäten, Immunreaktionen, Hormonen (Progesteron), Medikamenten, synthetischen Polynukleotiden etc. – ausgelöst werden. Diese als exogene Pyrogene bezeichneten Substanzen wirken vermutlich über einen intermediären Wirkstoff, der als endogenes Pyrogen (eP) bezeichnet wird. Das eP ist mit dem Interleukin-1 identisch. Il-1 wird von Monocyten und Makrophagen als Reaktion auf ein exogenes Pyrogen im Rahmen der Akutphasen-Antwort gebildet. Il-1 bewirkt durch Hochregulation des Thermostaten im vorderen Hypothalamus einen abrupten **Anstieg der Wärmeproduktion** infolge Aktivierung der Muskulatur und verminderter Wärmeabgabe durch Vasokonstriktion der Hautgefäße. Die Körpertemperatur steigt so lange, bis im Temperaturregelzentrum ein höherer Stellwert, der identisch ist mit der Temperatur des den Hypothalamus durchströmenden Blutes, erreicht wird. Die Erhöhung der Körpertemperatur führt zur Steigerung des Stoffwechsels und des Sauerstoffverbrauchs, zu Hyperventilation mit Hypokapnie, Tachykardie und Flüssigkeitsverlust (O_2-Verbrauch und Grundumsatz sind um etwa 10%/1°C erhöht) [1]. Zu einem Fieberdelirium einschließlich Störung der Sinneswahrnehmungen kann es bei besonders schweren oder langandauernden Infektionen kommen. Der Abfall des Fiebers kann allmählich über mehrere Tage erfolgen (Lysis), der dabei entstehende Schweiß ist warm und großperlig, oder abrupt innerhalb von wenigen Stunden (Krisis), wobei es hier zu einer starken Kreislaufbelastung kommt und der Schweiß kalt, klebrig und kleinperlig ist [3].

2.5. Positionen für die Messung der Körpertemperatur [3]

Position	Vorgehensweise
Axillar	In der trockenen Achselhöhle
Oral/sublingual	Unter der Zunge, nach Möglichkeit bei geschlossenem Mund
Inguinal	In der trockenen Leistenbeuge
Rektal	In der Rektumampulle
Oesophagal	Temperaturkabel wird bis zur Markierung eingeführt
Äußerer Gehörgang	Das Ohrthermometer auf den Gehörausgang aufsetzen
Vesikal	Über spezielle Blasenkatheter
Gemischt-venös	Über liegenden Pulmonaliskatheter (Swan-Ganz-Katheter)

2.6. Ursachen

1. Infektionen

a) Granulomatöse Infektionen (z. B. Tuberkulose)
b) Pyrogene Infektionen (Leber- und Milzabszeß)
c) Intravaskuläre Infektionen (z. B. Gefäßkatheter)
d) Infektionen durch Viren, Chlamydien etc.
e) Erkrankungen durch Parasiten

2. Neoplasmen

a) Solide Tumoren (lokalisiert) (z. B. Niere etc.)
b) Tumormetastasen
c) Tumore des retikuloendothelialen Systems (z. B. Morbus Hodgkin)

3. Bindegewebserkankungen

Rheumatisches Fieber

4. Granulomatöse Erkrankungen

5. Erkrankungen des Stoffwechsels

6. Psychogenes Fieber

7. Störungen der Thermoregulation
a) Maligne Hyperthermie
b) Hyperthyreose

8. Verschiedenes
a) Medikamente, Toxine
b) Lungenembolie, Myokardinfarkt
c) Neurochirurgische und herzchirurgische Eingriffe
d) Hämolyse und vieles andere mehr [1]

Auf Intensivstationen spielen als Fieberursache die wichtigste Rolle:

a) Infektionen
b) Hämatome
c) Blutkomponententherapie
d) Medikamente, Entzugsdelirien
e) Human-Stress-Syndrome [1]

Über Wochen bestehende Fieberzustände über 38°C, die nicht erklärbar erscheinen, haben ihre Ursache vielfach in:

a) Endokarditis
b) Tuberkulose
c) Intraabdominelle Abszesse
d) Osteomyelitis [1]

Folgende Symptome machen eine Infektion als Causa des Fiebers wahrscheinlich:

a) Abrupter Beginn des Fiebers
b) Hohe Temperaturen (> 40°C) mit oder ohne Schüttelfrost
c) Rauher Hals, Husten
d) Schweres Krankheitsgefühl mit Muskel- oder Gelenkschmerzen
e) Kopfschmerzen
f) Brechreiz, Erbrechen und Diarrhoe
g) Akute Vergrößerung der Lymphknoten
h) Leukozytenzahl über 12.000 oder unter 5000/mm^3
i) Harndrang und Flankenschmerz [1]

2.7. Fiebertypen

1. Intermittierendes Fieber

Schwankt um 2-3°C im Tagesverlauf und kehrt stets in Normalbereiche zurück. Wenn die Differenz zwischen höchster und niedrigster Temperatur sehr groß ist, spricht man von septischem Fieber. Intermittierendes Fieber ist charakteristisch für pyrogene Infektionen – insbesondere Abszesse, aber auch Lymphome [1].

2. Remittierendes Fieber

Zeigt zwischen Morgen und Abend eine Temperaturdifferenz von ca. 2°C. Die Temperatur erreicht nie einen Normalwert. Dieser Fiebertyp ist nicht charakteristisch für eine spezielle Krankheit [1].

3. Kontinuierliches Fieber (Kontinua)

Persistierende Temperaturerhöhung ohne signifikante Tagesschwankung. Typisch bei Typhus und Paratyphus [1].

4. Periodisches Fieber

Kurze Fieberperioden liegen zwischen einem oder mehreren fieberfreien Tagen. Vor allem bei pyrogenen Infektionen (Cholangitis bei Gallengangsverschluß, Harnwegsinfektionen durch intermittierenden Steinverschluß) [1].

5. Undulierendes (biphasisches) Fieber

Wellenförmig über Tage. Typisches Beispiel: Bei Virusinfekten und Morbus Hodgkin. Die differentialdiagnostische Bedeutung der Fiebertypen sollte nicht überbewertet werden, da man nur selten aus dem Fieberverlauf allein auf eine Ursache schließen kann [1].

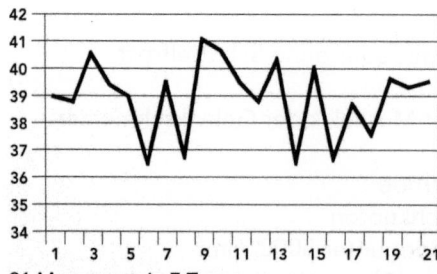

21 Messungen in 7 Tagen **Abb. 1.** Intermittierendes Fieber

Fiebertypen

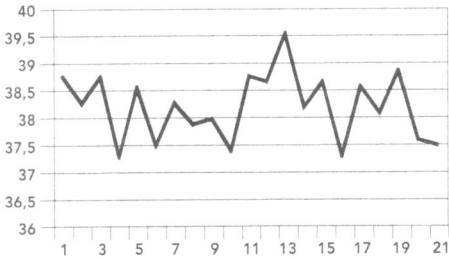

Abb. 2. Remittierendes Fieber

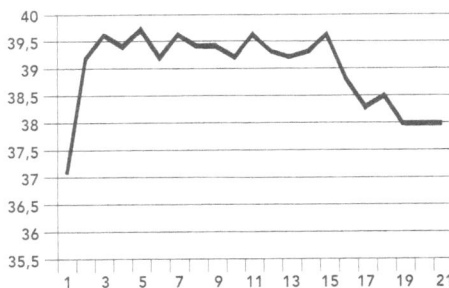

Abb. 3. Kontinuierliches Fieber

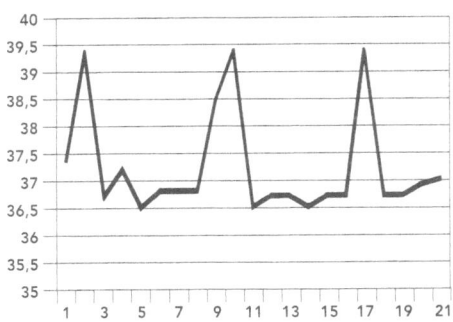

Abb. 4. Periodisches Fieber

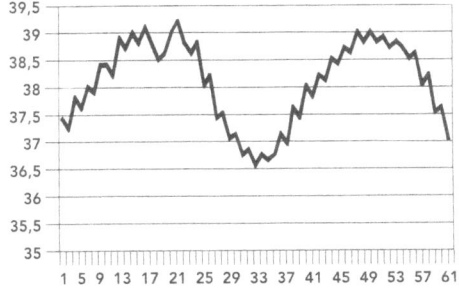

Abb. 5. Undulierendes Fieber

2.8. Therapie

1. **Therapie der Grundkrankheit**
   a) evtl. chirurgisches Vorgehen ⇒ Exzision, Drainage,
   b) frühzeitige Laparotomie
   c) evtl. offene Bauchbehandlungsverfahren
   d) Nekrektomie
   e) Entfernen von infizierten Kathetern [1]
2. **Energische Fiebersenkung**
   a) Physikalische Fiebersenkung (z. B. Thera-Cool)
   b) Medikamentöse Fiebersenkung
   – Aspisol® (Azetylsalicylsäure)
   – Mexalen® (Paracetamol)
   – Parkemed® (Mefenaminsäure)
   – Novalgin® (Metamizol)
3. **Gezielte Antibiotikagabe**
4. Absetzung suspekter Medikamente
5. Auswechseln **infizierter Katheter** (zentrale Venenkatheter, Blasenkatheter etc.)
6. Großzügige **Flüssigkeitszufuhr**
7. **Zittern und Schüttelfrost** lassen sich durch die **Gabe von Opiaten** beherrschen
8. Bei **Fieberkrämpfen** ist die Gabe von Diazepam sowie eine neurologische Abklärung indiziert [1]

2.9. Pflegerichtlinien

1. Während des Fieberanstieges wird der Patient frösteln, oft in Kombination mit Schüttelfrost, deshalb ist zusätzlich Wärme zuzuführen (Decken, Wärmedecken etc.). Der Betroffene wird ängstlich und unruhig sein. Vermitteln Sie ihm Ruhe und stehen Sie an seiner Seite.
2. Achten Sie im Fieberschub besonders auf:
   a) *Herz- und Kreislaufsituation:* Der Puls wird ansteigen und der Blutdruck fallen, sowie auch Herzrhythmusstörungen sind möglich.
   b) *Atmung/Beatmung:* Achten Sie im besonderen auf Atemfrequenz, Atemarbeit, Atemtiefe, Hustenreiz, Bronchialsekret/Sputum. Der Sauerstoffverbrauch ist während des Fieberanstiegs erhöht, eine kontinuierliche Sauerstoffinsufflation ist angezeigt. Auf eine adäquate Befeuchtung der Atemgase ist zu achten.

c) *Ernährung:* Die katabole Stoffwechsellage erfordert energiereiche Ernährung (Blutzuckerspiegel überwachen), und Flüssigkeitszufuhr (perorale Lösungen sollen nicht zu kalt sein, da der Patient sonst keine Wärme abgeben kann, weil er sie zentral speichert). Der Patient ist zum Essen anzuregen, da er unter Appetitlosigkeit leiden wird. Eine Kombination von enteraler und parenteraler Ernährung ist empfehlenswert.
d) *Ausscheidungen:* Urinausscheidung auf Menge, Konzentration und Beimengungen überwachen und dokumentieren. Schweiß auf Menge und Konsistenz beobachten. Durch den Flüssigkeitsentzug kann es zu Problemen beim Stuhlgang kommen. Besondere Vorsicht ist bei Erbrechen gegeben, da hier die Gefahr der Aspiration besteht.
3. Abnahme von bakteriologischem Screening (Blutkulturen etc.) während des Fieberanstieges.
4. Die Temperaturmeßorte sollten konstant gehalten und dokumentiert werden (Verlauf!).
5. **Physikalische Fiebersenkung:**
a) Kühlung mittels Eiswasserbad, in lebensbedrohlichen Situationen unter Überwachung der Oesophagustemperatur. Nach Kühlung auf 38°C abbrechen, da ein after drop zu erwarten ist.
b) Kühlende Kompressen (Wadenwickel etc.), Kühlmatten.

Cave: Frostschäden/Hautschäden!

c) Eisbeutel an den großen Gefäßen. Nur bei ausreichender Sedierung bzw. Relaxierung des Patienten (Streßstituation für den Patienten).
d) Zufuhr kühler Infusionslösungen.
e) (Waschungen mit Pfefferminztee – 2 Liter H_2O + 0,5 Liter Tee.)
f) Kühlung des Patienten während extrakorporaler Eliminationsverfahren (Hämodialyse oder Hämofiltration).
g) Die Temperatur von Luftkissenbetten nach Möglichkeit reduzieren und eventuell zusätzliche Eiselemente zwischen die Kissen einlegen.
h) Anpassen der Raumtemperatur.
i) Thera-Cool: Kombination aus Kühlgerät und Antidekubitussystem (Thera-Kair-Matratze). Über einen Tunnel (mit Sichtfenstern und seitlichen Eingriffen) wird bei intubierten und analgosedierten Patienten (laut Ethikkommission) die Körpertemperatur ab dem Kühlgerät mit 5° C über Luftstrom und Matratzenkühlung gesenkt. Die Pflege erfolgt wie bei herkömmlichen Luftkissensystemen.

6. Während der Entfieberung achten Sie im besonderen auf die Kreislaufverhältnisse und überbeanspruchen Sie den Patienten nicht, sondern gönnen ihm etwas Ruhe.
7. Die Extremitäten und im besonderen die Akren werden oft sehr kalt und bläulich verfärbt sein, bedingt durch die Zentralisation. Hier sind zusätzliche Erwärmungshilfsmittel anzulegen (z.B. Socken etc.).
8. Hautveränderungen, wie Exantheme (Anzeichen einer Herpesinfektion) und Rötungen, sind dem behandelnden Arzt mitzuteilen.
9. Durchführung der **allgemeinen Grundpflege** inklusive aller **Prophylaxen**.
10. Häufige **Mundpflegen/Mundspülungen** werden wegen borkiger Mundflora oder unangenehmem Geschmack notwendig sein.
11. Psychische Betreuung: Der Patient fühlt sich während dieses Zustandes schwer krank und kann auch Verwirrtheitszustände aufweisen. Vermitteln Sie ihm Ruhe und Sicherheit.
12. Achten Sie auf eine adäquate **Analgesierung**.
13. Eine Mobilisation sollte während eines Fieberschubes unterlassen werden.

*

Literatur

[1] Niemer M et al. (1992) Datenbuch der Intensivmedizin. 3. Aufl. G. Fischer, Stuttgart Jena New York, S 1540–1547
[2] Pschyrembel – Klinisches Wörterbuch mit klinischen Syndromen und Nomina Anatomica, 257. Aufl. Walter de Gruyter, Berlin New York
[3] Fieber – Besonderheiten bei Intensivpatienten (1999) Procare 3: 20–22

3. Abdominelle Eingriffe bzw. offenes Abdomen/Peritonitis

3.1. Hauptursachen (Erkrankungen/Eingriffe) für eine postoperative intraabdominelle Sepsis (Peritonitis)

Abszedierungen und Zysten	Darmverletzungen (iatrogen)/ Darmoperationen
Karzinome	Nekrotisierende Pankreatitis
Ischämie (Mesenterial-arterienverschluß)	Lebererkrankungen
Organentzündungen (Colitis ulcerosa)	Ileus
Perforationen	Anastomosen-/Nahtinsuffizienzen

Die Peritonitis ist ein schweres septisches Zustandsbild des gesamten Organismus, das in kurzer Zeit vitale Organschädigungen auslösen kann (Niere, Lunge, Leber, Magen etc.). Die lebensbedrohliche Situation kommt durch eine Sepsis mit massiver Flüssigkeitssequesteration in die Peritonealhöhle und das Darmlumen zustande, die Folge davon ist häufig ein paralytischer Ileus [2].

3.2. Reexploration/Relaparotomie

Kriterien
1. Klinischer Aspekt und Verlauf
2. Laborchemische Evaluation
3. Studie des Lokalbefundes mittels bildgebender Verfahren

1. Klinischer Aspekt und Verlauf

Die klassische Peritonitis-Diagnose ist eine rein klinische mit den Leitsymptomen Schmerz, (abdomineller Druckschmerz), Fieber, Tachykardie mit flachem Puls, fehlende Darmgeräusche, geblähtes Abdomen, trübes Sekret aus der Drainage, Anorexie und Nausea. Vor allem bei Patienten mit septischem Schock ist die Haut gerötet, mit beginnender Ödembildung. Die Patienten sind oft unruhig und verwirrt, eine Hyperventilation kann später in eine Dyspnoe übergehen. Intensivtherapeutische Maßnahmen, wie Beatmung mit Sedierung und Analgesierung der Patienten, interferieren mit der klinischen Beurteilbarkeit der abdominellen Infektion oder eines Sepsis-Syndroms. Gerade was die Indikationsstellung zur Relaparotomie betrifft, ist es jedoch wichtig, zwischen Infektion und Sepsis zu differenzieren. So ist die Infektion das mikrobiologische Phänomen der Invasion eines regulär sterilen Gewebes durch Mikroorganismen, die Sepsis jedoch, im Gegensatz zur reaktionslosen Bakteriämie, die Antwort des Organismus auf Mikroorganismen oder deren Produkte [1], [3].

2. Laborchemische Evaluation

Die primäre Systemantwort auf eine abdominelle Infektion ist eine hämodynamische und metabolische. Das hämodynamische Muster ergibt sich aus der Hypovolämie. So wurde, was die Flüssigkeitsverschiebungen betrifft, eine diffuse Peritonitis mit einer 50%igen Verbrennung gleichgesetzt. Die Abnahme des extrazellulären Flüssigkeitsvolumens ist durch die massiven Flüssigkeitsverschiebungen in das peritoneale Gewebe und in andere 3. Räume bedingt, und zwar als Aszites, Pleuraergüsse, in das Darmlumen und als lokale Ödeme. Nach Flüssigkeitssubstitution zeigt sich das typische hämodynamische Sepsisbild mit erhöhtem Herzzeitvolumen, vermindertem peripherem Widerstand und abnehmender arteriovenöser Sauerstoffdifferenz. Metabolisch ergibt sich eine Hyperglykämie durch Glykogenolyse und Glukoneogenese bei herabgesetzter Fett-Utilisation und Proteinkatabolismus. Exzessive Leukozytenanstiege, Anstiege von BUN und Kreatinin,

Blutzuckeranstieg, Thrombozytensturz, Verschlechterung der plasmatischen Gerinnung mit ansteigenden Leberwerten, Abfall der CHE, des Gesamteiweißes, des kolloidosmotischen Druckes sowie Abfall von Serum-Eisen, -Magnesium und -Phosphor sind somit die klassischen laborchemischen Indikatoren einer sekundären Organbeteiligung [3].

3. Studie des Lokalbefundes mittels bildgebender Verfahren

Ultraschall und Computertomographie sind die radiologischen Methoden der Wahl zur Diagnostik intraabdomineller Retention oder Abszeßbildung und stellen ein wichtiges Kriterium für die Entscheidung postoperativer Revision oder Observation dar. Eine eher untergeordnete Rolle spielen dabei die Abdomen-Leeraufnahme und die Leukozytenszintigraphie [3].

Die explorative Laparotomie (Ultima-ratio)

Sie sollte nur noch dann durchgeführt werden, wenn keine extraabdominelle Ursache für die Sepsis eruiert werden kann und der Zustand des Patienten sich so rapide verschlechtert, daß der Kranke mit an Sicherheit grenzender Wahrscheinlichkeit an den Folgen der Sepsis versterben wird [1].

3.3. Arten der Peritonitis

1. Allgemein

a) *Primäre Peritonitiden* sind selten. Sie entstehen ohne Organverletzung, offenbar auf hämatogenem Weg, und werden in der Regel durch Pneumokokken ausgelöst. Obwohl primäre Peritonitiden allein durch Antibiotika ausgeheilt werden, werden viele Patienten doch operiert. Die Erklärung findet sich in der schwierigen präoperativen Diagnostik der primären Peritonitis und der Operationsindikation bei Vorliegen eines akuten Abdomens [4].

b) *Sekundäre Peritonitiden* entstehen als Folge einer Organperforation oder postoperativ als Folge einer Anastomoseninsuffizienz. Der damit verbundene Einstrom meist großer Bakterienmengen in die Bauchhöhle und die jeweilige Abwehrlage des Organismus bestimmen den Schweregrad der Peritonitis [4].

2. Nach Ausdehnung

a) *Diffuse Peritonitis.* Häufigste Ursachen der Peritonitis sind: Gastrointestinale Perforationen (Appendix, Magen-Darm-Trakt, Gallenblase), sekundäre Perforation umschriebener Abszesse (Leber, paranephrisch usw.), Anastomosendehiszenz nach Operationen am Gastrointestinaltrakt. *Diagnostik:* Diffuse Bauchdeckenspannung, Darmparalyse, Zwerchfellhochstand, Exsikose bzw. unter Infusionstherapie hochpositive Wasserbilanz sowie die Symptome des septischen Schocks (hyperdyname Form: weit offene Peripherie, Normo- bis Hypotonie; hypodynamer septischer Schock: Zentralisation, Hypotonie).

- *Labordiagnostik:* Temperatur, Blutbild (Leukozytose, im Frühstadium Polyglobulie durch Eindickung, in späteren Sepsisstadien Anämie), Hyperglykämie, Zeichen der Dehydrierung (Serumnatrium, Gesamteiweiß, Hämatokrit).
- *Röntgen:*
  - Abdomenleeraufnahme (im Stehen oder in linker Seitenlage) bei Perforation: Luftsichel bzw. Flüssigkeitsniveau
  - Thoraxröntgen (pleurale Flüssigkeitsansammlungen bei subphrenischen Abszessen)
  - Kontrastmitteluntersuchung mit Gastrographin® (oral verabreicht oder Irrigoskopie) zur Diagnose von Perforationen und Nahtdehiszenzen
  - Ultraschall, Computertomogramm

Erfahrungswerte haben gezeigt, daß Patienten mit akutem Abdomen und sekundären Organfunktionseinschränkungen nur dann eine Überlebenschance haben, wenn die Laparotomie rechtzeitig erfolgt und die Sanierung ausreichend ist.

- *Chirurgisches Vorgehen:*
  - Laparotomie
  - Sanierung der Ursache
  - Peritonealspülung (NACL, Desinfektionsmittel, sowie evtl. Antibiotika)
  - Drainagen [2]

b) *Lokale Peritonitis:* Sie entspricht intraperitonealen Abszessen, die mitunter sehr schwer lokalisiert werden können. *Vorkommen:* Perityphlitischer Abszeß (Appendix), abgesackter Abszeß, subhepatischer Abszeß, Leberabszeß, Pankreasabszeß. Die Symptomatik besteht in septischen Temperaturen bei relativem Wohlbefinden, erhöhter Blutsenkung, Leukozytose. Die Symptome des septischen Schocks sowie begleitender Organinsuffizienzen fehlen zumeist. Treten sie jedoch auf, so ist eine absolute Indikation zur sofortigen Laparotomie gegeben. Als diagnostische Hilfsmittel zur Lokalisation von Abszessen bieten sich an: Abdomenleeraufnahme im Stehen oder in Seitenlage, Sonographie und Computertomographie. *Therapie:* Die Therapie besteht darin, daß die Abszesse aufgesucht und entleert werden, sowie in einer nachfolgenden Drainierung. Die Prognose ist dann günstig, wenn die Sanierung rechtzeitig erfolgt und noch keine Zeichen der generalisierten Sepsis bestehen [2].

c) *Postoperative Peritonitis:* Der Unterschied zur primären Peritonitis liegt vor allem in der Schwierigkeit der Diagnostik und somit der Indikationsstellung zur Relaparotomie. Die klassischen Symptome, wie rasche flache Atmung, Dehydrierung und Schmerzen, sind durch die Intensivbehandlung (künstliche Beatmung, Infusionstherapie, Sedierung, Analgetikagaben) verschleiert. Die Relaparotomieindikation muß deshalb sehr oft aus den Symptomen des septischen Schocks bzw. sekundärer Organinsuffizienzen gestellt werden.

Als Parameter sekundärer Organinsuffizienzen sind anzusehen:
- Kreislauf: jede Verschlechterung zirkulatorischer Parameter nach Ausschluß einer Hypovolämie infolge massiver Flüssigkeitssequesteration
- Niere: Harnstoff und Kreatinin im Serum, Kreatininclearence
- Lunge: Röntgen, Anstieg der effektiven alveolar-arteriellen Sauerstoffdifferenz
- Leber: Bilirubin, Transaminasen, LDH, CHE
- Stoffwechsel: Insulinresistenz – Hyperglykämie, Azidose [2]

Entscheidend für den weiteren Verlauf der Peritonitis ist die frühzeitige Diagnose. Die klinischen Zeichen einer sich ausbildenden Peritonitis nach Organperforation kündigen sich in der Regel durch Bauchschmerzen an. Bei der Untersuchung sind als Ausdruck der entzündlichen Reizung des Bauchfells die Bauchdecken deutlich gespannt. Darüber hinaus weisen Temperaturanstieg und Leukozytose im peripheren Blutbild auf ein entzündliches Geschehen im Körper hin. Im Gegensatz dazu können die klinischen Zeichen einer sich abzeichnenden postoperativen Peritonitis (z. B. bei Anastomoseninsuffizienz) in der entscheidenden Frühphase sehr diskret und durch die vorangegangene Laparotomie maskiert sein. Die sonst untrüglichen Infektzeichen, wie

Fieber, Schmerzen und Leukozytose sind postoperativ nur eingeschränkt verwertbar, insbesondere wenn Analgetika mit gleichzeitig fiebersenkenden Eigenschaften verabreicht werden. Neben der Kontrolle des Abdominalbefundes, der Qualität und Quantität des Drainagensekretes sowie der Wundverhältnisse ist der Bewußtseinszustand des frisch Operierten, besonders aufmerksam zu beachten. Etwa 80% der Patienten mit postoperativer Peritonitis entwickeln Bewußtseinsstörungen [4].

3. Nach Art des Exsudats

a) Fibrinöse Peritonitis
b) Putride Peritonitis
c) Hämorrhagische Peritonitis
d) Korlae (kotige) Peritonitis
e) Gallige Peritonitis

3.4. Herdsanierung

Unter Herdsanierung versteht man die chirurgischen Maßnahmen zur **Beseitigung der Infektionsquelle.** Diese schließt ein, daß sämtliches eitriges Material und nekrotisches Gewebe entfernt wird, da sie ideale Nährböden für Bakterien darstellen. Gleichzeitig wird ein **Abstrich** für die **mikrobiologische Untersuchung** gewonnen. Unabhängig davon wird bereits intraoperativ eine Antibiotika-Therapie begonnen, wobei das Erregerspektrum berücksichtigt wird. Im Vordergrund stehen als Krankheitsverursacher gramnegative aerobe und anaerobe Bakterien, die normalerweise im Darmlumen mit der sogenannten Darmflora eine Symbiose bilden. Erst wenn die Bakterien die Darmwand in Richtung Bauchhöhle passieren, kommt es zur Ausbildung einer intraabdominellen Infektion. Allerdings können die Bakterien hierbei auch über den Blutweg verschleppt werden **(Bakteriämie).** Bei den gramnegativen aeroben Bakterien stehen Escherichiacoli und Enterobacteriacae, bei den gramnegativen anaeroben Bakteroidesfragilis an erster Stelle. Bei der Auswahl der Antibiotika werden diese Kenntnisse berücksichtigt. Diese sogenannte kalkulierte **Antibiotika-Therapie** findet einen immer breiteren Anwendungsbereich. Liegt das mikrobiologische Ergebnis der Abstrichuntersuchung mit Keimidentifizierung und Resistenzlage nach 1 bis 2 Tagen vor, kann das *Antibiotika-Regime* im *Bedarfsfall angepaßt* werden. Durch großzügige Spülung des Infektionsortes wird ein Auswaschen von Bakterien und deren Toxinen erreicht. Darüber hinaus muß die Infektionsquelle direkt angegangen werden, das heißt, die zugehörigen Organanteile müssen mit entfernt werden; z. B. im Falle einer perforierten Sigmadivertikulitis wird das entzündete Dickdarmkonglomerat mit entfernt. Die Herdsanierung ist problematisch bei hohen intestinalen Fisteln, z.B. Insuffizienz einer oesophagojejunalen Anastomose (nach Gastrektomie), einer Duodenalstumpfinsuffizienz (nach Magenresektion oder Gastrektomie) oder Insuffizienz einer hepatobiliären Anastomose (bei inoperablem Pankreaskopf- oder Gallengang-Karzinom). Als generell unproblematisch gilt die Herdsanierung bei Infektionsquellen im Unterbauch, so z. B. bei der perforierten Appendizitis oder auch der Anastomoseninsuffizienz nach Sigmaresektion. Nur wenn die primäre Infektionsquelle ausgeschaltet ist, kann die Infektionskette und die damit persistierende Sepsis unterbrochen werden. Die Bedeutung dieser Maßnahmen wird dadurch ersichtlich, daß bei erfolgreicher Herdsanierung der septischen Patienten etwa nur 9% versterben, wohingegen fast alle Patienten sterben, bei denen die Herdsanierung nicht gelingt [4].

3.5. Behandlungsstrategien

1. **Lokale Peritonitiden** sind in der Regel unproblematisch; nach erfolgter Herdsanierung und begleitender Antibiotikatherapie sind fast immer keine weiteren Maßnahmen erforderlich. Wenn überhaupt, reagieren diese Patienten nur kurz mit einer Sepsis.
2. Dem stehen die **diffusen Peritonitiden** gegenüber, die in der Regel in eine Sepsis mit Organversagen münden. Es ist heute weitgehend unbestritten, daß bei diesen schweren Peritonitisformen mehr getan werden muß als nur eine einmalige Operation mit Herdsanierung. Es sei noch einmal erwähnt, daß das Hauptziel jeder Peritonitisbehandlung die definitive Sanierung der Infektionsquelle sein muß; von der Erreichung dieses Ziels hängt nach wie vor die Prognose am meisten ab. Betrug die Sterblichkeit bei der diffusen Peritonitis um die Jahrhundertwende noch 90%, konnte diese durch deutlich verbesserte Behandlungskonzepte in den letzten Jahren auf 13 bis 43% gesenkt werden. Erreicht wurde dies durch die Entwicklung hochpotenter Antibiotika, insbesondere gegen Problemkeime im Gastrointestinaltrakt, durch die Verbreitung einer leistungsfähigen Intensivtherapie und nicht zuletzt durch die Systematisierung und Optimierung der operativen Therapie. Aus chirurgischer Sicht un-

terscheidet man heute im Prinzip 3 Formen der fortgesetzten Peritonitisbehandlung:

- die geschlossene kontinuierliche Spülung
- die offene kontinuierliche Spülung (sogenannte dorsoventrale Spülbehandlung)
- die Etappenlavage [4]

Die geschlossene kontinuierliche Spülung

Im Anschluß an die Sanierung der Infektquelle werden vier Katheter in die Bauchhöhle eingebracht; zwei unter dem Zwerchfell für den Zulauf und zwei im kleinen Becken für den Ablauf. Anschließend wird das Abdomen in üblicher Weise verschlossen. Postoperativ wird die Bauchhöhle über diese Katheter mit einer *physiologischen Lösung kontinuierlich* (1 l/Stunde) *für 2 bis 5 Tage gespült*. Eine Einschränkung für die Anwendung dieser Behandlungsmethode ergibt sich aus der potentiellen Wasserresorption, Eiweißverlusten, Drucknekrosen, Drainagenverschluß, sowie der Ausbildung von sogenannten „Spülstraßen" in der Bauchhöhle, sodaß die Infektionszonen nicht mehr erreicht werden. Diese Form der Therapierung findet sehr häufig bei hämorrhagischer Pankreatitis Anwendung [1], [4].

Die offene kontinuierliche Spülung

Im Gegensatz zur geschlossenen Spülung wird hier am Ende der Operation die Bauchhöhle nicht verschlossen. Vier Drainagen werden an verschiedenen Stellen am tiefsten Punkt in die Bauchhöhle eingebracht; diese werden als Zulauf benutzt. Der Ablauf erfolgt – je nach Art der Bauchabdeckung – durch weit ventral liegende Ablaufkatheter oder evtl. auch durch einen Sektiosack. Die **Spülung der Bauchhöhle** wird wie oben *mit 1–5 l/Stunde* durchgeführt. Zusätzlich zu dieser offenen Spülung wird häufig eine Revision in 24stündigen Intervallen durchgeführt (Ethizippanwendung ist möglich). Der Vorteil dieser Behandlungsmethode ist zum einen die effektive Spülung ohne Gefahr von Spülverhalt oder übermäßiger Resorption von Spülflüssigkeit, zum anderen wird durch die offen gelassene Bauchhöhle kein erhöhter Druck auf die ohnehin durch die Peritonitis vorgeschädigte Darmwand ausgeübt. Auch kommt es durch die dorso-ventral gerichtete Spülung zu keiner Ausbildung von Spülstraßen. Nicht unerwähnt bleiben soll aber der **erhöhte pflegerische Aufwand** dieser Behandlungsmethode [4].

Die Etappenlavage

Bei der Etappenlavage wird nach erfolgreicher Herdsanierung und ausgiebiger Spülung der Bauchhöhle (8 bis 10 Liter physiologische Kochsalzlösung) diese ohne Drainagen mit einem spannungslosen **Reißverschluß (Ethizipp)** temporär adaptiert und darüber in der Regel ein Folienverband **(OpSite®-Folie)** angelegt. In 24stündigen Intervallen werden nun Revisionen der Bauchhöhle vorgenommen. Endgültig verschlossen wird die Bauchhöhle, wenn das Exsudat klar ist und die Entzündungsparameter abgeklungen sind [4].

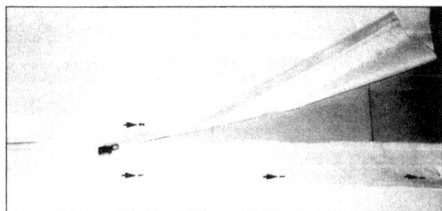

Abb. 6. Temporärer Bauchdeckenverschluß ⇒ Ethizipp

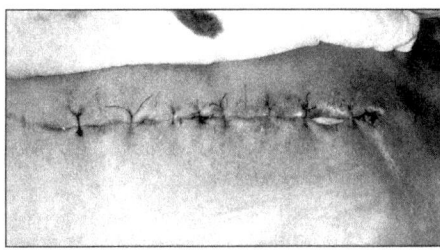

Abb. 7. Eingenähter Ethizipp mit Haftnahtverschluß der Bauchdecke

3.6. Vorbereitungen zur postoperativen Übernahme

Vorbereitung des Patientenplatzes

1. Monitoring und den notwendigen Lines, die vorher telefonisch erfragt werden, z. B.:
   a) invasive Blutdruckmessung
   b) ZVD
   c) PAP etc.
2. Infusomat/en und Motorspritzen
3. Vorbereitung eines Patientenbettes:
   a) alle laparotomierten Patienten erhalten eine Bauchbinde
   b) Handpölster zur abdominellen Entlastung
   c) falls erforderlich, Bettensysteme anfordern

4. Heberdrainage (mit 200 ml H_2O)
5. evtl. ein Stundenharngefäß
6. evtl. alle Utensilien für den Absaugvorgang
7. evtl. Beatmungsmaschine oder CPAP
8. Vorbereitung der benötigten Pflegeutensilien

3.7. Postoperative Übernahme

Die Übernahme mit den administrativen Arbeiten erfolgt auf stationsübliche Vorgehensweise. Die erste Aufgabe des Pflegepersonals liegt aber in der Kontrolle der Vitalfunktionen.

3.8. Intensivtherapie

Probleme der Intensivtherapie

1. **Volumensubstitution und Kreislauftherapie:** Die häufig sehr instabile Kreislaufsituation bei Abdominalpatienten kann prinzipiell auf zwei Faktoren zurückgeführt werden:
   a) Auf den septischen Schock, bei dem es infolge Erschöpfung der kardialen Leistung des Herzens sehr rasch zum Übergang vom hyperdynamen in den hypodynamen Schock kommen kann.
   b) Auf eine Hypovolämie. Diese kann durch Flüssigkeitssequesteration im Peritoneum (Peritonitis), Darmlumen (Darmparalyse), Interstitium (gestörte Vasopermeabilität im Rahmen der Sepsis) sowie durch okkulte Blutungen (hämorrhagische Erosionen, Streßulzera, Sondenulzera usw.) zustande kommen.

Es ist somit bei hypotensiven Episoden zu klären, ob es zum Übergang in eine hypodyname Phase des septischen Schocks infolge Erschöpfung kardialer Leistungsreserven sowie durch eine Toxinämie gekommen ist, oder eine echte Hypovolämie vorliegt. Am Anfang jeder Kreislauftherapie hat deshalb eine Bestandsaufnahme des Wasser- und Elektrolythaushaltes sowie der intravasalen Volumenverhältnisse zu stehen. Erste wertvolle Hinweise sind aus der Klinik zu erwarten (Hautturgor und Zungenfeuchtigkeit). Auch das Lungenröntgen kann gewisse Hinweise liefern, wenn z. B. eine Lungenstauung auf eine Volumenüberlastung deutet. Da der zentralvenöse Druck nicht nur vom intravasalen Volumen abhängt, sondern auch von der Leistungsfähigkeit des rechten Herzens sowie vom intrathorakalen Druck, und zudem nicht, oder zumindest sehr spät, vom

Unvermögen des linken Herzens, die angebotene Volumenmenge weiterzutragen, ist dieser als Volumenparameter bei der Peritonitis infolge der sehr häufig bestehenden kardiorespiratorischen Insuffizienz oft nur sehr schwer zu verwerten. Die sogenannten „Eindikkungsparameter" im Blut (wie Serumnatrium, Hämatokrit, Hämoglobin, Osmolalität und Gesamteiweiß) können nur dann zur Interpretation des Hydrierungszustandes herangezogen werden, wenn Vorwerte und Bilanzdaten bekannt sind. Eine sichere Volumenbeurteilung bei der Peritonitis mit septischem Schock ist deshalb häufig nur über ein erweitertes hämodynamisches Monitoring möglich (Swan-Ganz-Katheter). Lassen sich die Kreislaufverhältnisse durch Volumenzufuhr (Elektrolytlösungen, Humanalbumin, Frischplasma, Blut) nicht optimieren, so bieten sich folgende Möglichkeiten einer Kreislauftherapie an: 1. Digitalisierung und 2. Katecholamine etc. [2].
2. Schocktherapie (mit Volumenzufuhr und Verbesserung der Rheologie)
3. Parenterale Ernährung und frühzeitiger enteraler Nahrungsaufbau
4. Analgosedierung (Dormicum®, Sufenta®, Dipidolor® etc.)
5. Streßulcusprophylaxe
6. Gezielte Antibiotikatherapie
7. Evtl. Antipyretika (Novalgin®, Mexalen® etc.)
8. Thromboseprophylaxe (Heparin, Low-Molekular-Heparin)
9. Evtl. Intubation/Respiratortherapie/Respiratorentwöhnung/Bronchialtoilette
10. Monitoring
11. Stuhlsorge
12. Korrektur des Wasser- und Elektrolythaushaltes
13. Korrektur des Säure-Basen-Haushaltes
14. Korrektur von Gerinnungsstörungen (EK, TK, FFP, ATIII)
15. In der septischen Abdominalchirurgie kommt es häufig zu einem akuten Nierenversagen
    a) *Ursachen:*
    – Hypotension
    – Hypovolämie
    – nephrotoxische Substanzen (Antibiotika, Analgetika [Phenacetin])
    – Toxine [4]
    b) *Therapie:*
    – Noxenausschluß jeglicher Art
    – Aufrechterhaltung der Nierenperfusion (durch Normalisierung des intravasalen Blutvolumens, Korrektur des Wasser- und Elektrolythaushaltes, adäquate Kalorienzufuhr)

- extrakorporale Eliminationsverfahren (Blutreinigungsverfahren wie Hämofiltration/Hämodialyse)
- Furosemid (Lasix®) [4]

3.9. Pflegerichtlinien

1. In der Frühphase kommt der **Überwachung** eine große Bedeutung zu. Insbesondere: Atmung, Hämodynamik, Förderungen der Drainagen und der Magensonde sowie im besonderen der Diurese (Harnmenge, Kreatininclearance und Serumwerte).
2. Die **allgemeine Grundpflege** und alle **Prophylaxen** sind durchzuführen.
3. Für ausreichende **Analgesierung** ist zu sorgen, da die Bauchwunden sehr schmerzhaft sein können und auch ein Spannungsgefühl an der Bauchdecke vorhanden ist. Deshalb erhalten die Patienten auch die *Bauchbinde* und die *Handpölster* zur Entlastung.
   Analgesierung: meist durch Opioide wie Sufenta® und Dipidolor®, oder auch Nubain®.
4. **Hilfestellung**, wenn der Patient **husten** muß. Dies erfolgt durch leichtes Druckausüben, mittels der beiden Hände am Wundgebiet während des Hustenstoßes.
5. **Magensonde:**
   a) die Sondenlage muß überwacht werden (Markierung!)
   b) die Magensonde muß so fixiert werden, daß keine Druckstellen entstehen
   c) es soll kein Zug auf die Magensonde ausgeübt werden
   d) die Pflasterfixierung soll täglich gewechselt und die Sonde leicht verdreht werden, um so ein Ankleben der Sonde entlang des Nasenrachenraumes zu verhindern
   e) die Nasenlöcher werden mit Wattestäbchen und Öl gereinigt
   f) das Magensekret wird auf Aussehen, Konsistenz und Menge beobachtet und dokumentiert
   g) eine intermittierende Magen-PH-Bestimmung ist notwendig
6. **Stuhlsorge:** Die Stuhlsorge ist bei abdominell operierten Patienten sehr wichtig. In der Regel erfolgt sie alle 3 Tage! Peristaltikanregung meist durch Paspertin®.
   Direkt postoperativ **rectal** mittels a) Klysmol oder hohen Einlaufs; b) Tropfklysma etc.;
   später dann auch **per os** mittels a) Laevolac®, Prepulsid®, Artin®, Agaffin®; b) Guttalax gtt® etc.;

oder in Ausnahmefällen **intravenös** und **intramuskulär** in der Form von a) Prostigmin®; b) Ubretid®.

> Cave: Die intravenöse und intramuskuläre Applikation ist bei Asthma bronchiale und COPD-Patienten kontraindiziert!

7. **Anus praeter:** Dieser kann endständig oder zur Entlastung angelegt werden (Genaueres folgt im Kapitel 4.).
8. **Mobilisation:** Erfolgt immer mit Bauchbinde und bandagierten Beinen. Eine Heparinisierung ist ratsam (auf eine adäquate Volumensituation ist zu achten).
9. **Nahrungsaufbau:** Erfolgt nach Arztanordnung, in der Regel wird folgendes Regime angewandt:
   – Tee und Antibiophilus®
   Nach erfolgreich durchgeführter erster Stuhlsorge erhält der Patient:
   – Tee und Zwieback oder Semmel,
   – OP I
   – OP II
   – Schonkost
   – Normalkost
   Bei Intubationspatienten ist der Nahrungsaufbau wie folgt möglich:
   – Tee und Antibiophilus®
   – ev. Humana-Heilnahrung®
   – Sondennahrung-Standard mit niedriger Osmolarität (z. B. Nutrodrip®)
   – Sondennahrung-Energie mit hoher Osmolarität (z. B. Nutrodrip®)
   – oder bei hoch septischen Patienten **Impact-Sondennahrung®**
10. **Aseptischer Verbandwechsel:** Prinzip der Desinfektion „*von innen nach außen*".
11. **Septischer Verbandwechsel:** Prinzip der Desinfektion „*von außen nach innen*".
12. Besonderheiten bei Patienten mit **offenem Abdomen (Ethizipp** bei z.B. bestehender Peritonitis):
    a) Bei diesen Patienten ist/wird ein sogenannter **Reißverschluß** in die Bauchdecke eingenäht. Hier ist es erforderlich, daß diese Patienten alle 24 (bis 48) Stunden in den Operationssaal kommen und in Narkose eine **Lavage** durchgeführt wird. Daraus resultiert, daß der Patient sehr oft transportiert und narkotisiert werden muß. Und es ergibt sich eine sehr starke **Magen- und Darmatonie,** wobei der Stuhlsorge nach dem Verschluß des Ab-

domens sehr große Bedeutung zukommt. Der Transport in den Operationssaal birgt immer eine Gefahren- und Streßsituation in sich, deshalb sollte das Pflegepersonal stets ruhig und nicht hektisch handeln und vorbereiten. Der Transport erfolgt in ärztlicher Begleitung und unter kontinuierlicher hämodynamischer Überwachung (Transportmonitor). Die erste Stuhlsorge erweist sich meist als sehr schwierig durch die oftmaligen Narkosen, durch die fehlende Darmpresse sowie durch das Durchtrennen der Bauchdeckenmuskulatur.

b) Die Patienten werden in der Regel:
   - **intubiert**
   - **beatmet**
   - und **analgosediert** (z. B. mit Sufenta® und Dormicum®).
c) Daraus resultiert die Pflege des Intubationspatienten (Mundpflege, Bronchialtoilette etc.)
d) Durch die ständige Wundsezernierung (Spülflüssigkeit) besteht die Gefahr von Hautmazerationen, deshalb muß ein besonderes Augenmerk der **Hautpflege** geschenkt werden (Intertrigostellen trocken halten).
e) Eine Respiratorentwöhnung wird in der Regel nach Verschluß des Abdomens begonnen.
f) Ein oftmaliger Verbandwechsel ist erforderlich, da sich aus dem Abdomen ständig sehr viel Spülflüssigkeit entleert.
g) Diese Patienten sind hämodynamisch sehr instabil, und oftmals sind **Katecholamine** notwendig.
h) Eine regelmäßige Thoraxröntgenkontrolle ist ratsam.
i) Fiebersenkung durch physikalische Kühlung oder Medikamente.
j) Nach chirurgischem Verschluß des Abdomens erfolgt die übliche postoperative Pflege.

3.10. Naht- bzw. Klammernentfernung

Vorbereitung

1. Handschuhe
2. Desinfektionsmittel (Betaisodona®-Lösung oder Isozid®).
3. Tupfer (Gaze)
4. Klammernentferner, Stitchcutter® oder eine Schere
5. Pinzette
6. Verband, bestehend aus Tupfer und Kissen/Gaze

7. Pflaster
8. Müllsack oder Abwurfkübel

Durchführung

1. Information des Patienten und Entfernung des alten Verbandes.
2. Mit sterilen Handschuhen desinfiziert der Arzt die Wunde (Tupfer und Desinfektionsmittel). Zureichen von:
   a) *bei einer Klammernentfernung:* Klammernentferner, ev. Pinzette und einen Tupfer/Gaze.
   b) *bei einer Nahtentfernung:* Pinzette, Stitchcutter® oder Schere und Tupfer. Der Tupfer wird zum Abstreifen der Nähte oder Klammern benötigt!
3. Daran anschließend neuerliche Desinfektion.
4. Anlegung eines trockenen Verbandes und einer Bauchbinde.

3.11. Drainkürzung bzw. -entfernung

Vorbereitung

1. Handschuhe
2. Desinfektionsmittel (z. B. Betaisodona®-Lösung)
3. Evtl. Pinzette
4. Schere
5. Tupfer/Gaze
6. Kissen/Gaze
7. Sicherheitsnadel bei einer Kürzung
8. Fixomull® oder Pflaster
9. Evtl. ein Wunddrainagekollektorsackerl
10. Evtl. Betaisodona®-Wund-Gel

Durchführung

1. Patienteninformation, Entfernung des Verbandes bzw. Wunddrainagekollektorsackerls.
2. Desinfektion der Drainstelle durch den Arzt mit sterilen Handschuhen. Zureichen von:
   a) *bei einer Drainkürzung:* Schere und Sicherheitsnadel, danach evtl. ein neues Drainsackerl kleben oder Verband anlegen.
   b) *bei einer Drainentfernung:* hier wird das Drain mit dem Handschuh oder einer Pinzette entfernt, danach Anlegung eines Verbandes, evtl. mit Betaisodona®-Wund-Gel.

Literatur

[1] Niemer M et al. (1992) Datenbuch der Intensivmedizin, 3. Aufl. G. Fischer, Stuttgart Jena New York, S 1601–1606
[2] Steinbereithner K, Bergmann H (1984) Intensiv-station, -pflege, -therapie, 2. Aufl. Thieme, Stuttgart New York, S 593–601
[3] Deutsch E et al. (Hrsg) Infektionen auf Intensivstationen (Intensivmedizinisches Seminar, Band 3). Springer, Wien New York
[4] Kemnitz J, Groß-Weege W, Becker H (1992) Sepsis: Pathophysiologie, klinisches Bild und Behandlungsstrategien aus anästhesiologischer Sicht sowie chirurgische Behandlungsprinzipien. Deutsche Krankenpflegezeitschrift 7: 458–462

4. Patienten mit Anus praeter

Die Synonyme **Stoma**/Darmfistel/Enterostomie bezeichnen einen künstlich angelegten Darmausgang (After, Kotfistel) [1].

4.1. Anwendungsgebiete

1. Bei den unter Punkt 4.5. angeführten Patientengruppen
2. Wenn der Afterschließmuskel operativ entfernt werden muß (z.B. bei einem Gangrän der Inguinal- und Genitalgegend (Fourniersches Gangrän)
3. Bei ausgedehnten Verbrennungen, zur Entlastung des Wundgebietes
4. Bei Enukleation der unteren Extremität (Gasbrand) hauptsächlich aus hygienischen Gründen

4.2. Präoperative Pflege

1. Nahrungsabbau

Erst am Tag vor der Operation wird die Ernährung ab der Mittagszeit auf leichte und abends auf schlackenarme Kost, wie z.B. Brei, Suppe und Tee, reduziert [2].

2. Darmentleerung

Der Darm wird mit einem hohen Schwenkeinlauf vorbereitet, welcher bei Stenosen und Perforationsgefahr kontraindiziert ist. In diesem Falle muß in Absprache mit dem Operateur individuell abgeführt werden [2].

4.3. Verfahren

Nach Eröffnung der Bauchhöhle durch pararektalen Schrägschnitt wird die fragliche Dickdarmschlinge vorgezogen und ein Teil von ihr ringsum an das parietale Bauchfell und die Haut in mehreren Schichten vernäht [1].

Die **Eröffnung des Darmausganges** erfolgt entweder gleich direkt im Operationssaal oder, zweite Möglichkeit, nach 1 bis 3 Tagen. Dies erfolgt dann zumeist direkt am Krankenbett mit Hilfe des Elektrokauters (der Darmausgang wird aufgebrannt).

Nach Eröffnung des Darmausganges wird bei nicht endständigen Stomata ein **Reiter** eingebracht (um den Ausgang offen zu halten), der in der Regel ca. 8–10 Tage belassen wird.

4.4. Anus-praeter-Arten

1. Endständiges Stoma

Dieses ist zum Beispiel bei einer Rektumamputation vorhanden, denn hier stellt das Stoma das Ende des Darmes dar. Das endständige Stoma wird auch als **einläufiger Anus praeter** bezeichnet.

2. Nicht endständiges Stoma

Dies sind meist die Entlastungsstomata wie z. B. bei ausgedehnten Verbrennungen. Hier kann eine Rückoperation des Stomas erfolgen. Das nicht endständige Stoma wird auch als **doppelläufiger Anus praeter** bezeichnet. Der Darm wird durch eine kleine Laparotomie vor die Bauchdecke verlagert. Das Zurückgleiten verhindert wiederum ein Reiter, der nach etwa 10 Tagen entfernt werden kann, da der Darm dann mit der Bauchdecke fest verwachsen ist.

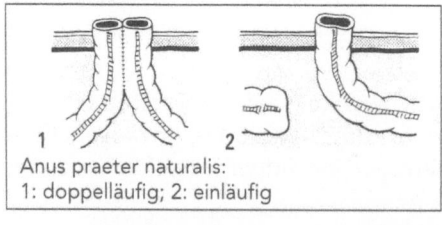

Anus praeter naturalis:
1: doppelläufig; 2: einläufig

Abb. 8. Anus praeter naturalis, modifiziert nach Pschyrembel [1]

4.5. Patientengruppen

Karzinom-Patienten	Notfallspatienten
Darmtumore Blasentumor Genitaltumor Strahlenschäden Anastomoseninsuffizienz	Ileus Verletzungen Mesenterialthrombose Perforationen (iatrogen)
Entzündliche Darmerkrankungen	**Inkontinenz**
Divertikulitis Morbus-Chron Colitis-Ulcerosa Fisteln	Stuhlinkontinenz *Ursachen:* – neurogene Grundkrankheit – Querschnittlähmungen – Schädigung des Kontinenzorgans auf Grund geburtshilflicher und chirurgischer Eingriffe

Es hat sich gezeigt, daß die Ursachen, die zu einer Stomaanlage führen, die Akzeptanz eines künstlichen Darmausganges beeinflussen. So finden sich Patienten mit einer schon länger vorausgehenden Krankheit, wie z. B. bei entzündlichen Darmerkrankungen und Inkontinenz, leichter mit der neuen Situation zurecht als jene Patienten, die plötzlich damit konfrontiert werden [3].

4.6. Erstversorgung

Diese erfolgt noch im Operationssaal unter sterilen Bedingungen. Der postoperative Auffangbeutel muß bestimmte Anforderungen erfüllen:

1. Weicher anschmiegsamer **Hautschutz**, da sich postoperativ ein Stomaödem entwickeln kann. Ist die Hautschutzplatte zu starr, kann dies zu einer Einschnürung des Stomas führen.
2. **Ausstreifbarer Klarsichtbeutel:** Stoma und Ausscheidung können damit problemlos kontolliert und beurteilt werden.
3. Es wird **seitlich zum Patienten geklebt,** dies ermöglicht ein leichteres Ausstreifen, solange der Patient bettlägrig ist, und kann in der Regel 2–3 Tage belassen werden [3].

4.7. Postoperative Kontrolle

1. Tägliche Durchblutungskontrolle

a) **Regelmäßige Inspektion der Schleimhaut;** sie muß hellrot bis rot sein. Livide bis schwarze Verfärbungen müssen sofort dem behandelnden Arzt mitgeteilt werden.

b) **Nekrosegefahr:** Kann zu einer Stenose führen, die wiederum eine Retraktion nach sich ziehen kann.

c) **Stomaödem:** Ist ein mehr oder weniger ausgeprägtes submuköses Ödem und bildet sich nach etwa 1 bis 2 Wochen spontan zurück.

2. Kontrolle der peristomalen Haut

a) **Pilzinfektionen:** Sind erkennbar durch rote, scharf begrenzte Flecken.

b) **Allergien:** Können sowohl auf das Klebematerial, wie auch auf die Beutelfolien zurückzuführen sein.

3. Ausscheidungen

a) Ileostomie ⇒ am 1.–3. Tag
b) Colostomie ⇒ am 3.–5. Tag [3]

4.8. Pflegerichtlinien

1. Der **erste Wechsel** wird von der **Pflegeperson** durchgeführt und jeder Schritt genau erklärt. Nach und nach übernimmt der Patient schrittweise die Versorgung. Angehörige sollten in dieser Zeit zur Unterstützung dienen, aber man sollte immer anstreben, daß der Patient den Wechsel selbständig vornimmt. Viele Probleme stürmen auf den Patienten ein, mit denen er sich erst auseinander setzen muß, z. B.:
   a) Verändertes körperliches Aussehen.
   b) Angst vor Rezidiven.
   c) Ungewißheit, wie der Partner reagieren wird.
   d) Kann der Patient seiner Arbeit wieder nachgehen?
   e) Muß er seine Hobbys aufgeben?
   Jeder wird anders mit diesen Belastungen umgehen. Man kann helfen, mit guter Aufklärung Ängste abzubauen.

2. Die Klebefläche des Auffangbeutels soll langsam abgelöst werden, wobei man mit der anderen Hand einen Gegendruck an der Haut erzeugt, um die Ablösung schmerzfreier zu gestalten und Hautrisse zu vermeiden.
3. Die Reinigung der peristomalen Haut kann auf übliche Weise mit feuchten Tüchern (mit Seife) erfolgen (von außen nach innen ⇒ um eine Kontamination der Haut zu vermeiden). Das Entfernen der Seifenreste und das gründliche Abtrocknen ist unbedingt erforderlich.
4. Die Desinfektion der umgebenden Hautpartien erfolgt mit einem **Schleimhautdesinfektionsmittel** (z.B. Octenisept®).
5. Die Ableitung des Stuhles erfolgt in einen Auffangbeutel. In der Regel werden Ausstreifbeutel verwendet, da diese leicht entleert werden und mit lauwarmem Wasser und Kamillenlösung oder Waschlotion freigespült werden können.
6. **Beutelarten:**
   - Auffangbeutel mit integrierter Hautschutzplatte.
   - Auffangbeutel und Hautschutzplatte extra = **Zweiteilsystem!**
   - Auffangbeutel mit Caraya-Ring. Die Größe des Ringes richtet sich nach der Stomagröße, ebenso sollte die Hautschutzplattenöffnung gleich groß angefertigt werden, unter Verwendung sogenannter Schablonen.
7. Bevor ein Beutel aufgebracht wird, soll die Haut frei von Schmutz, Schweiß und Fett sein. Bei stark transpirierenden Patienten kann der Rand um den Ausgang ev. mit Castellani-Farblos® behandelt werden.

> Cave: Kein Wundbenzin! Klebereste von Pasten und Hautschutzplatten können mit einem Kleberestentferner beseitigt werden. Haare im peristomalen Bereich müssen entfernt werden.

8. Die Stuhlsorge kann sowohl mittels **Klysma** (sollte vom Arzt durchgeführt werden) oder **oralen Laxantien** erfolgen!
9. Bei den Ausscheidungen durch das Stoma sind **Menge, Farbe, Konsistenz, Beimengungen** sowie das Abgehen von Blähungen zu registrieren.
10. Bei sehr übelriechendem Stuhlgang sowie sehr starkem Windabgang ist es möglich, einen Auffangbeutel mit integriertem Kohlefilter zu verwenden.
11. Hautunebenheiten können mit einer **Stomahesivepaste** beseitigt werden.
12. Es stehen noch eine Menge weiterer Pflegehilfsmittel zur Verfügung, die hier nicht genannt werden.
13. Eine regelmäßige Beurteilung des Stomas und der peristomalen Haut sowie die Dokumentation sind unumgänglich.

4.9. Ernährung

1. **Ileostomie:** Hier sollte auf Spätmalzeiten verzichtet werden, um nachts größere Stuhlentleerungen zu vermeiden. Auf ausreichende Flüssigkeitsaufnahme ist zu achten. Eine Aufnahme von 6–9 g NaCl pro Tag ist anzuraten, da es durch die vermehrte Ausscheidung zu Elektrolytverschiebungen kommt. Die Nahrung muß gut gekaut werden. Vorsicht ist bei faserreicher Kost, wie z. B. Spargel, Orangen, aber auch bei Nüssen und Weintrauben geboten. Hier besteht die Gefahr, daß sich durch das Verlegen des Stomas eine Stomablockade bilden kann. Bei Medikamenten muß darauf geachtet werden, ob sie nicht wieder unverdaut ausgeschieden werden.
2. **Colostomie:** Die Darmtätigkeit wird wieder wie vor der Operation. Daher muß hier an die Möglichkeit der Obstipation gedacht werden. Ballaststoffreiche Kost mit genügend Flüssigkeit wird empfohlen. Zu vermeiden sind eventuell geruchserzeugende Nahrungsmittel wie Eier, Fisch, Zwiebel, Gewürze und Käse. Anzuraten ist die Darmregulierung mit Weizenkleie, Leinsamen und viel Flüssigkeit. Bei Bedarf kann ein Abführzäpfchen direkt in das Stoma eingebracht werden.
3. **Diarrhöe:** Primär diätetisch behandeln (Reis, Kartoffeln, Bananen). Medikamentöse Therapie: Immodium-Kapseln®, 1 Kapsel pro Stuhlgang, maximal 6 Kapseln pro Tag.
4. **Obstipation:** Nicht sofort Laxantien verwenden. Ernährungsgewohnheiten ändern. Eher ballaststoffreiche Nahrung mit viel Flüssigkeit.
5. **Blähungen:** Blähende Speisen (Hülsenfrüchte, Kraut, Zwiebel, Knoblauch etc.) meiden [3].

4.10. Komplikationen

Chirurgisch/medizinische	Pflegerische
– Stomafehllagen	– Hautirritationen durch Kontamination der Haut mit Ausscheidungen
– Narben, Falten	
– Zu flach angelegte Stoma	
– Peristomale Hernie	– Pilzinfekte
– Prolaps (Darmvorfall)	– Pseudo-Epitheliomatosis
– Retraktion (Zurückziehen)	– Follikulitis
– Stenose	– Allergische Reaktionen
– Rezidive, Polypen, Colitis ulcerosa, Morbus Crohn	– Kristallbildung
– Fistel im Stomabereich [3]	

Komplikationen

Follikulitis (Haarbalgentzündung)

Aussehen: Punktuelle Pusteln
Ursachen: Mechanische Reizung der Haarbalge
Prophylaxe: Regelmäßiges Entfernen der Haare im peristomalen Bereich
Behandlung: Vorübergehende Verwendung einer Hautschutzplatte, schonende Rasur [3]

Allergische Reaktionen

Aussehen: Rötung, Bläschen bis zu nässenden Erosionen. Diese Veränderung ist nicht scharf begrenzt und geht über den Kontaktbereich hinaus. Der Patient klagt über Juckreiz und Schmerzen
Ursachen: Überempfindlichkeit gegen Pflege- und Versorgungsartikel. Reaktion erst nach längerem Gebrauch
Prophylaxe: Bei bekannter Überempfindlichkeit eventuell rechtzeitige Austestung
Behandlung: Sofortige Umstellung der Versorgung, evtl. Austestung und Beutelüberzug verwenden [3]

Kristallbildung

Aussehen: Winzige, scharfe Kristalle, die nadelstichartige Schmerzen wie an der Fingerkuppe verursachen. Bei Manipulation punktuelle Blutungen am Stoma
Ursachen: Mangelnde Hygiene, zu langes Belassen der Versorgung, zu großer Ausschnitt der Versorgung
Prophylaxe: Ursachen vermeiden
Behandlung: Beachten der Versorgungsgrundsätze. Caryaprodukte müssen täglich gewechselt werden [3]

Hautirritationen

Aussehen: Rötung der Haut, nässende Hautablösungen
Ursachen: Mechanische Reizung der Haut, meist durch klebende Versorgung oder zu häufiges Wechseln der Versorgung hervorgerufen, oder mangelnde Stomahygiene (zu große Beutelöffnung)
Prophylaxe: Verwendung eines Hautschutzes, vorsichtige Ablösung der alten Versorgung

Behandlung: Bis zur Abheilung ist ein Zweiteilsystem oder ein Ausstreifbeutel zu verwenden [3]

Pilzinfekte

Aussehen: Von einzelnen punktuellen Papeln übergehend zu flächenhaften Erosionen mit satellitenförmiger Ausstrahlung. Der Patient klagt über Juckreiz und Brennen
Ursachen: Mangelnde Stomahygiene (zu große Beutelöffnung), feuchtwarmes Milieu, verminderte Abwehrlage, Nebenwirkung einer Antibiotikatherapie
Prophylaxe: Reinigung der peristomalen Haut mit Einwegkompressen von außen nach innen zum Stoma hin, Beutelöffnung soll das Stoma fest umschließen, gutes Trocknen der Haut, **kein Fönen**
Behandlung: Beseitigen der Ursachen, Waschungen mit mykotischen Lösungen [3]

Pseudoepitheliale Hyperplasie

Aussehen: Aufgequollene Haut, häufig Superinfektion – Mykosen
Ursachen: Chronische Feuchtigkeit bei zu großer Beutelöffnung
Prophylaxe: Hygroskopischer Hautschutz – zwischen Stoma und Beutelöffnung darf keine freie Haut unbedeckt sein
Behandlung: Peristomale Haut gut trocknen, hygroskopischen Hautschutz für mehrere Tage verwenden. Der Beutel wird mit einem Gürtel getragen, wodurch ein zusätzlicher Druck auf die Haut ausgeübt wird [3]

4.11. Die wichtigsten Stomata [2]

Stomabezeichnung	Ausgeleitetes Organ	Stomalokalisation
Ileostomie	unterer Dünndarm	rechter Unterbauch
Zäkostomie	Blinddarm	rechter Unterbauch
Transversostomie	Querdarm	re. oder li. Oberbauch
Deszendostomie	absteigender Darm	linker Mittelbauch
Sigmoideostomie	S-Darm	linker Mittelbauch

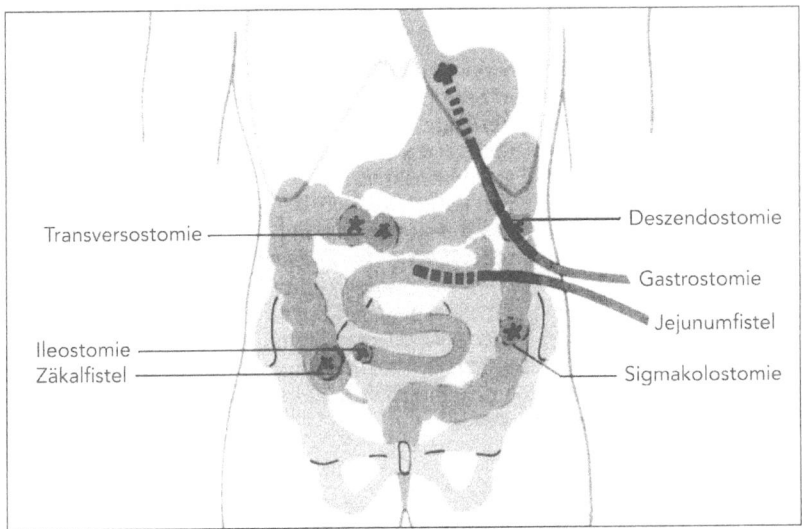

Abb. 9. Die wichtigsten Stomalokalisationen [2]

*

Literatur

[1] Pschyrembel – Klinisches Wörterbuch mit klinischen Syndromen und Nomina Anatomica, 257. Aufl. W. de Gruyter, Berlin New York, S 96
[2] Paetz B, Benzinger-König B (1994) Chirurgie für Krankenpflegeberufe, 18. Aufl. Thieme, Stuttgart NewYork, S 426–435
[3] Dielacher G (1996) Grundlagen der Stomapflege, S 3–17
[4] Lit. [2], Abb. 24.1, S 427

5. Thorax- bzw. Oesophagusoperationen

5.1. Operationsarten und Erkrankungen

1. Pneumonie
2. Pleuraempyem mit Dekortikation
3. Karzinome
4. Hämatothorax
5. Pneumothorax
6. Oesophaguskarzinom
7. Oesophagusdivertikel
8. Lungenresektionen: Keilresektion, Segmentresektion, Lobektomie, Pneumonektomie
9. Thoraxwandphlegmone ⇒ Thoraxwandfenster
10. Abszedierungen

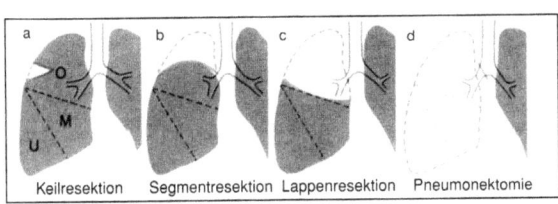

Abb. 10. Operative Verfahren an der Lunge [7]

5.2. Vorbereitungen zur postoperativen Übernahme

Vorbereitung des Patientenplatzes

1. Monitor und jeweils notwendige Lines, die vorher telefonisch erfragt werden z. B.
   a) invasive Blutdruckmessung

b) ZVD
c) PAP etc.
2. Thoraxsaugdrainage-Wagen mit:
   a) 1 Rolle **fest-haftendes Pflaster** (25 mm)
   b) **2 Klemmen** für jedes Thoraxdrain
   c) **Quetsche**
   d) **starkem Schlauch** für die Verbindung zur zentralen Vakuumanlage

   Der Patient kommt mit der Sogkontrollflasche und den Drainflaschen, angeschlossen an einen Transportmotorsauger oder abgeklemmt, aus dem Operationssaal. Mit **abgeklemmten Drains** wird die Verbindung zwischen der zentralen Vakuumanlage und der Sogkontrollflasche durch einen starken Schlauch hergestellt. An den Thoraxdrains werden je zwei Stellen mit fest haftendem Pflaster umwickelt und beschriftet. Die **Drainklemmung** wird **nur dort** vorgenommen!

   Sog an der zentralen Vakuumanlage: Der Sog an der zentralen Vakuumanlage (50–100 mbar!) wird auf die jeweilig eingestellte Sogleistung *(zwischen 12 und 14 cm Wassersäule)* des Steigrohres in der Sogkontrollflasche reduziert. Durch das Anschließen an den Sog beginnt das Wasser zu wallen/blubbern (es sollte nur leicht wallen)! *Wenn der Patient kontrolliert bzw. ausreichend assistiert beatmet ist (Frequenz > 6/min),* werden wegen der **Gefahr eines Spannungspneumothorax** die *Drains nicht abgeklemmt.* Dies trifft *auch beim zwischenzeitigen und morgendlichen Wechsel der Drainflaschen zu!* Auf die Durchgängigkeit und Sauberkeit der Thoraxschläuche ist zu achten, und ein regelmäßiges Kneten/Walken/Quetschen/Klopfen ist unumgänglich!
3. Vorbereitung eines Patientenbettes:
   a) alle Thoraxpatienten erhalten Handpölster
   b) bei Patienten mit einem Thoraxwandfenster wird zusätzlich evtl. ein Sitztuch oder eine wasserundurchlässige Unterlage in das Bett eingebreitet
   c) falls erforderlich, Lagerungshilfsmittel von verschiedenen Leasingfirmen anfordern
4. Vorbereitung einer Heberdrainage oder eines zweiten Thoraxsaugdrainagewagens, wenn der Patient eine angenähte Magensonde mit Sogkontrollflasche erhält (Sogleistung 10–20 cm Wassersäule oder mehr, je nach Arztanordnung)
5. Eventuell ein Stundenharngefäß vorbereiten
6. Bei Bedarf Beatmungsmaschine oder CPAP
7. Alle erforderlichen Utensilien für den Absaugvorgang

Intensivtherapie

8. Infusomat/en und Motorspritzen
9. Vorbereitung der benötigten Pflegeutensilien

5.3. Postoperative Übernahme

Die Übernahme mit den administrativen Arbeiten erfolgt auf stationsübliche Vorgehensweise. Die erste Aufgabe des Pflegepersonals liegt aber in der Kontrolle der Vitalfunktionen.

5.4. Intensivtherapie

Probleme der Intensivtherapie

Postoperative respiratorische Komplikationen

Störungen der Atemorgane gehören zu den häufigsten postoperativen Komplikationen. Folgende **Faktoren** spielen dabei eine Rolle:

a) Lokalisation des chirurgischen Eingriffs (Entfernung des Operationsfeldes vom Zwerchfell). Die größte Störung der Atemmechanik resultiert nach Operationen im **Oberbauch,** eine signifikant kleinere nach Thorakal-, Unterbaucheingriffen und eine nur minimale nach peripheren Operationen.

b) **Kombination** einer obligaten postoperativen Atemstörung mit einer **primären Dysfunktion der Atemorgane** infolge chronisch-obstruktiver Lungenerkrankung, Fettsucht oder starken Rauchens, womit das Risiko respiratorischer Komplikationen nach der Operation erheblich erhöht wird.

c) **Höheres Alter** und Dauer der Allgemeinanästhesie. Der postoperative Abfall des Sauerstoffpartialdruckes im arteriellen Blut korreliert besser mit dem Lebensalter als mit der Lage des Operationsfeldes. Abhusten und Schutzreflexe der oberen Atemwege sind bei älteren Patienten abgeschwächt. Eine Anästhesiedauer von über 3,5 Stunden ist von einer signifikant höheren pulmonalen Komplikationsrate begleitet [2].

1. Postoperative Änderungen der Atemmechanik

Eine Operation im Oberbauch führt zu einer Reduktion der Vitalkapazität (VK) um 60–70%. Diese Minderung erreicht ihr Maximum nach 24–48 Stunden, nach einer Woche ist die VK immer noch um 30–40% verkleinert. Auch nach thorakalen Operationen nimmt die Vitalkapazität, hier allerdings weniger ausgeprägt, um 20–40% ab. Andere Parameter der Lungenmechanik, die einer postoperativen Reduktion unterliegen, sind die Atemfrequenz, das Atemzugvolumen und die Compliance. Die angegebenen Störungen der Atemmechanik führen mit einer Verzögerung von etwa 24 Stunden zum Abfall der funktionellen Residualkapazität (FRC) um 25–30% und zu einer Hypoxämie infolge Kurzschlußdurchblutung der kollabierten Alveolen. Als *ätiologische Faktoren* für die **Änderung der Atemmechanismen** gelten: *postoperativer Schmerz, Immobilität des Patienten, Meteorismus* und die *chirurgische Traumatisierung der Atemmuskulatur* [2].

Prophylaxe und Therapie: Die **nach der Extubation** gesetzten prophylaktischen und therapeutischen Maßnahmen zielen darauf ab, durch den Einsatz mechanischer Methoden die **Atemvolumina** zu **erhöhen.**

Es gibt folgende Möglichkeiten:

– Husten und tiefes Atmen
– Mobilisation
– Antriebsspirometer (Triflo)

2. Postoperative Änderungen des Gasaustausches

Ein Abfall des arteriellen Sauerstoffpartialdruckes findet unter Anästhesiebedingungen immer statt. Zwar ist es möglich, mit Hilfe von erhöhtem FIO_2 und mit PEEP den P_aO_2-Wert im Normalbereich zu halten, eine ursächliche Korrektur kann jedoch nicht durchgeführt werden. Die Hauptursache der Störung wird in einem Mißverhältnis zwischen Ventilation und Perfusion und im Abfall der FRC gesehen. Störungen der Diffusion und Perfusion, HZV-Änderungen und eine durch Anästhetika bedingte Beeinflussung der Hämoglobincharakteristik wurden als zusätzliche Faktoren ebenfalls in Erwägung gezogen.

Für eine Verschlechterung der CO_2-Elimination unter Allgemeinanästhesie ist ein Anstieg des Totraumquotienten verantwortlich, der von der Narkosedauer abhängig ist. Sowohl der physiologische als auch der anatomische Totraum werden höher [2].

Pneumonie und nosokomiale Infektionen

Pneumonien sind akut, seltener chronisch verlaufende Entzündungen, wobei entweder die Alveolen oder, seltener, das Interstitium befallen sind. Es sind mehrere Arten von Pneumonien bekannt, die hier aber nicht genannt werden [2].

Intensivtherapie

1. Prädisponierende Faktoren

Langzeitbeatmung	Aspiration
Aspiration	Immundysfunktion
Stauungsinsuffizienz	Lungenembolie
COPD	Lungenkontusion
Chron. Alkoholismus	Bronchuskarzimon
Diabetes mellitus	Prophylaktische Antibiotikagabe[1]

In erster Linie gilt ein **langer Krankenhausaufenthalt** als Ursache für eine **nosokomiale Pneumonie**. Unter Langzeitbeatmung ist deren Häufigkeit 21mal höher als bei Stationspatienten [2].

Erregerspektrum von nosokomialen Pneumonien

- Streptococcus pneumoniae
- Staphylococcus aureus
- Hämophilus influenzae
- Klebsiella pneumoniae
- Escherichia coli
- Pseudomonas species
- Legionella pneumophila [2]

2. Ursachen

a) Ursachen primärer Pneumonien
- Bakterien
  Pneumokokken
  Streptokokken
  Staphylokokken
  Koli-Gruppe
  Enterokokken
  Hämophilus influenzae
  Klebsiella pneumoniae
  Pseudomonaden
  Legionella pneumophila
- Viren
  Chlamydien
  Rickettsien
  Mykoplasmen

---

[1] Die prophylaktische Gabe von Antibiotika verdreifacht das Risiko der noskominalen Pneumonie [2].

- Pilze
- Allergisch bedingte Pneumonien
- Brucellen, Spirochäten

b) Ursachen sekundärer Pneumonien
- Kreislaufstörungen der Lunge: Lungenstauung, -ödem, -infarkt
- Bronchusveränderungen: z. B. Karzinome
- Aspiration: Mageninhalt, Blut, Fremdkörper
- Toxische Ursachen: Urämie, Giftgase [1], [2]

3. Diagnose

a) Klinik
b) Röntgen ⇒ diffus fleckige Infiltrate
c) Laborwerte ⇒ Blutgase, Leukozyten etc.
d) Erregernachweis

4. Symptome

- Fieber
- Auswurf (meist eitrig)
- Schüttelfrost
- Nasenflügelatmung
- evtl. Hämoptoe
- Leukozytose
- Husten
- Thoraxschmerzen
- Tachypnoe
- evtl. Zyanose
- Schwitzen
- erhöhte BSG
- auskultatorisch ⇒ Rasselgeräusche [1], [2]

5. Therapie

- Prinzipiell symptomatisch
- Luftbefeuchtung
- Perkussion
- frühzeitige Atemhilfen und Beatmung
- körperliche Schonung
- Volumengabe
- Sauerstoffgabe
- gezielte Antibiotikatherapie

- Sekretolytika
- Enfernung der Bronchialsekrete (Abhusten, endotracheales Absaugen etc.) [1], [2]

5.5. Pflegerichtlinien

1. In der Frühphase kommt der **Überwachung** eine große Bedeutung zu, insbesondere von Atmung, Sputum/Bronchialsekret, Hämodynamik sowie der Thoraxdrainage.
2. Die **allgemeine Grundpflege** und **alle Prophylaxen** sind durchzuführen.
3. Oftmaliges **endotracheales Absaugen** wird erforderlich sein.
4. Bei eventuell notwendiger **Bronchoskopie** assistieren, Vorbereitung und Durchführung ⇒ siehe Kapitel 7.
5. Ein tägliches Thoraxröntgen wird in der Regel durchgeführt, um die Entfaltung der Lunge zu beurteilen.
6. Für ausreichende **Analgesierung** ist zu sorgen, da die Drains sehr schmerzhaft sein können. Deshalb erhält der Patient auch Handpölster zur Entlastung! Zu beachten ist die Körperhaltung (verkrampft oder entspannt), die Mimik und Gestik des Patienten. **Möglichkeiten:** Opioide, Epiduralanalgesie.
7. Besonders wichtig sind für den Patienten **Pneumonie und Atelektasenprophylaxe** durch:
   - Physiotherapie
   - Lagewechsel
   - Inhalation
   - Mobilisation
   - Atemübungen
   - Mukolytika
8. **Hilfestellung, wenn der Patient husten muß,** indem man mit den Händen einen leichten Druck während des Hustenstoßes auf das Wundgebiet ausübt.
9. Eine **frühzeitige Mobilisation** ist anzustreben (auf eine adäquate Volumensituation achten, Beine bandagieren, Analgetikagabe, und es ist darauf achten, daß die Thoraxschläuche lange genug sind).
10. Verabreichung von Sauerstoff.
11. Eventuelle Fiebersenkung mit Medikamenten und physikalischer Kühlung. Siehe Kapitel 2.
12. Die Pflege der Thoraxdraineinstichstellen erfolgt täglich mittels:
    - Desinfektion
    - Inspektion und Dokumentation

- evtl. Salbe
- Gaze und Fixomull®
13. Auf die Durchgängigkeit der **Thoraxschläuche** ist zu achten, deshalb müssen diese regelmäßig **geklopft, geknetet, gemolken, ausgestreift und gequetscht** werden!
14. Ein Thoraxdrain kann auf den Zwischenrippennerv drücken und Angina pectoris-ähnliche Schmerzen hervorrufen. Aus diesem Grund sollte das Drain so positioniert werden, daß es nicht schmerzt.
15. Der **Wasserstand der Reduzierflasche** muß in regelmäßigen Abständen kontrolliert werden, da durch das Wallen sehr viel Wasser verdunstet.
16. Die Drainflaschen werden in 24stündigen Abständen gewechselt oder je nach Bedarf bei großer Fördermenge. Die **geförderte Flüssigkeit** wird *nach Aussehen, Konsistenz und Menge beobachtet und dokumentiert!*
17. In den ersten 7 Tagen sollte auf die Thoraxdrains **kein zwischenzeitiger Maximalsog** ausgeübt werden, da sich die Drainspitze am Lungengewebe ansaugen kann und dadurch Gewebeschädigungen möglich sind. Maximalsog kann nach etwa 1 Woche ausgeübt werden, da sich dann eine Fibrinschichte an der Spitze ausgebildet hat!
18. Weitere Punkte siehe unter Kapitel *Thoraxdrainage.*

5.6. Pflegespezifitäten auf diagnostischer und operationstechnischer Ebene

1. Thorakotomie

Diese erfolgt im 5. oder 6. Interkostalraum. Derzeit wird in Graz die Thorakotomie nicht verschlossen, womit sehr gute kosmetische Erfolge erzielt werden. Unter dem Verband liegt ein in Betaisodona-Lösung® getränkter Streifen in der Subcutis. Erst nach 48 Stunden wird die Haut mit Steri-Strip™ geklebt [5].

Pflege

- täglicher Verbandwechsel (mit Desinfektion, Gaze und Fixomull®)
- Inspektion der Wunde und Dokumentation
- keinen direkten Druck auf die Wunde ausüben
- Pflege in Seitenlage ⇒ auf der nicht operierten Seite durchführen.

2. Pleuraempyem/Dekortikation

Die Thorakotomie erfolgt wieder im 5. oder 6. Interkostalraum. Der Empyemsack wird von der Thoraxwand und der Lungenoberfläche entfernt. Postoperativ verklebt die Lungenoberfläche mit der Thoraxwand und dem Zwerchfell!

Pflege

- meist ist nur eine kurze Respiratorpflege erforderlich
- ebenso ist eine frühe Mobilisation möglich
- Atemtraining und Physiotherapie
- Pflege der Thorakotomie siehe vorne [5]

Wundheilung in der Thoraxchirurgie

a) Nach 48 Stunden Beginn des Einsproßens der Bindegewebszellen
b) Nach 7 Tagen ist die erste Vernarbung erfolgt
c) nach 21 Tagen haben die Narben eine gewisse Festigkeit erreicht, und es kann die Hautwunde gewaschen werden
d) Schließlich besteht nach etwa 6 Wochen volle Belastbarkeit [5]

3. Thoraxwandfenster

Übersehener Eiter in der Lunge bahnt sich seinen Weg durch die Thoraxwand nach außen. Die **Haut** ist **gerötet, vorgewölbt, druckschmerzhaft.**

Operation

Die Dekortikation ist sehr ungenügend. Hier ist eine großflächige Entfernung erforderlich, daher werden auch die betroffenen Rippen, Muskulatur und Hautteile entfernt. Das Wundgebiet bleibt offen und wird in **24stündigen Abständen** gereinigt und gespült (**Lavage**) [5].

Pflege

- Oftmaliger Transport des Patienten in den Operationssaal
- Viele Narkosen ⇒ daraus können sich Probleme im Rahmen der Stuhlsorge ergeben
- Ein **regelmäßiger Verbandwechsel** des Thoraxfensters wird erforderlich sein, da sich darin sehr viel Spülflüssigkeit befindet. Fixierung des Verbandes mit:

- Fixomull®
- Folie
- oder bei sehr empfindlicher Haut mit einer Bauchbinde
- Für eine ausreichende Analgesierung ist zu sorgen
- Wird bei der Operation die **Pleura visceralis** „nicht" mitentfernt, ist es möglich, daß der Patient eine ausreichende Spontanatmung besitzt und nicht intubiert/beatmet werden muß
- Sind die Wundverhältnisse zufriedenstellend, wird das Fenster wieder verschlossen

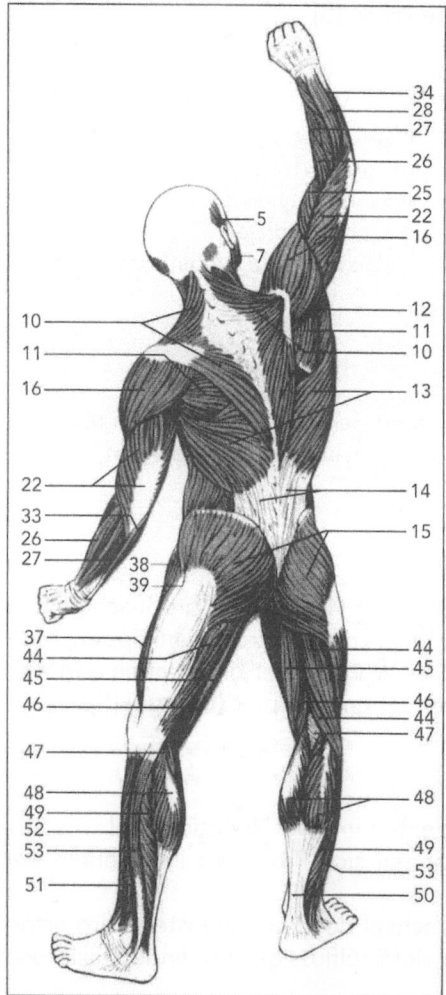

Abb. 11. Nr. 13 = Musculus latissimus dorsi [3]

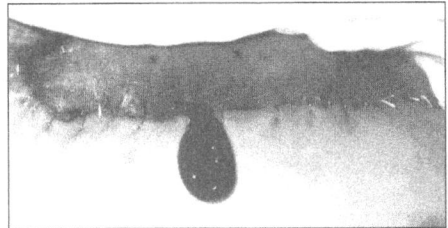

Abb. 12. Verschiebelappenplastik und Blutegeltherapie

⇒ Bei normalem Verschluß des Fensters wird die Wunde nur bis zur Subcutis genäht und ein in Betaisodona-Lösung® getränkter Streifen eingelegt. Nach 48 Stunden wird die Haut mit Steri-Strip™ geklebt und das kosmetische Ergebnis ist wiederum zufriedenstellend.
⇒ Muß der Verschluß/Rekonstruktion jedoch unter Zuhilfenahme eines anderen Gewebes/Muskels erfolgen, wird mit den plastischen Chirurgen zusammengearbeitet. In der Regel wird hier die **Verschiebelappenplastik** mit dem **Musculus latissimus dorsi** angewandt. Somit ist eine frühzeitige Rekonstruktion der Thoraxwand möglich.
⇒ Bei einer eventuellen Minderdurchblutung des Lappens ist eine HBO (hyperbare Oxygenation) indiziert.
⇒ Bei Hämatombildung ist die Anwendung von Blutegeln möglich.

4. Pneumonektomie

Diese läßt eine leere Pleurahöhle zurück, die sich im postoperativen Verlauf mit seröser Flüssigkeit füllt.

> Cave: Auf die Klinik des Patienten ist zu achten, denn bei zu rascher Höhlenfüllung kommt es zur Verdrängung des Mediastinums auf die gesunde Seite ⇒ Kardiale Insuffizienz.

Die Luft, die sich in der Höhle befindet, wird bei normaler Füllung resorbiert. Bei langsamer Füllung der Höhle hingegen wird die Luft frühzeitig resorbiert, es entsteht ein Vakuum, und das Mediastinum wird auf die kranke Seite gezogen ⇒ **Kardiale Insuffizienz**. Die Patienten erhalten eine Thoraxdrainage, die nach etwa 2–4 Stunden abgeklemmt oder mit einem Heimlichventil versorgt wird.

Pflege

Thorakotomie, siehe vorne.

5. Oesophagus-/Kardiakarzinom

Hierbei handelt es sich um einen **Mehrhöhleneingriff** mit einem sehr großflächigen Wundgebiet:

- Thorakotomie im 5. oder 6. Interkostalraum
- Laparotomie
- Collare Oesophago-Gastro- oder Jejunostomie

Thorakotomie- und Laparotomiewundversorgung siehe im entsprechenden Kapitel. Bei der kollaren Anastomose sollte der Wundverschluß, wenn überhaupt, sehr locker erfolgen, um den Abfluß von Speichel und Magensaft zu gewährleisten. **Ein oftmaliger Verbandwechsel wird erforderlich sein!** Diese Patienten erhalten ebenfalls zur Entlastung Handpölster und eine Bauchbinde. Durch den lockeren Verschluß der Wunde will man ein spontanes Aus-/Zugranulieren der Wunde erreichen. Da das Wundgebiet sehr groß ist, erhalten die Patienten verschiedene Drainagen.

Drainagen

- Magensonde (mit Sogkontrollflasche von ca. 10–20 cm Wassersäule, oder mit einer herkömmlichen Heberdrainage)
- Bauchdrainage: Easyflow- oder Gummidrainage
- Thoraxdrainage, mit ein oder zwei Drainageflaschen

❏ Einer **angenähten Magensonde** am Nasenflügel muß besonderes Augenmerk geschenkt werden, da es durch die Naht zu einer Reizung des Nasenflügels kommt. Gepflegt wird diese Stelle mit Salben oder Sprays (z. B. Betaisodona-Spray®, Pantothen-Salbe®, etc.).

> Das Herausrutschen oder unachtsames Entfernen dieser Oesophagussonde ist eine Katastrophe!

Die Sonde ist genau so plaziert, daß die Anastomosennähte trocken gehalten werden und die Verdauungssäfte abgesaugt werden.
❏ Heberdrainage: Auf das Funktionieren der Heberdrainage ist im Besonderen zu achten, da die Wassersäule etwa ab dem 2. Tag durch Gärung/Gasentwicklung im noch paralytischen Darm sehr häufig verlorengeht.
❏ Die Anastomosendichtigkeitskontrolle beim Oesophaguspatienten erfolgt in der Regel am **10. postoperativen Tag** durch eine **Gastrografin®-Instillation!**

Durchführung: Bei Intubationspatienten wird durch den Arzt über den Rachenraum im Oesophagus ein Tubus plaziert, sobald der Arzt das Gastrografin insilliert, wird das Röntgen durchgeführt. Nach einigen Stunden wird beim Patienten eine Abdomen-Leer-Aufnahme durchgeführt, um einen Ileus auszuschließen.

- **Ernährung/Sondieren:** Die liegende Magensonde wird nach 3 Tagen etwas zurückgezogen, nach 10 Tagen erfolgt die *Anastomosendichtigkeitskontrolle* (siehe oben). Ist diese **positiv**, kann der extubierte Patient einer Nahrungs-/Flüssigkeitsaufnahme zugeführt werden. Intubierte Patienten werden über eine Nährsonde ernährt.
- **Stuhlsorge:** Ein Speiseröhrenpatient hat präoperativ fast nichts zu sich genommen (kachektischer Patient), deshalb darf auf den ersten Stuhlgang eine Woche gewartet werden. Panik ist hier fehl am Platz. Die Gastrografin®-Instillation wirkt sich auch positiv auf die Stuhlsorge aus; es beinhaltet Anis-Öl, welches peristaltikanregend wirkt.

6. Pneumothorax

Dies ist eine Luftansammlung in der Pleurahöhle, die auch kurz als Pneu bezeichnet wird. Voraussetzung dafür ist eine Verletzung des Brustfells (Pleura).

Ursachen

Spontan: Unfall (Rippenfraktur), operationsbedingt: Cavakatheter.

Klinik

Zunehmende Zyanose, Dyspnoe, Tachypnoe, Tachkardie, Hypertension, obere Einflußstauung, Schockzeichen, Schweißausbruch, hypersonarer Klopfschall, verminderte Atemgeräusche, herabgesetzte Exkursion [1], [2].

Typische Symptome

Inspektion	⇒ asymmetrisch
Palpation	⇒ Beweglichkeit eingeschränkt
Stimmfremitus	⇒ fehlend
Perkussion	⇒ Hypersonor, Tympanie
Atemgeräusche	⇒ fehlend
Reibe-/Nebengeräusche	⇒ keine [1]

Im Vordergrund steht eine hochgradige Atemnot (Dyspnoe). Typisch ist, daß der Kranke im Sitzen besser Luft bekommt als im Liegen. In sitzender Position bei abgestützten Armen kann die Atemhilfsmuskulatur besser eingesetzt werden. Oft bestehen atemabhängige Schmerzen, auch wenn keine Rippenfrakturen zugrunde liegen. Beim Spontanpneumothorax wird der Zeitpunkt der Entstehung (Platzen einer Emphysemblase) als plötzliches Schmerzereignis empfunden. Der Spannungspneumothorax geht mit schwerster respiratorischer Insuffizienz (Zyanose) und Kreislaufsymptomatik (Schock) einher. Durch Auskultation (fehlendes Atemgeräusch) kann der Pneumothorax vom Arzt ohne großen Aufwand diagnostiziert werden. Dennoch wir man immer eine Röntgenaufnahme des Thorax anfertigen, in der sich der lufthaltige Pneu als schwarze Aufhellung (fehlende Lungenzeichnung) darstellt. Gelangt vom Ort der Pleuraverletzung aus Luft in das Unterhautfettgewebe, so kann sich dieses monströs aufblähen. Diese Erscheinung nennt man Hautemphysem. Oft ist der gesamte Körperstamm und Kopf betroffen. Besonders ausgeprägt ist die Luftaufblähung im Bereich der Augenlider und des Skrotums. Trotz des eindrucksvollen Bildes ist ein Hautemphysem meistens harmlos und bildet sich von allein zurück [4].[2]

Pneumothoraxarten

1. Geschlossener (innerer) Pneumothorax

Bei Verschiebung der Fragmente kann ein Bruchstück nach innen vorstehen und die beiden Pleurablätter durchspießen. Dadurch wird das Lungenparenchym verletzt. Die Eröffnung der Alveolen und kleinerer Bronchialäste schafft eine Verbindung vom Bronchialbaum zur Pleurahöhle. Durch den im Pleuraspalt herrschenden Unterdruck wird Luft aus den Atemwegen angesaugt, wobei die Lunge gleichzeitig kollabiert. Auf diese Weise entsteht ein innerer/geschlossener Pneumothorax, weil die äußere Thoraxwand nicht perforiert ist.[3] Ein ähnlicher Mechanismus liegt zugrunde, wenn beim Legen eines Cavakatheters

---

[2] Die Entstehung eines Hautemphysems ist nicht obligatorisch an das Vorhandensein eines Pneumothorax gebunden. Auch nach Weichteilverletzungen oder Hautinzisionen kann ein Hautemphysem auftreten. Gelangt die Luft in den Mittelfellraum, so spricht man von einem Mediastinalemphysem. Dies kann auch andere Ursachen haben, wie z. B. einen Bronchusabriß [4].
[3] Gelegentlich entwickelt sich ein Pneumothorax auch ohne traumatische Einwirkung. Man spricht dann von Spontanpneumothorax. Er entsteht durch Platzen einer peripher gelegenen Emphysemblase oder Lungenzyste, anläßlich eines Hustenstoßes oder einer plötzlichen Bewegung [4].

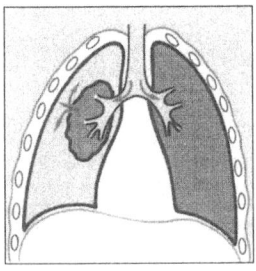

Abb. 13. Innerer Pneumothorax [7]

ein Pneumothorax auftritt. Durch ungewollte Verletzung der Lungenspitze (Pleurakuppel) mit der Punktionsnadel wird eine Verbindung zwischen Atemwegen und Pleurahöhle geschaffen [4].

2. Äußerer (offener) Pneumothorax

Hier wird die äußere Thoraxwand perforiert, und die Luft strömt durch Eröffnung des äußeren Pleurablattes (Pleura parietalis) in die Pleurahöhle. Die Atemexkursionen bewirken dann einen ineffektiven Luftaustausch zwischen verletztem und gesundem Lungenflügel (Pendelatmung), wobei die Mediastinalorgane atemsynchron hin und her bewegt werden. Der äußere Pneumothorax entsteht beispielsweise durch Stich oder Schuß [4].

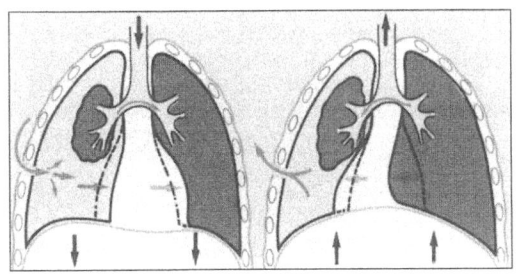

Abb. 14. Äußerer Pneumothorax [7]

3. Spannungspneumothorax

Von besonderer klinischer Bedeutung ist der Spannungspneumothorax, welcher eine akute Lebensbedrohung darstellt und sofortige Entlastung verlangt. Im Gegensatz zum normalen Pneumothorax ist das Pleuraloch nicht ständig offen. Die Weichteile der Lunge bewirken einen ventilartigen Verschluß der Pleuraverletzung während der Ausatmung. Bei jeder Inspiration gelangt hingegen Luft in die Pleurahöhle, die bei Exspiration nicht entweichen kann. Die Luftansammlung nimmt

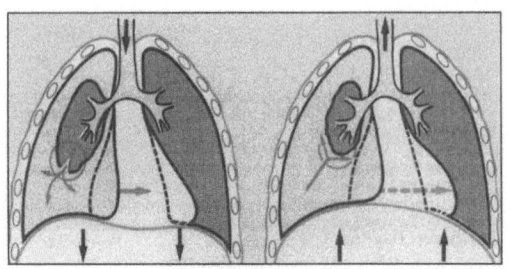

Abb. 15. Spannungspneumothorax [7]

also mit jedem Atemzug zu und setzt die Pleurahöhle unter Spannung. Die Folge ist ein totaler Kollaps der gleichseitigen Lunge mit Verschiebung des Mediastinums zur Gegenseite ⇒ respiratorische Störung ⇒ Kreislaufversagen [4].

Therapie

- Legen einer Bülau-Drainage
- Röntgenkontrolle durchführen
- Der Spannungspneumothorax verlangt eine sofortige Entlastung, noch vor Anfertigung einer Röntgenaufnahme. Notfallsmäßig kann der Arzt einen kleinen Schnitt im 2. oder 3. Interkostalraum vornehmen, vorübergehend einen Endotracheltubus einführen, und darüber kann ein abgeschnittener Fingerling gestülpt werden, um den Lufteinstrom zu verhindern. Danach Legung der Bülau-Drainage.

Pflege

- Drainagepflege (siehe nächstes Kapitel).

*

Literatur

[1] Niemer M et al. (1992) Datenbuch der Intensivmedizin, 3. Aufl. G. Fischer, Stuttgart Jena New York, S 52–364
[2] Steinbereithner K, Bergmann H (1984) Intensiv-station, -pflege, -therapie, 2. Aufl. Thieme, Stuttgart New York, S 267–340, 505–526
[3] Faller A (1988) Der Körper des Menschen, 11. Aufl. Springer, Wien New York, Abb. 43b, S 69
[4] Paetz B, Benzinger-König B (1994) Chirurgie für Krankenpflegeberufe, 18. Aufl. Thieme, Stuttgart NewYork, S 43, 44, 360–365
[5] Friehs GB, Smolle-Jüttner FM (1993) Thoraxchirurgie und Hyperbare Chirurgie, Intensivpflege in der Thoraxchirurgie 1993. Universitätsklinik für Chirurgie, Klinikum Graz
[6] Hell D, Trautmann G, Weber W (Hrsg.) (1993) Care – Das Magazin für Funktionsdienste und Fachweiterbildung, 1. Jahrgang, ISSN-0944-6184
[7] Lit. [4] Abb. 19.4, Abb. 19.5, Abb. 19.6, Abb. 19.8

6. Thoraxdrainage

Die gebräuchlichste Thoraxdrainage ist die **Bülau-Drainage**. Sie ist nach einem Hamburger Internisten (1835–1900) benannt. Die Drainage ist unter sterilen Bedingungen zu handhaben, weil die Pleurahöhle physiologischerweise keimfrei ist [4]. Sie kann eine Drainage mit kontrolliertem Sog oder auch ohne Sog sein. Am Klinikum Graz kommt vorwiegend die **Saugdrainage** zum Einsatz.

6.1. Prinzip

Die Thoraxdrainage ist eine **Saugdrainage** mit kontrolliertem Sog. Das Drain hat an seinem Ende im Pleuraraum mehrere seitliche Löcher (Perforationen), über die Flüssigkeit oder Luft aus der Brusthöhle abgesaugt wird. An das äußere Drainageende wird über entsprechend konstruierte Auffangsysteme (Einmalbehälter aus Kunststoff oder sterilisierbare Glasbehälter) ein Sog von etwa **12 cm Wassersäule** angeschlossen. Die Sogstärke ist stufenlos einstellbar. Ist es bei einem Patienten erforderlich, die Verbindung zum Vakuumanschluß aus irgendwelchen Gründen kurzfristig zu unterbrechen (z. B. Verlegung des Patienten), so muß vor Diskonnektion des Systems das zum Patienten führende Schlauchende mit **zwei Klemmen luftdicht** abgeklemmt werden (die Klemmstellen des Drains werden mit Pflaster umwickelt). Andernfalls würde nach Eröffnung des Drainagesystems durch den Unterdruck im Brustkorb Raumluft angesaugt werden, was zum erneuten Lungenkollaps (Pneumothorax) führt. Die Zeit einer eventuell notwendigen Abklemmung soll möglichst kurz bemessen werden. Für **Beatmungspatienten** gelten andere Überlegungen. Hier ist die Gefahr eines Pneumothorax durch Lungenkollaps bei einem Leck im System oder absichtlicher Diskonnektion gering, weil die Lunge durch den Respirator ausgedehnt wird. Im Falle einer Bronchusfistel kann sich hingegen bei beatmeten Patienten ein Spannungspneumothorax entwickeln, wenn die vom Respirator in die Pleurahöhle gepreßte Luft nicht abgeleitet wird. Deshalb soll die Bülau-Drainage bei beatmeten Patienten nicht abgeklemmt werden.

Erläuterung

Im Pleuraraum herrscht normalerweise ein **Unterdruck (Sog)** von etwa 3 bis 6 cm Wassersäule (atemabhängig). Dieser negative intrapleurale Druck entsteht durch Zug der elastischen Fasern des Lungengewebes. Die Lunge trachtet also danach, wie ein Gummi zusammenzuschnurren, wird daran jedoch durch den negativen Unterdruck im Pleuraraum gehindert. Wird die Pleurahöhle eröffnet, so kann ein Druckausgleich stattfinden. Es wird also von außen Luft in die Pleurahöhle angesaugt, wodurch die Lunge kollabiert. Die Folge ist ein **Pneumothorax**. Die zusammengeschrumpfte Lunge wird nur noch minimal belüftet, wodurch sie für den Gasaustausch nahezu funktionslos ist. Weil das Einbringen einer Thorax-Drainage eine Eröffnung des Pleuraraumes darstellt, hat dies einen Pneumothorax zur Folge, wenn der negative Unterdruck im Pleuraraum nicht durch eine angeschlossene Saugvorrichtung wiederhergestellt wird [4].

6.2. Indikationen

Alle Ansammlungen von **Flüssigkeit oder Luft** in der Pleurahöhle sind **pathologisch**. Normalerweise ist der Pleuraraum „leer", d. h., die Pleurablätter (**Pleura parietalis** kleidet die Thoraxwandinnenseite aus, **Pleura visceralis** umhüllt die Lungen) liegen direkt aufeinander (Pleuraspalt). Kleinere Luft- oder Flüssigkeitsansammlungen werden vom Körper resorbiert, sofern die auslösende Noxe beseitigt ist. Größere Ansammlungen in der Pleurahöhle beeinträchtigen die Entfaltungsmöglichkeit der Lunge und damit den Gasaustausch. Sie müssen durch eine Thoraxdrainage nach außen abgeleitet werden, damit die Lunge sich wieder voll entfalten kann.

Nach der Art der krankhaften Ansammlung im Pleuraspalt unterscheiden wir folgende Indikationen für eine Thoraxdrainage:

- Luft im Pleuraraum ⇒ **Pneumothorax**
- Blut im Pleuraraum ⇒ **Hämatothorax**
- seröse Flüssigkeit im Pleuraraum ⇒ **Pleuraerguß**
- Eiter im Pleuraraum ⇒ **Pleuraempyem**
- Lymphe im Pleuraraum ⇒ **Chylothorax** [4]

> Beachte: Eine frühzeitige Drainage von Blut und Luft stellt die beste Empyemprophylaxe dar. Die einzige Kontraindikation für die Thoraxdrainage ist eine dringliche Indikation für die Thorakotomie.

6.3. Technik

Das Setzen einer Drainage erfolgt entweder
- intraoperativ
- oder in Lokalanästhesie evtl. mit einem Kurzzeitnarkotikum.

Zugang/Einstichhöhe

1. Drains, die über eine **Punktion** gelegt werden, werden in liegender bzw. halbsitzender Lage, zwischen Vorderwand, mittlerer Axillarli-

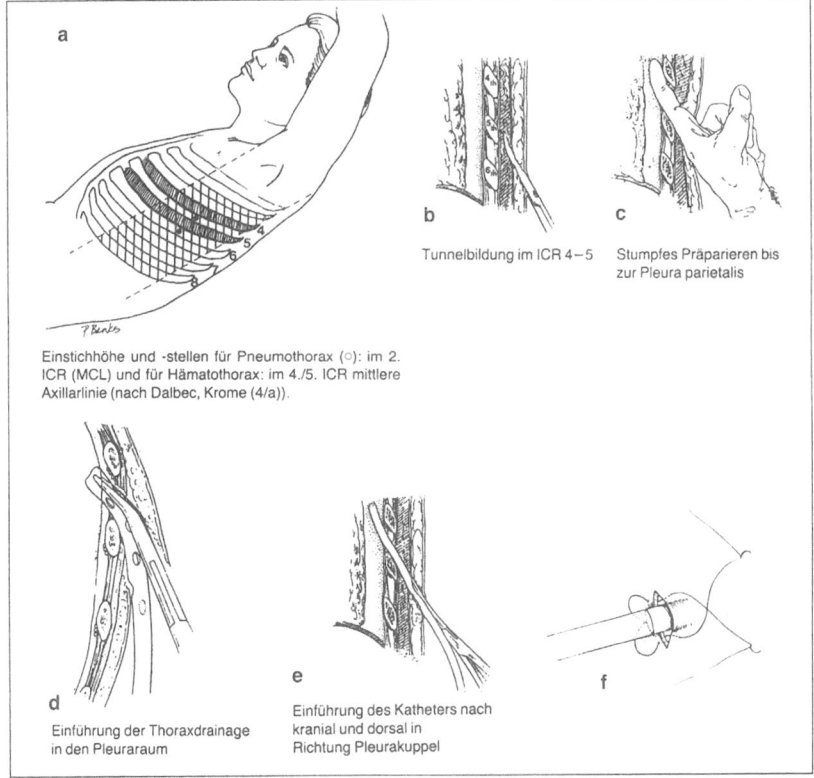

Einstichhöhe und -stellen für Pneumothorax (○): im 2. ICR (MCL) und für Hämatothorax: im 4./5. ICR mittlere Axillarlinie (nach Dalbec, Krome (4/a)).

b Tunnelbildung im ICR 4–5
c Stumpfes Präparieren bis zur Pleura parietalis
d Einführung der Thoraxdrainage in den Pleuraraum
e Einführung des Katheters nach kranial und dorsal in Richtung Pleurakuppel
f

Abb. 16. Technik der geschlossenen Thoraxdrainage

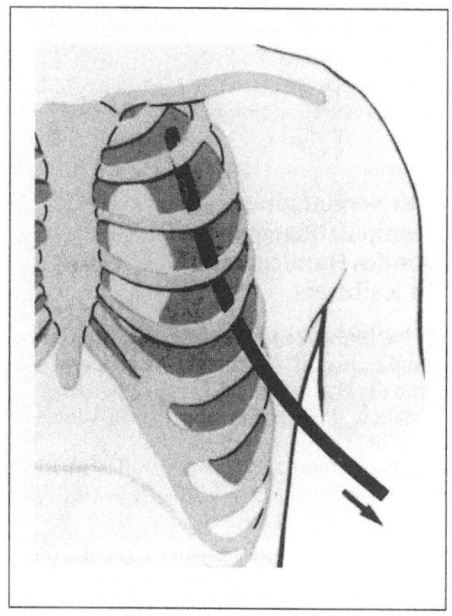

Abb. 17. Bülau-Drainage [4]

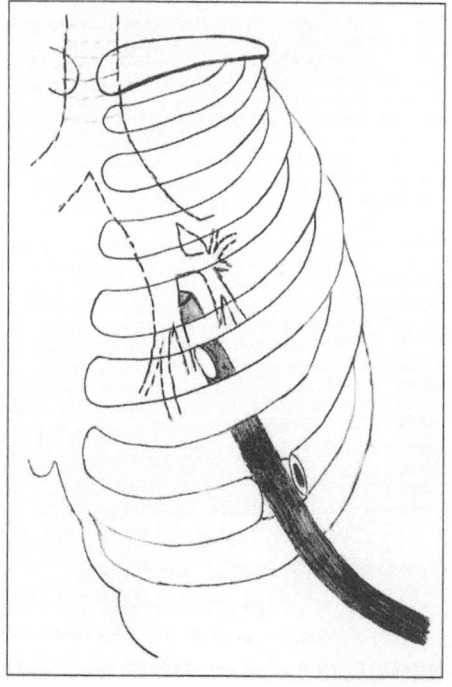

Abb. 18. Graf-Heller-Drainage

nie, in Mamillenhöhe, nie unter dem **4 Intercostalraum** positioniert (Gefahr, in den Abdominalbereich zu kommen).
2. Intraoperativ gelegte Drains können überall ausgeleitet werden. Der Abstand zum Sternumrand sollte mindestens 3 Querfinger breit sein, da sonst die Gefahr einer Verletzung der Arteria thoracica interna besteht.

Der Hautschnitt ist großzügig und quer mindestens 3 cm lang zu wählen. Zögern auch in die Muskelfaszie zu schneiden, ist hier fehl am Platz. Durch die Subkutis und Muskulatur am oberen Rand der Rippe verbleibend, stößt man mit drehenden Bewegungen des **Zeigefingers** der linken Hand, unterstützt von einer entlang des Fingers geführten, intermittierend gespreizten **Kocher-Klemme**, durch die Pleura parietalis vor. Rund um das Pleuraloch fühlt der Finger Frakturspieße, blasende Parenchymverletzungen oder allfällige Verwachsungen mit der Thoraxwand. Die Kocher-Klemme faßt nun die Spitze des Drains, und unter langsamem vorschieben des Drains sowie gleichzeitigem Zurückziehen des Fingers wird das Drain zwischen Pleura parietalis und Pleura visceralis (Pleura-Spalt) positioniert. Die Hautinzision wird möglichst **luftdicht zugenäht** und **steril verbunden**. Die Drainage wird mit einer **Naht an der Haut fixiert**. Die korrekte Lage wird mittels einer Thoraxaufnahme überprüft [5].

Eine Sonderform für den Zugang der Thoraxdrainage stellt die **Graf-Heller-Drainage** dar. Wenn die Interkostalräume des Patienten zu knapp bemessen sind, so daß kein Thoraxdrain hindurchgeht, wird ein Teil der **Rippe** und der **Pleura parietalis** entfernt und durch diese Öffnung die Drainage hindurchgeleitet.

6.4. Fördermengen

Qualität und **Quantität** hängen von dem zugrundeliegenden Krankheitsbild ab:
1. Beim **Pneumothorax** fördert die Drainage anfänglich Luft und nach Ausdehnung der Lunge nichts mehr. Geringe seröse (gelb-klare) Sekretverluste von ca. 100–200 ml täglich sind normal und durch den **Fremdkörperreiz** der Drainage bedingt.
2. Beim **Hämatothorax** können sich nach Legung der Drainage primär erhebliche Blutmengen entleeren (1–2 Liter). Diese sind dem Kreislauf entzogen (innere Blutung) und müssen durch Transfusionen ersetzt werden (Schockgefahr). Fördert die Drainage danach kein Blut mehr und stabilisieren sich die Kreislaufparameter des Patienten, so hat sich die Blutungsstelle wahrscheinlich spontan verschlossen. An-

haltend größere Blutverluste sprechen für eine fortdauernde Blutung, und die Indikation für eine Thorakotomie ist gegeben.
3. Beim **Pleuraerguß** ist die entleerte Menge der Drainage abhängig vom Ausmaß des Ergusses. In den Folgetagen fördert die Drainage meist nur geringe Mengen.
4. Beim **Pleuraempyem** kann die anfänglich abgeleitete Eitermenge ebenfalls 1–2 Liter betragen. In der Folgezeit reduziert sich die abgeleitete Menge in Abhängigkeit vom Krankheitsverlauf [4].

6.5. Liegedauer

1. Beim reinen **Pneumothorax** kann die Drainage nach 3–5 Tagen gezogen werden, falls die Lunge ausgedehnt ist. Dann ist das Pleuraleck üblicherweise verklebt. Vorher und nachher erfolgt eine Röntgenkontrolle des Thorax, um die komplette Entfaltung der Lunge zu objektivieren.
2. Beim **Hämatothorax, Pleuraerguß** oder **Pleuraempyem** bleibt die Drainage liegen, bis sie keine nennenswerte Menge mehr fördert **(unter ca. 100 ml/Tag)**. Danach hat die Drainage keine Funktion mehr und stellt nur noch eine Gefahrenquelle für den Patienten dar.

6.6. Arten der Drainagesysteme

1. Ein-Flaschen-System

Das Ein-Flaschen-System funktioniert nach dem Prinzip der Schwerkraft (es wird also nicht aktiv gesaugt!). Die Spitze des langen Glasröhrchens befindet sich 2 cm unter der Wasseroberfläche. Wenn der

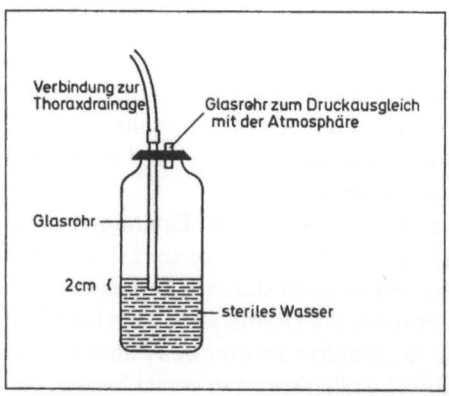

Abb. 19. Ein-Flaschen-System [6]

pos. Druck im Pleuraraum 2 cm H₂O übersteigt, treten Luft und/oder Flüssigkeit in die Flasche über. Funktioniert das System regelkonform so „spielt" die Wassersäule in dem langen Röhrchen. Während der Inspiration steigt sie, während der Exspiration sinkt die Säule [1].

Sog an der zentralen Vakuumanlage

Der Sog an der zentralen Vakuumanlage (50–100 mbar!) wird auf die jeweils eingestellte Sogleistung des Steigrohres **12 cm Wassersäule** in der Sogkontrollflasche/Reduzierflasche reduziert. Durch das Anschließen an den Sog beginnt das sogenannte **Wasserspiel**. Das Wasser beginnt zu wallen/blubbern! (Das Wasser sollte nur leicht wallen.)

2. Zwei-Flaschen-System

Es besteht aus Drainageflasche und Sogkontrollflasche [1].
- Die **Drainageflasche** sammelt die drainierte Flüssigkeit.
- Die **Sogkontrollflasche** bestimmt durch die Höhe des Wasserspiegels den Sog. Befindet sich die Spitze des Rohres 12 cm unter der Wasseroberfläche, so bedeutet dies, daß mit 12 cm H₂O gesaugt wird. Diese Flasche wird über einen starken Schlauch an die zentrale Vakuumanlage angeschlossen.

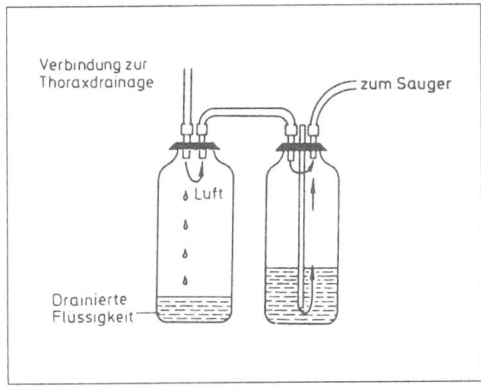

Abb. 20. Zwei-Flaschen-System (modifiziert nach Bushnell) [6]

3. Drei-Flaschen-System

Das Drei-Flaschen-System besteht aus Drainage-, Wasserschloß- und Sogkontrollflasche.

- Die **Drainageflasche** sammelt die drainierte Flüssigkeit.
- Die zweite Flasche bildet ein Wasserschloß, dessen Wasseroberfläche stets 2 cm über der Spitze des Rohres liegen sollte.
- Die **Sogkontrollflasche** bestimmt durch die Höhe des Wasserspiegels den Sog [1].

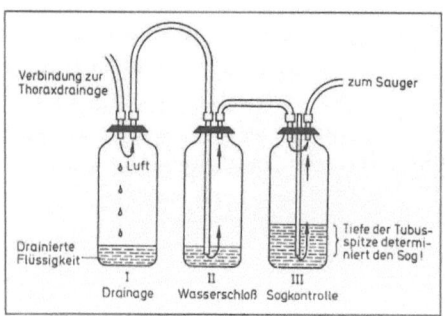

Abb. 21. Drei-Flaschen-System

4. Ein-Flaschen-System mit *Heimlich*-Ventil

Diese Flasche fungiert als Drainflasche, so daß bei ansteigendem Druck die intrapleurale Flüssigkeit und Luft in die Flasche entweichen kann. Die Verbindung zur Raumluft stellt ein Ventil nach *Heimlich* dar, welches Luft in den Raum entweichen läßt, aber keine Luft angesaugt werden kann (Pneumothorax).

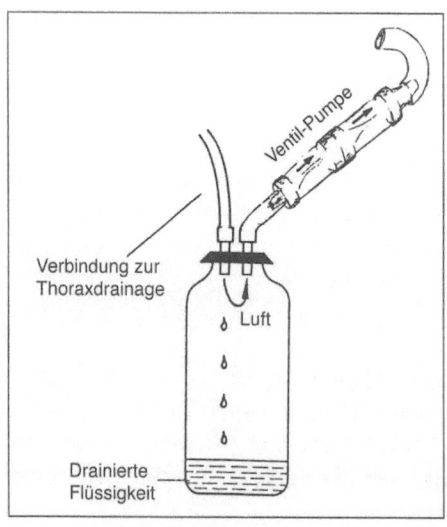

Abb. 22. Ein-Flaschen-System mit Heimlichventil (modifiziert nach Bushnell) [6]

6.7. Richtlinien zur Pflege und Überwachung von Patienten mit Thoraxdrainage

1. Tägliche Pflege der **Draineinstichstellen**
   - Desinfektion
   - evtl. mit Salbe
   - Gaze
   - Klebestreifen verbinden
2. Auf die **Durchgängigkeit der Drainageschläuche** ist zu achten, deshalb müssen diese regelmäßig:
   - geklopft
   - geknetet
   - gemolken
   - ausgestreift
   - und gequetscht werden
3. Die Drainschläuche sollten am Körper entlang abwärts gelegt werden, um direkten Zug an der Einstichstelle zu vermeiden und einen ungehinderten Sekretabfluß zu gewährleisten.
4. Der **Wasserstand** der Sogkontrollflasche/Reduzierflasche muß in regelmäßigen Abständen kontrolliert werden. Da durch das Wasserspiel sehr viel Flüssigkeit verdunstet, muß dieses bei Bedarf ersetzt werden.
5. Die **Drainflaschen** werden in **24stündigem Intervall** gewechselt oder je nach Bedarf, wobei die Fördermenge mit einem Stift auf der Drainflasche markiert wird.
6. Die **Förderungen** der Drainage werden **beobachtet** und **dokumentiert** in bezug auf
   - Aussehen
   - Konsistenz
   - Menge
7. In den ersten **7 Tagen** sollte auf die Drainage **kein zwischenzeitiger Maximalsog** ausgeübt werden, da sich die Drainspitze am Lungengewebe ansaugen kann und dadurch eine Gewebeschädigung möglich ist. Der Maximalsog kann nach etwa 1 Woche ausgeübt werden, da sich dann bereits eine **Fibrinschicht** an der Drainspitze gebildet hat.
8. Ein Drain kann auf den Zwischenrippennerv drücken und Angina pectoris-ähnliche Schmerzen verursachen. Deshalb sollte das Drain so positioniert werden, daß es nicht mehr schmerzt. (Wenn ein Patient ständig auf die Draineinstichstelle verweist, sollte man diese Möglichkeit bedenken.)

9. Bei Anlegen der Drainage ist auf gute Fixation zu achten, sodaß kein Abknicken oder unnötiger Zug am System entsteht.
10. **Die feste, sichere Verbindung aller Anschlüsse** muß gewährleistet sein. Die Gummipfropfen auf den Flaschen sind auf **dichten Sitz** zu prüfen!
11. Die Thoraxdrainageschläuche sollten so lange sein, daß man den Patienten mühelos **auf die Seite drehen, aufsetzen** oder **mobilisieren** kann.
12. Bei Diskonnektion innerhalb des Systems oder bei Zerbrechen von Flaschen ist die Thoraxdrainage mit einer kräftigen Klemme, die stets vorhanden sein muß, abzuklemmen. Die Klemmzeit sollte möglichst kurz gehalten werden.
13. Das Flaschensystem muß unter Thoraxniveau auf einem **speziellen Wagen** plaziert werden, um ein Zurückfließen der Flüssigkeit zu vermeiden!
14. Für die fortlaufende Handhabung und Pflege der Drainage benötigt man:
    - 1 Thoraxdrainagewagen
    - 1 Rolle fest haftendes Pflaster (25 mm)
    - je Drain ⇒ 2 Klemmen
    - einen starken Schlauch für die Verbindung zur zentralen Vakuumanlage
15. An den Thoraxschläuchen werden je 2 Stellen in einem Abstand von etwa 10 bis 15 cm mit einem Pflasterstreifen umwickelt. Die **Drainklemmung** wird **nur an diesen Stellen** vorgenommen.

6.8. Wann wird ein Drain geklemmt?

1. Wenn der Patient nicht ausreichend beatmet wird, d.h. die Respiratorfrequenz muß über **6/min** betragen
2. Bei jedem spontan atmenden Patienten
3. Drainentfernung
4. Sekretflaschenwechsel
5. Bei jeglicher Manipulation am Drainagesystem
6. Es muß allerdings erwähnt werden, daß geteilte Meinungen über die Drainklemmung vorliegen. Es wird auch noch die Meinung vertreten, daß eine Peep-Atmung/Beatmung ausreicht, um ein Drain nicht zu klemmen.

6.9. Transport eines Patienten mit Drainage

1. Das Transportregime erfolgt auf stationsübliche Vorgehensweise
2. Transport mit einem mobilen Motorsauger
3. Transport mit einem Heimlich-Ventil
4. Transport mit abgeklemmter Drainage
5. Ein Schwenken der Drainageflaschen sollte vermieden werden, da sonst Flüssigkeit aus den Flaschen in den Motorsauger gelangt

6.10. Setzen eines Thoraxdrains

1. Information des Patienten
2. Lagerung des Patienten. In der Regel wird der Patient in sitzender Position gelagert, bei der unteren Drainage mit erhöhtem Oberkörper. Eventuell kann der Patient auf die nicht betroffene Seite gelagert werden
3. Analgosedierung des Patienten durch einen Arzt
4. Die weiteren Schritte werden vom Arzt und dem mitgebrachten Operationsteam durchgeführt
5. Vorbereiten des Saugdrainagewagens und der dazugehörigen Utensilien (1 Quetsche, 1 Rolle fest haftendes Pflaster, pro Drain 2 Klemmen, 1 starker Schlauch zum Anschluß an die Vakuumanlage)
6. Verbindung zwischen Reduzierflasche und Sog herstellen
7. Danach Verbinden der Einstichstelle
8. Erhöhte Lagerung des Oberkörpers des Patienten
9. Thoraxröntgen durchführen

6.11. Entfernen eines Thoraxdrains

Wann wird ein Drain entfernt?

- nach Röntgenbild
- wenn keine Luft mehr über die Drainage kommt
- die Sekretmenge unter 100/ml in 24 Stunden liegt
- evtl. 24 Stunden eine Probeklemmung durchführen; danach muß das Röntgenbild in Ordnung sein

Vorbereitung

- Handschuhe
- Desinfektionsmittel, meist Betaisodona-Lösung®

- Stitchcutter®
- Tupfer/Gaze 10 x 10 cm
- Kugeltupfer/Gaze
- Pinzette
- Betaisodona-Wund-Gel®
- 2 Streifen Porelast® (10 cm Breite) von ca. 11–13 cm Länge oder ein anderes luftundurchlässiges Verbandmaterial
- 3 Streifen braunes Pflaster (Leukoplast® 5cm Breite) von ca. 12–15 cm Länge oder ein Streifen Mepore®, der über das andere Klebematerial hinaus geklebt werden soll
- **Tabakbeutelnaht**

Nahtmaterial	Schere
Nadelhalter	Kugeltupfer und Klebematerial
Pinzette	sterile Kompresse
Analgetikum i.v.	oder Lokalanästhetikum

Diese Form findet Anwendung, wenn der Patient einen sehr schlechten Hautzustand aufweist und eine Pflasterfixierung nicht möglich ist (Verbrennungen, Spannungsblasen der Haut etc.).

Durchführung

- Patient informieren
- Lagerung des Patienten
- Vorbereitungen: Öffnen des 10 x 10 Tupfers ⇒ Aufbringen von Betaisodona-Wund-Gel® in der Mitte des Tupfers ⇒ darauf wird mit einer Pinzette ein Kugeltupfer gelegt und darüber wieder Betaisodona-Wund-Gel® aufgebracht ⇒ oben genannte Pflasterstreifen
- Entfernen des Verbandes
- Gaze zur Desinfektion der Einstichstelle vorbereiten
- **Tabakbeutelnaht:** sterile Ablagefläche vorbereiten wo Nahtmaterial, Schere, Nadelhalter, Pinzette abgelegt werden

Durch den Arzt
- Desinfektion der Einstichstelle mit sterilen Handschuhen
- Entfernung der Naht mit dem Stitchcutter®
- Der Arzt nimmt jetzt den vorbereiteten Tupfer in die linke Hand, unter Ausatmen des Patienten wird mit der rechten Hand das Drain entfernt und sofort der Tupfer auf die Wunde aufgebracht. Ausatmen oder Sprechen = Exspiration = niedriger Unterdruck = niedriges Vakuum (= Vasalva-Versuch)
- Die Pflegeperson klebt über den Tupfer dachziegelartig die beiden Streifen z. B. des Porelast® und darüber wieder dachziegelartig die 3 Streifen braunes Pflaster!

- Evtl. Versand der Drainspitze an die Bakteriologie
- Versorgung der Reduzierflasche und der restlichen Utensilien
- Der Verband verbleibt in der Regel 48 Stunden (Verband mit dem Entfernungsdatum versehen)
- **Tabakbeutelnaht:**
  - Entfernung des Verbandes
  - Verabreichung des Analgetikums
  - Desinfektion der Einstichstelle
  - Lösen der Naht mit einem Stitchcutter®
  - Nun wird das Nahtmaterial in einer bestimmten Weise um das Drain eingebracht
  - Die assistierende Pflegeperson zieht schnell den Drainageschlauch heraus, und der Arzt zieht gleichzeitig die Naht kräftig zusammen und knotet das Nahtmaterial
  - Anbringung eines leichten Verbandes mit Kugeltupfer und Klebematerial
  - Eventuelles Kontrollröntgen am selben oder am nächsten Tag durchführen (laut Arztanordnung!)

*

Literatur

[1] Niemer M et al. (1992) Datenbuch der Intensivmedizin, 3. Aufl. G. Fischer, Stuttgart Jena New York, S 242–248
[2] Steinbereithner K, Bergmann H (1984) Intensiv-station, -pflege, -therapie, 2. Aufl. Thieme, Stuttgart New York, S 152
[3] Faller A (1995) Der Körper des Menschen, 12. Aufl. Springer, Wien New York
[4] Paetz B, Benzinger-König B (1994) Chirurgie für Krankenpflegeberufe, 18. Aufl. Thieme, Stuttgart New York. Abb. 2.6., S 41–45
[5] Friehs GB, Smolle-Jüttner FM (1993) Thoraxchirurgie und Hyperbare Chirurgie, Intensivpflege in der Thoraxchirurgie 1993. Universitätsklinik für Chirurgie, Klinikum Graz
[6] Lit. [1], Abb. 4-65, 4-66, S 245
[7] Lit. [6], Abb. 4-62 (A–F), S 243

7. Bronchoskopie

In der Regel wird die Bronchoskopie mit dem **flexiblen Fiberoptikbronchoskop** durchgeführt, seltener mit dem starren Bronchoskop.

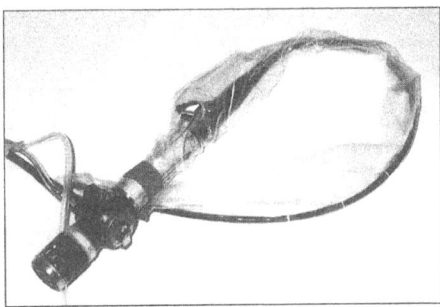

Abb. 23. Flexibles Fiberoptikbronchoskop

7.1. Wozu dient die Bronchoskopie?

- Freihalten der Atemwege
- Infektionsprophylaxe
- Verbesserung der Lungenfunktion
- Diagnostik (bei fraglicher endotrachealer Läsion, Hämoptoe, chron. Husten)
- Therapie (Bronchialtoilette, schwierige Intubation etc.)
- evtl. Kontrolle der Tubuslage

7.2. Was wird für die Bronchoskopie benötigt?

- Bronchoskop und Lichtquelle
- Vakuumanschluß

- Sauerstoffanschluß, oder der Patient wird an der Beatmungsmaschine bronchoskopiert
- Sterile Handschuhe
- Sterile Abdecktücher
- Xylocain®-Spray
- Silikonspray? (fragliche pneumotoxische Wirkung)
- Spüllösung zur Lavage (NACL oder NACL mit Betaisodona®-Lösung verdünnt)
- Eventuell Sedierungsmittel (z. B. Diprivan®)
- Eventuell Atropin-Sulfuricum® **(Vagusreiz)**
- Aqua dest. (Spüllösung)
- Alkohol
- Zwischenstück zur Bronchoskopie am Respirator
- Eventuell Mucolytica
- Eventuell Sekretauffangbehälter für die Hygiene
- Spezielle Instrumente für Biopsien
- Nicht intubierte Patienten müssen nüchtern sein
- Beißring

7.3. Durchführung

- Patient informieren
- Eventuelle Sedierung des Patienten
- Bronchoskop mit Sauerstoff- und Vakuumanschluß verbinden
- Eventuell Atropin-Sulfuricum® vorspritzen
- Bei **nicht intubierten Patienten** eventuell kurzzeitiges Einbringen eines Tubus oder Beißringes
- Xylocain®-Spray in den Rachen des Patienten sprühen
- Beginn der Bronchoskopie
- Achten auf die Herzfrequenz **(Vagusreiz)** und die Sauerstoffsättigung
- Nach Beendigung der Bronchoskopie ist auf eine ausreichende **Spontanatmung** zu achten
- Bei **intubierten Patienten** gibt es zwei Arten der Bronchoskopie:
  - bei laufender Beatmung mit einem speziellen Zwischenstück
  - mit Diskonnektion vom Respirator
- Beginn der Bronchoskopie
- Manuelle Fixierung des Tubus während der Bronchoskopie
- Achten auf die Herzfrequenz **(Vagusreiz)** und die Sauerstoffsättigung
- Abnahme einer Broncho-Alveolären-Lavage (BAL)

- Evtl. gezielte Surfactantsubstitution
- Evtl. Blähung mit Ambu-Beutel oder Argon
- Nach Beendigung der Bronchoskopie Konnektion an die Beatmungsmaschine ein kurzzeitiges Erhöhen des FIO_2 kann erforderlich sein

7.4. Komplikationen der Bronchoskopie

- Bradycardie und Asystolie (Vagusreiz)
- Hypoxie
- Perforationen [1]

7.5. Kontraindikationen für die Bronchoskopie

- Instabile Angina pectoris
- Niedrige Sauerstoffsättigung trotz hoher O_2-Zufuhr
- Ungünstige Relation zwischen Außendurchmesser des Fiberendoskops und dem Lumen der Trachea
- Evtl. unkooperativer Patient [1]

*

Literatur

[1] Niemer M et al. (1992) Datenbuch der Intensivmedizin, 3. Aufl. G. Fischer, Stuttgart Jena New York, S 242–248
[2] Steinbereithner K, Bergmann H (1984) Intensiv-station, -pflege, -therapie, 2. Aufl. Thieme, Stuttgart New York, S 152

8. Verbrennungen

Besonders die Pflege der Verbrennungspatienten fordert die gesamte Palette unserer Geduld und unseres Einfühlungsvermögens. Wichtig dabei ist ein einheitliches und konsequentes Vorgehen des gesamten Pflegeteams.

Nicht immer werden die Brandverletzten in Spezialkliniken gebracht, das heißt, daß auch Pflegepersonen aus verschiedenen Bereichen (Unfallstationen, Intensivstationen etc.) in der Lage sein müssen, Brandverletzte und an der Verbrennungskrankheit Leidende unter sterilen und aseptischen Bedingungen effektiv und erfolgreich zu pflegen. Der Brandverletzte hat nicht nur eine Schädigung der Haut, sondern des gesamten Organismus, wenn er eingeliefert wird. Der Schwerverbrannte ist in seinem Immunsystem stark beeinträchtigt und ist dadurch sehr infektgefährdet. Ihn so weit wie möglich **vor Erregern** zu **schützen,** ist eine **Hauptaufgabe** der Pflege. Die gesamte Behandlungs- und Pflegepalette muß nach einem gemeinsamen Konzept erfolgen. *„Brandverletzte sind nicht immer Intensivpatienten, aber sie sind immer Intensivpflegepatienten"* (Zitat von Grabosch und Grünnewig: Die Pflege des Brandverletzten). Das Pflegepersonal trägt eine sehr hohe Verantwortung bei der Oberflächenbehandlung und ist zuständig für die Einhaltung der hohen Hygieneanforderungen. Das Pflegepersonal ist auch Ansprechpartner des Patienten in bezug auf Unfallschock, Schmerzen, Äußerlichkeiten, familiäre Probleme, Zukunftsaussichten etc. [16].

8.1. Definition

Unter dem **Syn. Combustio/Verbrennung** versteht man eine Gewebeschädigung durch Hitzeeinwirkung. Diese kann durch direkten Kontakt (heißer Gegenstand, Flamme) oder durch Hitzestrahlung entstehen. Das Ausmaß der thermischen Schädigung wird durch die physikalischen Größen Temperatur und Einwirkungsdauer beeinflußt. Neben der thermischen Hautschädigung (Brandwunde) können bei ausgedehnten Verbrennungen durch Eiweißzerfallsprodukte (Verbrennungstoxine) schwerste Allgemeinschäden hervorgerufen werden **(Verbrennungskrankheit)** [8].

8.2. Allgemeines

Die Haut ist flächenmäßig mit ca. 1,8 m² beim Erwachsenen das größte Organ. Die Einteilung erfolgt in 3 Schichten, in **Epidermis, Corium und Subcutis.** Die Haut ist die Grenze des Körpers zur Umwelt. Wird sie über einen kritischen Wert hinaus erhitzt, kommt es zur Verbrennung des Gewebes. Der Grad der Verbrennung richtet sich im wesentlichen nach der Höhe der Temperatur und Dauer der Einwirkung. Die Haut ist mit einer Dicke von 0,5 mm (Augenlider) bis 4 mm (Rücken) und einem Wassergehalt von 70% ein guter Isolator. Bei einer Temperatur von 250°C an der Oberfläche herrschen nach 10 Sekunden in einer Tiefe von 0,5 mm schon 100°C und in einer Tiefe von 2 mm noch über 50°C. Auch über **Blutgefäße** wird die Wärme abtransportiert, speziell über den subepidermalen Gefäßplexus, und führt dadurch zur Schädigung dieser Gefäße [7], [4].

Kochendes Wasser	100°C
Heißes Öl	200°C
Flamme der Kerze	1200°C
Explosion	1500–2000°C

Die thermische Schädigung führt zu einer unterschiedlich tiefen Nekrose der Hautschichten. Man spricht dabei von sogenannten **Verbrennungszonen:**

- *Zone 1:* Zone der **Koagulationsnekrose** = Verbrennungszone ohne Durchblutung, die am längsten Kontakt hatte. Sie ist umgeben von
- *Zone 2:* Zone der **Stase.** Dieser Bereich verhält sich bezüglich der Lebensfähigkeit dynamisch, d.h., daß es nach 48 Stunden entschieden ist, ob das Gewebe vital bleibt.
- *Zone 3:* Zone der **Hyperämie.** Hier ist die Gewebeschädigung relativ gering, nach 7–10 Tagen tritt eine Restitution ein. Wenn die Koagulationszone auf das Niveau oberhalb der Hautanhangsgebilde begrenzt bleibt, besteht die Möglichkeit der Spontanheilung. Drittgradige Verbrennungen können nicht ohne Defekt abheilen [1]. Die primär keimarmen Wundflächen bieten Nährboden für verschiedenste Keime.

8.3. Beurteilung der Verbrennungen

Nach Ausdehnung

Die Ausdehnung der Verbrennungen wird in % der Körperoberfläche ausgedrückt. **Neunerregel nach Wallace:** Kopf, Hals sowie Arme sind jeweils 9%, die übrigen Flächen wie Beine, Rücken, Rumpfvorderseite und Rumpfrückseite haben die doppelte Fläche mit 18%, der Genitalbereich wird mit 1% berechnet [8].

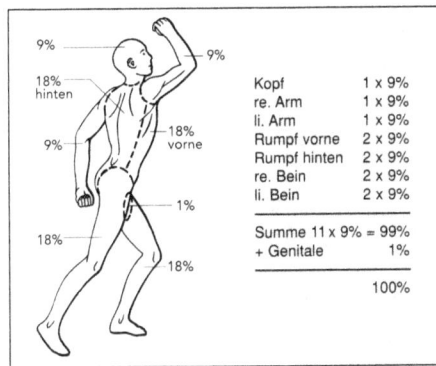

Abb. 24. Neunerregel nach Wallace [28]

Nach Tiefe

1. Verbrennungen 1. Grades/Combustio erythematosa

- diffuse Rötung
- Schwellung des betroffenen Hautbezirks [1], [2]

2. Verbrennungen 2. Grades/Combustio bullosa

Verbrennungen zweiten Grades werden wie folgt unterteilt:
a) Die oberflächlich zweitgradige Verbrennung führt nur zu einer Zerstörung der oberflächlichen Coriumschichten, die Anhangsgebilde bleiben erhalten:
  - Rötung, die wegdrückbar ist, und Schwellung
  - Blasenbildung
  - Wundgrund naß
  - Haare und Nägel halten
  - blutend auf alle Nadelstiche
  - schmerzhaft auf Berührung

b) Hier bleiben lediglich die tiefliegenden Teile des Coriums und der Hautanhangsgebilde erhalten:
- Rötung knapp wegdrückbar
- Konsistenz erhöht
- Haare halten noch knapp und Nägel fest
- Schmerzempfindung ist herabgesetzt
- keine Blutung auf Nadelstiche [1], [2]

3. Verbrennungen 3. Grades/Combustio escharotica

- Zerstörung der Epidermis, Kutis und Unterhaut, auch der darunterliegenden Gewebeschichten; charakteristisch sind lederartige, weiße bis gelbbraune, trockene Nekrosen; hinterläßt Narben, die zu Keloiden (Narben) und Gelenkkontrakturen führen können und in denen sich später zuweilen Spinalinome (Plattenepithelkrebs) bilden
- Wundgrund meist weißlich
- Haare und Nägel fallen aus
- Schmerzempfindung fehlt
- Nadelstiche sind knapp spürbar
- blutet auf tiefe perkutane Stiche [1], [2]

Zwischen Verbrennung 2. und 3. Grades kann nicht immer streng differenziert werden. Übergänge sind möglich. Analgetische Gewebsteile (Prüfung) sprechen für eine Verbrennung 3. Grades! [1]

Methodiken zur Abschätzung der Verbrennungstiefe

- Prüfung der Analgesie
- Glasspatelprobe (Hautdurchblutung bei Schweregrad 3)
- Vitalfärbung mit Disulfinblau oder Tetrazyklinen eignen sich nicht (fehlende Grenzabstimmung)
- Thermographie: ungenau wegen lokaler Abkühlung durch Verdunstungswärme
- Fluoreszin-Probe (die gängigste Methode)
- Ultraschall, Laserstrahl, Dopplersonographie [1]

Die Definition des **4. Verbrennungsgrades** zur Kennzeichnung der Zerstörung von unter der Haut und Subcutis liegendem Gewebe ist heute allgemein nicht mehr üblich, soll aber aus Vollständigkeitsgründen noch genannt werden.

4. Verbrennungen 4. Grades/Verkohlung

- Verkohlung/Karbonisation; bei Beteiligung höchstens einer Extremität ist deren Amputation indiziert, meist tritt nach Unfällen mit

Verkohlung rasch der Tod ein; sind mehr als 15% der Körperoberfläche betroffen, so besteht die Gefahr des Verbrennungsschocks
- Haare und Nägel fallen aus
- jede Schmerzempfindung fehlt
- Nadelstiche sind nicht spürbar
- nicht blutend auf tiefe Stiche [1], [2]

Tabelle 4. Verbrennungswunden. Charakteristika und Therapie der 3 Schweregrade [6]

Tiefengrad	Aussehen	Hautanhangs-gebilde	Schmerzempfindlichkeit (Nadelstich)	Therapie	Heilungsdauer	Narbenbildung
1. Grad	Rötung	erhalten	sehr schmerzhaft	– kalt spülen – Verband	1 Woche (Spontanheilung)	keine
2. Grad	Blasen	teilweise erhalten	schmerzhaft	– kalt spülen – Blasen abtragen – Verband	2 Wochen	gering
3. Grad	Nekrose (braunschwarzer Schorf)	zerstört	kein Schmerz (Analgesie)	– kalt spülen – Verband – Trockenbehandlung – Nekrektomie	über 2 Wochen	ausgedehnt (Schrumpfung oder Keloid)

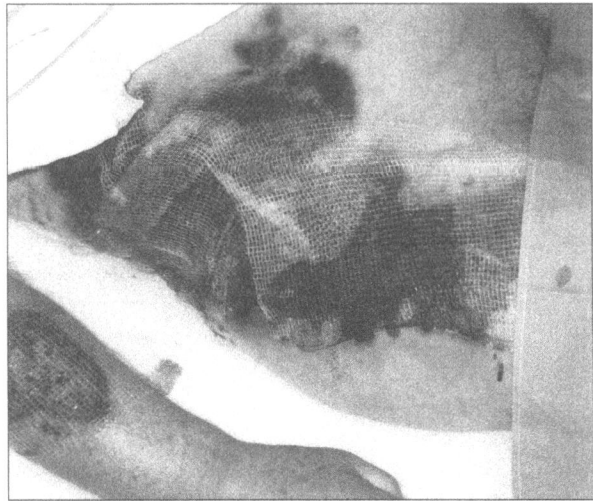

Abb. 25. Verbrennungsgrade 1–3

8.4. Ursachen

Neben der Art der Hitzeeinwirkung wird die Intensität einer Schädigung von der in der Zeiteinheit zugeführten Wärmemenge bestimmt (= Höhe und Einwirkungsdauer der Temperatur).

Elektrische Einflüsse

Man beobachtet typische Strommarken – die Ein- und Austrittsstellen – denn besonders dort entstehen sehr hohe Temperaturen. Der Strom bevorzugt Muskeln (Myocard) und Gefäße wegen ihrer hohen Leitfähigkeit. Die Ausdehnung der Schädigung ist abhängig von Stärke, Dauer, Art und Weg des elektrischen Stroms sowie Leitfähigkeit des Gewebes. Typisch sind kleine Eintrittsstellen mit tiefer, alle Schichten durchsetzender Nekrose (Spitze des Eisberges), die sich in die Tiefe ausbreitet, mit zusätzlicher Myoglobinurie. Weiters ist mit Herzrhythmusstörungen bis Herzstillstand zu rechnen (Wechselstrom ist gefährlicher als Gleichstrom) [1].

Thermische Einflüsse

45–80% sind *Verbrühungen (Scalds):* durch heißes Wasser, Dampf oder Öl.
15–20% sind *Kontaktverbrennungen:* darunter versteht man solche durch heiße feste Stoffe und heiße geschmolzene Metalle oder Asphalt.
15–20% sind *Flammenverbrennungen (Flame burns)* bei 2000 bis 3500°C bzw. *Blitzverbrennungen (Flash burns)* [1].

Chemische Einflüsse

Verätzungen durch Chemikalien. Kolliquationsnekrose durch Verätzung (direkte chem. Wirkung und Wärmeentwicklung während der chem. Reaktion). Laugen: Durch Wasserentzug, Fettverseifung und Wärme entsteht die sehr schmerzhafte Kolliquationsnekrose. Säure: Durch Wasserentzug, sowie Gerinnung von Eiweiß entsteht typisch gefärbter Schorf [1].

Energiereiche Strahlung

Z.B. UV-Strahlen und Reaktorunfälle. Das Ausmaß einer Verbrennung ist abhängig von: Temperatur, chemischer Aggressivität, Stromstärke und Strahlungsintensität sowie Einwirkungsdauer und Gewebeleitfähigkeit. UV-Strahlung: Histaminfreisetzung, Rötung evtl. Blasenbildung (Sonnenbrand) [1].

8.5. Erste Hilfe

Allgemeines

Die erste Handlung nach einer Verbrennung muß das blitzartige Abkühlen der verbrannten Partien sein. Kaltes Wasser ist fast überall vorhanden, sofort greifbar und leitet die Wärme gut ab. Wasser löscht die Flammen, entfernt Chemikalien und kann nur in der Nähe stromführender elektrischer Leitungen nicht verwendet werden.

Alternativlösungen

- Ersticken des Feuers mit Mantel, Jacken, Decken, Vorhang etc.
- Absprühen mit einem Feuerlöscher
- Durch Rollen am Boden
- Einwickeln in einen Teppich

1. Noxe ausschalten

Der Verletzte soll sofort aus der Gefahrenzone entfernt werden (Ausschalten der Wärmequelle). Hat die Kleidung des Opfers Feuer gefangen, ist der Patient sofort in Horizontallage zu bringen, um Verbrennungen am Hals, Gesicht und vor allem ein **Inhalationstrauma** (mit heißen Flammen bzw. Gasen) zu vermeiden, und die Flammen sind zu ersticken [7].

2. Sofortkühlung

Anschließend erfolgt das Abkühlen mit kaltem Wasser. Die Abkühlung wird 10 bis 15 Minuten weitergeführt durch Auflegen kalter, oft gewechselter, feuchter Kompressen, weiters durch kaltes Abduschen, durch Untertauchen von Hand oder Fuß in ein Becken mit kaltem Wasser (die Keimkontaminationsgefahr ist durch das Wasser sehr gering). Zusätzlich achtet man darauf, daß der Patient nicht allgemein abgekühlt wird, und wärmt die nichtverbrannten Körperpartien an (Einwickeln in Decken). Eine Fehleinschätzung des Traumas, eine Verzögerung oder gar Unterlassung der Sofortmaßnahmen kann für den weiteren Verlauf der Verbrennungskrankheit schwerwiegende Folgen haben [7].

Wie lange soll gekühlt werden?
Im allgemeinen bis zur Schmerzfreiheit. Die Körpertemperatur sollte nicht unter 36°C abkühlen [7]. Der Beginn der Kaltwasserbehandlung sollte so schnell wie möglich einsetzen, ist aber auch noch nach einem Intervall von 30–45 Minuten sinnvoll! Vorteile: Kühlung schafft Schmerzfreiheit, Begrenzung der Nekroseausdehnung, der Ödembildung und der Toxineinschwemmung, sowie die Abkürzung der Schockphase. Achtung bei Eis oder eiskalten Verbänden = Kältetrauma! [1].

> Cave! Bei sehr ausgedehnten Verbrennungen, kleinen Kindern und niederen Außentemperaturen besteht die Gefahr einer **Unterkühlung**.

3. Bekleidung entfernen

Die Kleider sind nach dem Ablöschen zu entfernen, und die Kaltwasserbehandlung ist zu wiederholen.

4. Orientierende Abschätzung des Schadensausmaßes

1. Ausmaß der Verbrennungen
2. Begleitverletzungen:
   - Frakturen
   - Augenverletzungen durch Stichflamme
   - Trommelfellverletzungen durch Explosionen
   - Inhalationstrauma
   - CO-Vergiftungen: Zu Rauchgasvergiftungen kommt es vorzugsweise bei Bränden in geschlossenen Räumen, wo zu wenig Sauerstoff für eine vollständige Verbrennung vorhanden ist. Kohlenmonoxyd verbindet sich mit Hämoglobin *200x stärker* als mit Sauerstoff. Der **Patient** ist dabei **rosig! Sofortige Sauerstoffzufuhr** *bei geringstem Verdacht einer CO-Vergiftung. Bei erhöhten Werten wird sogar eine* **hyperbare Oxygenation** *durchgeführt.*

Typische Symptome einer CO-Vergiftung	
10–30% CO-HB	Kopfschmerzen und Schwindel
30–40% CO-HB	Zusätzlich Erbrechen und Sehstörungen
40–50% CO-HB	Bewußtlosigkeit und Kreislaufstörungen
50–60% CO-HB	Krämpfe
> 60% CO-HB	Exitus [7]

5. Schockbekämpfung

a) Beginn des **Flüssigkeitsersatzes** nach Parkland/Baxter
⇒ siehe unter „Erstversorgung am Unfallort".
b) **Schmerzbekämpfung!**

6. Wundflächen steril/sauber abdecken

Die verbrannten Areale werden nach ausreichender Kaltwasserbehandlung in ein steriles/sauberes Tuch oder Alu-Folien gewickelt.

7. Transport

Der Transport in eine entsprechende Klinik sollte so schnell als möglich erfolgen (Hubschrauber).

8. Triage bei Brandkatastrophen

Bei Katastrophen mit vielen Brandverletzten obliegt es dem erstbehandelnden Arzt, die richtige erste Hilfe durchzuführen und weitere Entscheidungen zu treffen. Priorität haben Verletzte, welche die größten Überlebenschancen haben und sofort behandelt werden müssen. Hier kann der **Index nach Bull und Fischer** als Hilfe berücksichtigt werden: Der Prognoseindex berechnet die Überlebenschancen Brandverletzter durch eine Addition von Alter plus verbrannter Körperoberfläche, wobei nach den damaligen Untersuchungen ein Index von über 100 nicht mit dem Leben vereinbar zu sein schien. Heute ist die Überlebenschance in entsprechenden Verbrennungszentren ein wenig besser einzuschätzen. Demnach haben Patienten bei Brandkatastrophen mit einem **„Fischer-Index" von unter „100"** intensive **Erste-Hilfe- und Transportpriorität!** [7].

Kontrolle der Vitalfunktionen!

8.6. Erstversorgung am Unfallort (Notfallversorgung)

Schaffung **großlumiger peripherer Zugänge**, initial evtl. auch durch verbrannte Hautareale. Zentrale Venenzugänge sind nicht erforderlich. Beginn der **Volumentherapie** (Schocktherapie) annäherungsweise nach einer anerkannten Formel:

> Parkland/Baxter 2–4ml x Prozent verbrannter Körperoberläche x Kilogramm Körpergewicht = Ringerlaktatlösung in 24 Stunden

Beachte: Das Infusionsschema kann nur als grober Anhaltspunkt dienen. Flüssigkeitsmodifikationen sind abhängig von [1]:
1. wechselndem Füllungszustand des Gefäßsystems
2. höhergradigen Abweichungen des Wasser- und Elektrolythaushaltes
3. starken Schwankungen des kolloidosmotischen Drucks
4. Nierenfunktionsänderungen
5. kardialer Reserve

Grundvoraussetzung dafür ist die überschlagsmäßige Abschätzung des **Verbrennungsausmaßes** nach der **9er Regel nach Wallace** (siehe vorne). Die Beurteilung der **respiratorischen Funktion** erfordert Erfahrung. Patienten mit anhaltender Bewußtlosigkeit, Dyspnoe und inspiratorischem Stridor, ausgedehnten Verbrennungen von mehr als 50% der Körperoberfläche, mit zirkulären drittgradigen Rumpf- und Thoraxverbrennungen, sowie mit ausgeprägtem thermomechanischem Kombinationstrauma sind bereits an der Unfallstelle zu **intubieren und beatmen**.[1] Auch wenn einer Intubation unter optimalen Bedingungen in der Klinik der Vorzug zu geben ist, sollten im Zweifelsfall immer die Luftwege durch einen Tubus gesichert werden. Schließlich können Intubation, Beatmung und Narkose auch für eine ausreichende Analgesie und einen längeren Transportweg erforderlich sein. Eine O_2-Maske ist obligatorisch (insbesondere bei Verdacht auf ein Inhalationstrauma ⇒ 100% O_2). Mechanische Verletzungen, die Behandlungspriorität haben, müssen frühzeitig erkannt und bei der Wahl von Transportart und Transportziel berücksichtigt werden. Die primäre Ein-

---

[1] Eine primäre Intubation ist nur bei einem Inhalationstrauma indiziert. Das Inhalationstrauma ist an der Unfallstelle zunächst am Reizhusten, an Atemnot, an Kohlepartikeln im Mund- und Nasenraum (Vibrissae) sowie im Sputum zu erkennen. Das Inhalationstrauma entsteht durch das Einatmen von Flammen und heißem Dampf [7].

Tabelle 5. Wahl der Infusionslösunger bei Brandverletzten, modifiziert nach Demling [10], [48]

Infusionslösung	Vorteile	Nachteile	Indikation
Ringer-Laktat-Lösung Natrium: 130 mmol/l Kalium: 5 mmol/l Laktat: ca. 27 mmol/l	leicht hypoton pH-neutral preisgünstig, schnell verfügbar geeignet ab der ersten Stunde	Laktatazidose (Leberinsuffizienz) normalisiert nicht d. Hyponatriämie fördert die Ödembildung Gefahr: metabolische Alkalose[a]	Patient mit guter Prognose Verbrennung <50% der KOF ohne Begleitkomplikationen bei Hämolyse/Myoglobinurie: >4 ml/kg KG/% verbr. KOF
Hypertone Ringer-Laktat-Lösung Natrium: 240 mmol/l Osmo: 400 – 600 mosmol/l	preisgünstig, schnell verfügbar Verminderung d. Flüssigkeitsbedarfs[b] Vasodilatation (PVR + TPR-Reduktion) Förderung der Natriurese Myocardkontraktion und HZV-Erhöhung	intrazelluläre Dehydrationsgefahr hyperosmolare Krise Hypernatriämie	Patient mit guter Prognose und Verbrennungen >50% der KOF Patient mit Verbrennungen 3°, die in der initialen Schockphase >4 ml Ringer-Laktat-Lösung pro kg KG/% verbr. KOF benötigen
Dextran 70/40	preisgünstig, schnell verfügbar Mobilisierung von Wasser Erhöhung d. kolloidosmotischen Drucks[c] Normalisierung v. BV und HZV	Beeinflussung der Gerinnung Störung der Blutgruppenbestimmung Keine Reduktion des Wundödems	in den ersten 8h: bei hypovolämischen Schock >50% der KOF und alten Brandverletzungen
Eiweißlösung (Albumin oder besser Biseko®, seltener Frischplasma)	Reduktion von Flüssigkeitsbedarf und Ödembildung in nicht verbrannten Arealen (erst 8–10 h nach der Verbrennung), Biseko® beeinhaltet ATIII	Albumin: Natriumüberladung bei nicht salzarmen Albuminen, fehlen von Gerinnungsfaktoren Biseko®: Fehlen von Gerinnungsfaktoren Frischplasma: Unverträglichkeitsreaktion und Infektionsrisiko	frühestens 8 h nach dem Trauma. Früher bei: a. Schock nach der Aufnahme, b. Verbrennungen >50% der KOF, c. wenn der Einsatz von Gerinnungsfaktoren erforderlich ist, und d. bei Verbrennung der Atemwege

[a] Metabolische Alkalosen durch den Laktatabbau (O_2-Abgabe an das Gewebe durch Linksverschiebung der O_2-Dissoziationskurve erschwert) [1]
[b] Verminderung des Flüssigkeitsbedarfs durch Förderung der Wassermobilisierung aus dem EZR ⇒ IZR, dadurch Verminderung der Ödemneigung im nicht-verbrannten Gewebe [1]
[c] Anstieg des kolloidosmotischen Druckes, dadurch a) verminderter Flüssigkeitsbedarf, b) geringere Ödembildung im nicht verbrannten Gewebe [1]

weisung in ein Brandverletztenzentrum ist nur vertretbar, **wenn die Transportzeit unter 45 Minuten liegt.** Eine ausreichende Erstbehandlung muß in jedem Krankenhaus der Regelversorgung möglich sein. Eine **Unterkühlung** des Brandverletzten bei Transport und Erstversorgung muß mit allen Mitteln **verhindert werden.**

Zusammenfassung

1. Bergung des Brandverletzten
2. Beendigung des Verbrennungsprozesses (Wasser, Entfernen brennender Kleidungsstücke)
3. Kontrolle der Vitalfunktionen
4. Schockbehandlung/Volumentherapie/Schaffung peripherer Zugänge
5. Schmerztherapie
6. O_2-Maske, evtl. intubieren und beatmen
7. Schutz vor einer Unterkühlung
8. Erstbehandlung von Begleitverletzungen (z.B. Frakturen)

KOF = *Formel nach du Bois:*
Wurzel aus Größe in cm x Gewicht x 167,2 = KOF in cm^2
(oder Scala nach Dunbar)

8.7. Vorgehen bei großen Verbrennungen im Krankenhaus

1. Patient entkleiden und auf eine sterile Unterlage legen (keine Verbände anlegen)
2. Ringerlaktat laufen lassen (nicht tropfend infundieren).
3. Schmerzmittel intravenös
4. Beurteilung von Ausdehnung und Tiefe der Verbrennungen (siehe unter 8.3.)
5. Berechnung des Flüssigkeitsersatzes 2 – 4 ml Ringerlaktat x % verbr. KOF x KG kg/24 Stunden, **davon die erste Hälfte in den ersten 8 Stunden** nach dem Unfall!
6. Kontrolle der Vitalfunktionen (RR, Puls, Ausscheidung, Atmung und Bewußtseinslage)
7. Abnahme der Laborparameter (Na, Ka, Hst, Krea, Eiweiß, Blutgase, Gerinnung)
8. Legung eines Urindauerkatheters

9. Legung eines zentralen Venenkatheters und einer arteriellen Blutdruckmessung
10. Bei zusätzlichen Verletzungen ⇒ Notfalloperationen
11. Anforderung von Spezialärzten:
    ⇒ bei Verdacht auf ein **Inhalationstrauma** Zuziehen eines *Thoraxchirurgen* und Durchführung einer Bronchoskopie
    Therapie
    – Intubation/Beatmung, evtl. Tracheotomie
    – *systemisch:* keine Intervention
    – lokal: Dosieraerosole (cortison- und bronchospasmolytikahältige Aerosole), bei Bedarf hyperbare Oxygenation und allgemeine ARDS-Therapie
    ⇒ bei **Gesichtsschädelverbrennungen** Anforderung eines *Augenarztes*
    Therapie
    – Tropfen und Salben
12. eventuelle Durchführung einer Tetanusprophylaxe
13. *Notfalleingriffe:* Fasziotomie, Escharotomie etc. (siehe unter 8.10.)
14. Wundtoilette, Wundreinigung, Wundausschneidung und evtl. frühzeitige Nekrektomie (mit einem Elektromesser oder CO_2-Laser)
15. Behandlungsplan aufstellen und Aufnahme auf der plastischen Chirurgie/entsprechender Intensivstation oder Verlegung in ein Verbrennungszentrum
16. Verbrennungen mit über 10% der KOF. gehören in stationäre Behandlung [9], auch Patienten mit Starkstromverletzungen, Inhalationsschäden, chemischen Verbrennungen, Verbrennungen an Gesicht, Augen, Ohren, Händen, Füßen und Perineum, sowie lebensbedrohlichen Komplikationen wie:
    – respiratorische Insuffizienz
    – akute gastrointestinale Ulzera
    – Wundinfektionen
    – Niereninsuffizienz
    – schwere Nebenverletzungen und Allgemeinerkrankungen [1]
17. Erhebung der Unfallanamnese und der persönlichen Anamnese (z. B. Vorerkrankungen wie Diabetes mellitus, Psychose, Herz-Kreislaufinsuffizienz)

8.8. Prognose

Abhängig von:
1. Prozentanteil verbrannter Körperoberfläche
2. Verbrennungstiefe

3. Alter
4. Vorerkrankungen
5. sozialem Umfeld
6. Zeitspanne zwischen Trauma und Therapiebeginn
7. suffizientem Therapiebeginn bereits am Unfallort

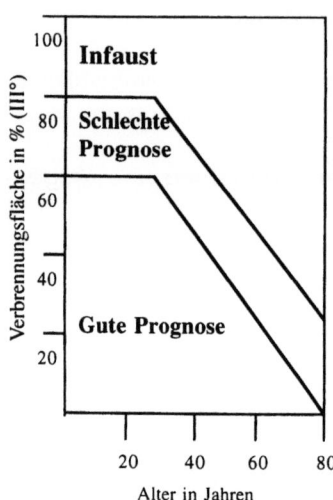

Abb. 26. Prognose, modifiziert nach Pschyrembel [49]

8.9. Pathophysiologie der Schockphase

Prinzipiell spiegelt sich der Verbrennungsschock in einem hypovolämischen Schock wieder [2]. Durch das Verbrennungstrauma kommt es bei der Zellzerstörung zur Freisetzung von Entzündungsmediatoren und proteolytischen Enzymen.

1. Proteasen [4]

Hohe Konzentrationen führen zum Zellzerfall
Abbau von Nahrungsproteinen bis zu freien Aminosäuren
Sekretion im Magen und Pankreas

Bei Verbrennungen (nicht bei Verbrühungen) kommt es zur Freisetzung des **Verbrennungstoxins/Burn Toxin,** welches in die Gruppe der **Li-**

Pathophysiologie der Schockphase

poproteide fällt. Obschon das Wissen über Mediatoren und ihre Auswirkungen auf die Ödembildung in verbrannter Haut begrenzt ist, läßt sich doch feststellen, daß **nach thermischem Trauma zwei Phasen er-**

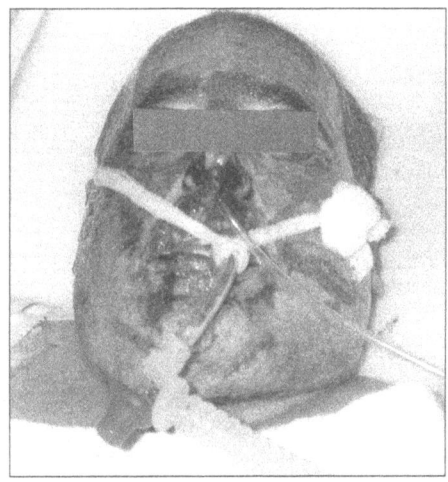

Abb. 27. Gesichtsverbrennung mit Inhalationstrauma

höhter Gefäßpermeabilität existieren. Die 1. Phase zeigt sich histaminabhängig, ist nur von kurzer Dauer und tritt meist sofort nach dem Verbrennungstrauma auf. Die 2. Phase läßt sich insofern kennzeichnen, als sie sich mit einer gewissen Verzögerung einstellt und an das Vorhandensein von verschiedenen vasoaktiven Substanzen (Bradykinin, Prostaglandine, Histamin) gebunden ist [11].

2. Histamin [4]

Bronchialkonstriktion
Darmkontraktion
Permeabilitätserhöhung im Kapillarbett
Dilatation der Arteriolen und Venolen
Hypotonie
Hautrötung
Katecholaminausschüttung des Nebennierenmarks
Schmerzen und Juckreiz

3. Bradykinin, ein Gewebshormon [4]

Hypotonie
Kontraktion der glatten Muskulatur in den Organen
Permeabilitätserhöhung der Venolen und (in zweiter Linie) der Kapillaren
Bronchialkonstriktion

4. Prostaglandine, hormonähnliche Substanzen [4][2]

Regulation der Thrombozytenaggregation
Stimulation der glatten Muskulatur
periphere und zentrale Vasodilatation

Dies sind Stoffe, die verschiedene Entzündungsreaktionen im Körper auslösen können. Bei kleinflächigen Verbrennungen bleiben diese Reaktionen auf den verbrannten Hautbezirk beschränkt. Man findet dort die üblichen Entzündungszeichen wie Schwellung, Rötung, Schmerz und Überwärmung. Bei großflächigen Verbrennungen ist der gesamte Körper in diese Entzündungsreaktionen einbezogen, und wir sprechen von der **Verbrennungskrankheit**. Durch proteolytische Enzyme wird die Permeabilität des Endothels und der Blutgefäße erhöht. Das heißt, die sonst eingeschränkte selektive Durchlässigkeit der Kapillarmembranen wird vorübergehend aufgehoben. Aus dem Kreislauf treten neben Wasser auch gelöste Substanzen, wie Elektrolyte und Plasmaeiweiße, vor allem die osmotisch stärker wirkenden Albumine, in den Zwischenzellraum (Interstitium).[3] Im Gefäßsystem bleiben die zellula-

---

[2] Die Rolle der Prostaglandine in der Ätiopathogenese ist weitgehend geklärt (s. Lit. J.P. Heggers, M.C. Robson): In der ischämisch-thermisch geschädigten Zellmembran wird mit Hilfe der Phospholipase Arachidonsäure gebildet (aus den Substraten Phospholipoide, Triglyzeride und freie Fettsäuren). Arachidonsäure stellt die Muttersubstanz für alle Prostaglandine dar, so für Thromboxan A_2 (Gegenspieler: PGI_2, Prostacyclin) und PGF_{2a} (Gegenspieler: PGE_2). Unter normalen Bedingungen kontrolliert das Thromboxan A_2 die Endothel-Mikroporen (wirkt vasokonstriktorisch), während das Gleichgewicht zwischen PGE_2 und PGF_2 den physiologischen Flüssigkeits- und Substrataustausch zwischen EZR und IZR reguliert. Eine Imbalance zwischen diesen Prostaglandinen ist für die klassischen Entzündungszeichen nach Celsus und auch für den Zelluntergang verantwortlich. Es können Prostaglandinhemmer wie Indomethacin, Imidazol, Metimazol die Thromboxan A_2-Bildung hemmen [1].

[3] Der spontan reversible Verlust der Kapillarintegrität nach 24–36 Stunden ist die Hauptursache der Hypalbuminämie von Brandverletzten (Fleck A., Hawker F. et al. (1985) Lancet I: (781). Eine Substitution des Eiweißverlustes in den ersten 24 Stunden wird nicht mehr generell empfohlen. In keinem Fall darf jedoch übersehen werden, daß spätestens nach 24 Stunden Eiweiß substituiert werden muß, wie in Form von

ren Bestandteile, wie Erythrozyten und Leukozyten, zurück. Es kommt also zu einer Bluteindickung, und der Hämatokrit steigt dabei rapide an. Insbesondere das Prostaglandin führt zum Zusammenbruch des Flüssigkeitstransportes zwischen IZR und EZR. Gleichzeitig schwillt der Körper durch ein massives Ödem im interstitiellen Raum an. Bei entsprechendem Flüssigkeitsersatz nimmt das Gewicht oft bis zu 15% des Ausgangskörpergewichtes zu. Wird der Flüssigkeitsverlust im Intravasalraum nicht adäquat ersetzt, kommt es zum **hypovolämischen Schock mit Zentralisation des Kreislaufs.** Die Durchblutung der Körperperipherie wird gedrosselt und durch den Sauerstoffmangel der Verbrennungsschaden an der Haut vertieft. Bei längerer Kreislaufzentralisation treten dann Organschäden auf, vor allem an Niere und Lunge. Nach etwa acht Stunden kommt es zu einer Wiederherstellung der Gewebeschranke zwischen dem Intravasalraum (Gefäßsystem) und dem interstitiellen Raum (Zwischenzellraum). Die Permeabilität ist nach Ablauf des ersten Tages praktisch vollständig wiederhergestellt. Im weiteren Krankheitsverlauf geht nur noch Flüssigkeit durch Verdunstung über die offenen Wundflächen verloren (Formel siehe hinten). Gleichzeitig wird Eiweiß als Exsudat an der Wundoberfläche ausgeschwitzt. **Phasen der Verbrennungskrankheit:** a) initiale Schockphase (0–36 h), b) Redistributionsphase (36–72 h), c) hyperdyname-hyperkatabole Phase (72 h–3 Wochen), d) Reepithelisationsphase (3 Wochen–3 Monate) [1].

8.10. Wundbehandlungsmethoden

Nach Einlieferung in das Krankenhaus wird bei brandverletzten Patienten, abhängig von der Ausdehnung, eine Lavage in Analgosedierung oder in Narkose durchgeführt, d.h. der Patient wird dazu über einer Badewanne (= Hitzespeicher) geduscht **(Hydrotherapie)**, die verbrannten Areale werden mit Betaisodona®-Flüssigseife gereinigt, die Blasen werden abgetragen und die Körperhaare abrasiert (der Patient wird in der Regel nicht in die Badewanne abgelassen). Auch die nicht verbrannten Areale müssen gründlich gewaschen werden. **Sterilität ist dabei oberstes Gebot!** Anschließend wird das Ausmaß und die Tiefe der Verbrennung beurteilt und auf einer Verbrennungsskizze eingezeichnet. Die Tiefe der Verbrennungen entscheidet die weitere Behandlung. Die Behandlung wird unterteilt in:

---

salzarmem 5%igen Humanalbumin und am besten in Form von Frischplasma (dadurch Verminderung der Hypernatriämie und Ödemneigung in der Rückresorptionsphase nach 36 Stunden) [1].

a) primär konservative Behandlung
b) primär operative Behandlung
c) offene Wundbehandlung
d) geschlossene Wundbehandlung

Reinigung und Erstbehandlung

Nach Übernahme des Patienten erfolgt eine Einschätzung des Allgemein- und Verbrennungszustandes. Der Patient wird entkleidet und gewogen. Die Brandwunden werden auf Ausmaß und Tiefe untersucht sowie mit steriler Kochsalz- oder Ringerlösung (bei kleinflächigen Verbrennungen, sonst Hydrotherapie) mechanisch gereinigt. Die Brandblasen werden punktiert, die Körperbehaarung um die Verletzungszonen abrasiert. Zusätzlich wird eine Abstrichentnahme vorgenommen. Daran anschließend wird die ärztlich verordnete Therapie durchgeführt und über das weitere Vorgehen beraten.

a) Konservative Behandlung

Bei zweitgradigen bzw. nicht sicher drittgradigen (tief zweitgradigen) Verbrennungen oder Verbrühungen wird man primär eine konservative Therapie einschlagen. Hierbei wird nach der Lavage neutrale Fettsalbe aufgetragen. Je nach den baulichen Voraussetzungen kann die Behandlung offen oder geschlossen erfolgen. Die Wunden werden täglich mit sterilen und feuchten Kompressen gereingt oder später dann abgeduscht (**Hydrotherapie**). Ab dem 3.Tag kann meist mit relativ großer Sicherheit die Tiefe der Wunde endgültig beurteilt werden. Handelt es sich um zweitgradige Verbrennungen, erfolgt die Weiterbehandlung z.B. mit **Flammazine®-Creme** (Silber-Sulfadiazin) oder **Betaisodona®-Wund-Gel**. Zur konservativen Behandlung zählt auch das **Gerbungsverfahren!** Verbrennungen ersten Grades brauchen keine besondere Therapie. Nach einigen Tagen besteht Schmerzfreiheit, und dann kann dieses Hautareal mit fetthaltigen Salben wieder geschmeidig gemacht werden. Die Selbstheilung erfolgt in der Regel in fünf bis sechs Tagen.

Gerbungsbehandlung (Verschorfung)

Die heute als Behandlungsmaxime geforderte frühzeitige Wundexzision mit plastischer Deckung ist enorm aufwendig und mit nicht unbeträchtlichen Risiken behaftet (hohe Blutverluste bei noch nicht erreichter Stabilisierung des Patienten).

Unter ungünstigen Bedingungen wie Katastrophenfall, unzureichenden personellen und räumlichen Voraussetzungen findet diese Form noch Anwendung.

Technik der Behandlung: Die großflächigen Verbrennungen werden dabei zunächst mit Betaisodona®-Lösung vorbehandelt, nachdem sie in Narkose sorgfältig mechanisch gereinigt wurden. Auf die Trocknung erfolgt dann die eigentliche **Tanningerbung mit 5%iger Lösung.** In einem dritten Arbeitsgang (in derselben Narkose) wird nach nochmaliger Trocknung der Wundoberfläche die Primärbehandlung durch Aufbringung von **10%iger Silbernitratlösung** abgeschlossen. Hiernach kommt es unmittelbar zu einer trockenen Schorfbildung, die das Eindringen von Keimen verhindert sowie den Verlust von Eiweiß, Flüssigkeit, Elektrolyten und Verdunstungswärme reduziert (tiefe 2- und 3gradige Verbrennungen verfärben sich tief schwarz-ledern). Nach einem Zeitraum von mehr als 2 Wochen kann dann im Sinne einer verzögerten primären Exzision (Spätnekrektomie) unter sterilen Bedingungen operiert werden.
Beachte: Bei Auftreten einer vorzeitigen, ausgedehnten Wundinfektion schützen nur radikale Reinigungsmethoden vor völligen Hautzerstörungen.

Nachteil: Unter der Verschorfung und an den Schorfrändern kommt es sehr leicht zur Keimbesiedelung und zu einer verstärkten Narbenbildung.

b) Operative Behandlung

Jede drittgradige Verbrennung stellt eine Operationsindikation dar. Die Ausdehnung einer 2gradigen Verbrennung ist entscheidend für das weitere Vorgehen.

Zirkuläre drittgradige Verbrennungen

Bei zirkulären drittgradigen Verbrennungen an den Extremitäten oder am Thorax ist eine sofortige **Escharotomie (Entlastungsschnitte)** oder **Fasziotomie** durchzuführen. Dadurch wird die Blutversorgung der Extremität oder die Atembewegung des Brustkorbes (Panzerthorax), die durch das Ödem eingeschränkt ist, gewährleistet.

Kleinflächig drittgradige Verbrennungen

Handelt es sich um relativ kleinfächige drittgradige Verbrennungen oder sind die sogenannten „kritischen Zonen" betroffen, erfolgt eine Sofortnekrektomie und autologe Spalthauttransplantation.

Großflächig drittgradige Verbrennungen

Bei ausgedehnten Verbrennungen wird am Aufnahmetag lediglich eine Lavage mit Abrasieren aller Körperhaare und eventueller Escharotomie[4] durchgeführt. Mit der Frühnekrektomie beginnt man nach der primären Schockphase am 1.–2. Tag nach dem Unfall. Hierbei wird pro Sitzung so viel wie möglich nekrektomiert (max. aber 15 bis 20% der verbr. KOF/pro Sitzung), mit der Zielsetzung, die Nekrektomie bis zum 7. Tag zu beenden.

Nekrektomie

Heutzutage führt man eine sog. **tangentiale Nekrektomie** bis ins gesunde und gut durchblutete Gewebe durch. Bei Mitbeteiligung des Subcutangewebes wird die Nekrektomie oft bis zur Faszie mit dem Elektrokauter durchgeführt. Zur Verminderung des Blutverlustes wird mit Esmarch-Binden und verdünnter Suprarenin®-Lösung zum Unterspritzen gearbeitet (1:10 mit NACL). Restblutungen werden mit POR 8® und dem Elektrokauter beseitigt. Die tangentiale Nekrektomie bei tief 2gradigen Verbrennungen empfiehlt sich nicht vor dem 3. Tag, da erst zu diesem Zeitpunkt die Nekroseentwicklung abgeschlossen

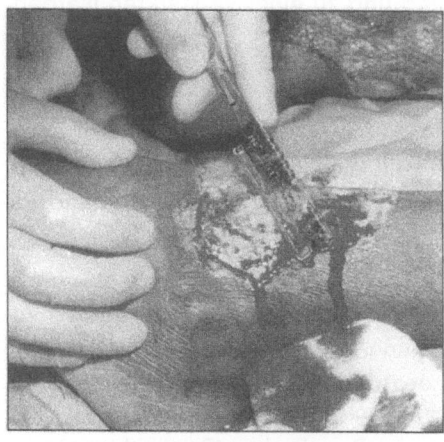

Abb. 28. Nekrektomie mit Humbry-Messer [38]

---

[4] Bei ausgedehnten, tiefen, zirkulär reichenden Verbrennungen, besonders im Bereich der Extremitäten, kann es durch die Ödementwicklung unter dem unelastischen Verbrennungsschorf zu Durchblutungsstörungen kommen. Dann ist eine Escharotomie (Spaltung des Verbrennungsschorfes) oder sogar eine Faszienspaltung erforderlich. Auch im Bereich des Thorax können zirkuläre tiefe Verbrennungen zu einer Behinderung der Atemexkursion führen, sodaß ebenfalls Escharotomien erforderlich werden können [16].

und das Wundödem rückläufig ist. In der Prioritätsliste stehen aus kosmetischen und funktionellen Gründen die Versorgung von Gesicht, Händen und Füßen an erster Stelle (an Hohlhand und Gesicht ist man zurückhaltend eingestellt). Die Exzision hat immer das Ziel einer sofortigen plastischen Deckung der Wunde. Idealerweise wird dazu ein Autograft verwendet. Dieser steht aber häufig nicht in ausreichender Menge zur Verfügung, sodaß notfalls auf Heterografts und Homografts ausgewichen werden muß. Vielversprechend scheint in diesem Zusammenhang die in den letzten Jahren entwickelte **Züchtung von menschlicher Haut** zu sein. Die kosmetischen Ergebnisse sind besser als bei der Gerbungsbehandlung [1]. **Die nekrektomierten Areale sollen** nach Möglichkeit **sofort gedeckt** werden!

Wichtige Grundsätze

1. Die exzidierte Wundfäche darf nicht mehr als 15–20%/die der KOF betragen.
2. Der Blutverlust muß auf unter 50% des Blutvolumens beschränkt bleiben (Verwendung von Blutleere-, CO_2- oder Argon-Laser).
3. Die Exzision hat innerhalb der 1. Woche nach der Verbrennung zu erfolgen – bevor eine Wundinfektion auftritt.
4. Die Operationszeit soll unter 2 Stunden liegen.
5. Der Eingriff verlangt optimale Vorbereitung, klare Risikoeinschätzung, sowie ein versiertes Behandlungsteam [1].

c) Offene Wundbehandlung

Mechanische Reinigung ⇒ Frühnekrektomie (am 1.–2. Tag), mit Betaisodona®-Lösung waschen, wenn möglich Hauttransplantationen vornehmen. Die Oberflächenbehandlung erfolgt in der ersten Phase durch Reinigung (Ringer oder NACL mit Betaisodona®-Lösung 1:10 verdünnt) und Feuchthaltung der Wunden und Hauttransplantate sowie auftragen von Fettgaze mit Betaisodona®-Wund-Gel oder mehrmals täglich Flammazine®-Creme (messerrückendick). Für dieses Verfahren sind die notwendigen Voraussetzungen meist nicht vorhanden (Isoliereinheit, Bad etc.), außerdem ist dieses Verfahren aus organisatorischen, patientenorientierten und personellen Gründen heute eher rückläufig. Das erste Vollbad oder Duschbad empfiehlt sich etwa ab dem 10. bis 12. posttraumatischen Tag [16].

Vorteile: keine klebenden Verbände, Wunden leicht zugänglich, leichtes Auftragen von Oberflächenbehandlungsmittel oder Desinfektionsmittel, Wunde jederzeit sichtbar und damit beurteilbar, Wunden trocknen rasch ab, daher keine Mazeration mit nachfolgender oder

fortdauernder Entzündung, geringere Schmerzhaftigkeit durch den fehlenden Verband, keine Temperaturstauung.
Nachteile: Isolation, Rissigwerden der Haut, vor allem in Gelenknähe Austrocknung, Auskühlungsgefahr bei nicht entsprechender Raumtemperatur.
Anwendung: Gesicht, Rumpf und Extremitäten.

d) Geschlossene Wundbehandlung

Frühnekrektomie, vorher Reinigung mit Betaisodona®-Lösung, wenn möglich bereits Hauttransplantation, Fettgaze, Betaisodona®-Wund-Gel, Rollwatte und elastische Binde.

Grundsätzlich sollte eine Nekrektomie **so schnell als möglich** erfolgen, ebenso die daran anschließende Hauttransplantation.

Von der Intensivstation kommt der Patient alle 24 (–48)[5] Stunden zum Verbandwechsel mit neuerlicher bzw. erster Nekrektomie (sowie mechanischer Reinigung der Wunden) und je nach Zustandsbild beginnender Hauttransplantation in den Operationssaal. Eine Zurückhaltung mit der Nekrektomie erfolgt bei Verbrennungen im Bereich der Hohlhand und dem Gesicht!

Vorteile: Vermeidung von rissigen Krusten in Gelenknähe, Aufsaugen von Wundsekret, Schutz vor mechanischer Schädigung, Isolation.

Nachteile: Wunde kann nicht jederzeit beurteilt werden, schmerzhafte Verbandwechsel, frische Granulationen werden leicht zerstört, kontinuierliche Wundpflege ist nicht möglich.

Anwendung: Extremitäten.

In bezug auf die psychische Belastung (großes unansehnliches Wundgebiet) im Rahmen der offenen Wundbehandlung kommt nun vermehrt die geschlossene Wundbehandlung zum Einsatz.

Verbrennungen durch Strom

Eine Ausnahmesituation stellen Verbrennungen durch Starkstrom dar. Außer den möglichen Komplikationen durch das Auslösen von Herzrhythmusstörungen bis zum Kammerflimmern sowie die Beeinträchti-

---

[5] Eine Reinigung der Wunden und neuerliche Nekrektomie alle 24 Stunden im Operationssaal erfolgt so lange, bis die ersten Hauttransplantationen vorgenommen wurden. Der erste Verbandwechsel nach der Deckung erfolgt möglichst spät (etwa nach 2 bis 3 Tagen), um eine manipulationsfreie Einheilung der Transplantate zu ermöglichen. Bei Bedarf wird das Polstermaterial (Rollwatte) unter aseptischen Bedingungen gewechselt. Nach dem ersten Verbandwechsel wird dann wieder in regelmäßigen Abständen der Verband gewechselt, bis zum Zeitpunkt der offenen Therapierung.

gung der Gehirnfunktion führen diese Unfälle häufig zu Nekrosen ganzer Extremitäten, sodaß auch durch sofortige Faszienspaltung eine Wiederherstellung der Durchblutung nicht möglich ist. In solchen Fällen ist eine frühzeitige Amputation der betroffenen Gliedmaßen erforderlich, um das Leben des Patienten nicht zusätzlich durch die Begünstigung einer Sepsis zu gefährden. Die Amputation wird in der Regel als offene Amputation im Grenzgebiet der Durchblutung erfolgen, da noch keine endgültige Demarkierung der Nekrosen vorliegt. Nachoperationen sind erforderlich, bis zur Stumpfdeckung. Die Folge von Muskelnekrosen sind Kontrakturen im Bereich der Extremitäten, was ebenfalls chirurgische Korrekturen erforderlich macht [16].

8.11. Möglichkeiten der Hauttransplantation

Vorbereitung des Patienten

Wenn sich die Kreislaufverhältnisse stabilisiert haben, etwa ab dem dritten Behandlungstag, kann der Patient operiert werden. Zur Vorbereitung werden die Salben oder temporären Wundabdeckungen entfernt. Die Wunden werden mit einer sterilen Lösung (Ringer) gereinigt und feucht abgedeckt. Die als Spenderfläche vorgesehene Hautfläche wird unmittelbar vor der Operation rasiert. Bei Verbrennungsflächen über 40% der Körperoberfläche ist davon auszugehen, daß nicht genug Eigenhaut zur Transplantation zur Verfügung steht. Es wird demnach erforderlich sein, von einigen Spenderbezirken mehrmals Eigenhaut zu entnehmen. Hautareale wie Gesicht, Halsregion, Genital- und Dammregion sowie der Gelenksbereich stehen für die Hautentnahme nicht zur Verfügung [16].

Operation/Transplantation

Die Nekrosen des Patienten werden mit einem Dermatom (z.B. Humbry-Messer siehe vorne) entfernt. Für die Entnahme der Eigenhaut wird ein elektrisches Dermatom verwendet. Die Versorgung des Spenderbezirkes kann auf verschiedene Weise erfolgen:

- Scarlet®-Red-Gaze (Scharlachrot),
- Grasolind®, Fettgaze mit Betaisodona®-Wund-Gel,
- oder auch mit hydrokolloiden Wundverbänden (**Comfeel®-Plus**).

Der Verband verbleibt, wenn er trocken ist, mindestens 7–12 Tage. Dann ist davon auszugehen, daß der Spenderbezirk abgeheilt ist. Die

Transplantate werden vom Arzt auf das zu transplantierende Areal aufgebracht und eventuell mit Klammern oder Nähten leicht fixiert. Sollte beim Versuch, den Verband zu entfernen, das Material noch sehr fest haften, sollte es nicht zu früh oder gar mit Gewalt entfernt werden (Epithelläsionen). Durch das Auftragen von Fettsalbe kann Abhilfe geschaffen werden, denn am nächsten Tag läßt sich in der Regel der Verband leichter und schmerzfreier für den Patienten entfernen. Nach etwa 3 bis 4 Tagen kann die Einheilungschance definiert werden, das heißt, zu diesem Zeitpunkt ist festzustellen, ob die Transplantate einheilen werden oder eine neuerliche Deckung erforderlich sein wird [16].

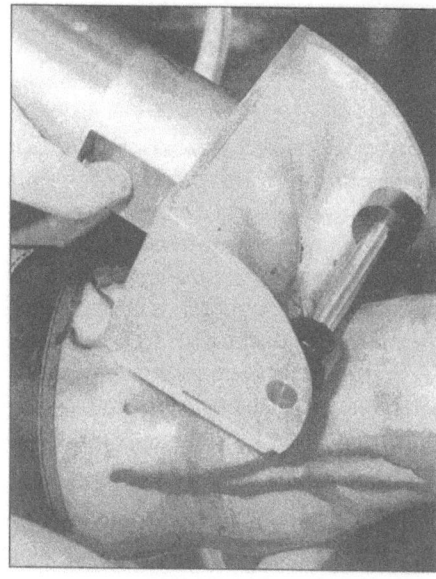

Abb. 29. Dermatom [36]

Autogene/autologe Transplantation

Vollhauttransplantation

Besteht aus der gesamten Dicke der Haut (Epidermis und Korium) und wird nur mehr selten durchgeführt.

Nachteile: keine ausreichende Sekretdrainage, toleriert weniger gut mechanische Einflüsse wie Druck (Hämatom) und Abscherung [1].

Spalthauttransplantation

Spalthauttransplantate sind Hautstücke, die etwa 0,3 bis 0,4 Millimeter dick sind. Sie werden mit einem Dermatom an den gesunden Hautstellen in Streifenform entnommen. Die Spalthautstücke können so, wie sie sind, transplantiert werden. Wegen des guten kosmetischen Resultats empfiehlt sich dieses Vorgehen im Gesichts-, Hals-, Dekolleté- und Handbereich. Eine besondere Art der Spalthaut stellt das **Maschentransplantat (Mesh-graft)** dar. Die Verwendung von Maschentransplantaten bietet dort Vorteile, wo mit wenig Spenderhaut ein großes Gebiet bedeckt werden muß. Zudem leistet ein Maschentransplantat gute Dienste, wenn das Wundbett stark blutet. Es garantiert ein lückenloses Einheilen, weil es fein „gemesht" der Sickerblutung Abfluß gewährleistet, während die Hautbälkchen auf den Wundrand gepreßt werden und anwachsen. Am häufigsten werden Expansionen von 1 : 1,5 bis 4 gewählt. Größere Expansionen haben den Nachteil, daß die sekundäre Epithelialisierung der Maschenlücken sehr lange dauert. Das kosmetische Endergebnis ist schlechter und findet deshalb keine Anwendung im Bereich des Gesichtes und der Hohlhand (man sieht lebenslang das Gittermuster).

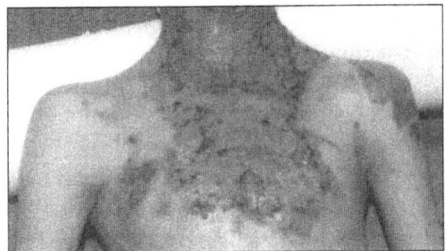

Abb. 30. Spalthauttransplantat [32]

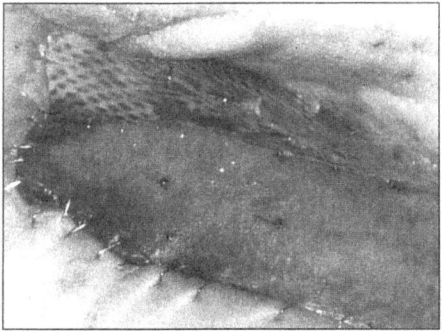

Abb. 31. Mesh-graft-Transplantat und Lappenplastik

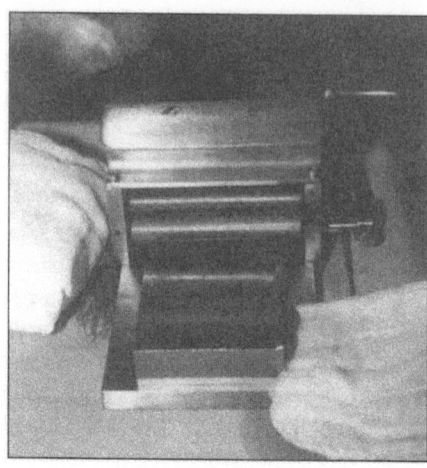

Abb. 32. Mesh-graft-Dermatom [30]

Lappenplastik

Ein Hautlappen besteht aus Haut, dem dazugehörigen Subkutangewebe und ist während der gesamten Zeit des Transfers nicht in seiner Gefäßversorgung unterbrochen.

Allogene/homologe/homogene Transplantation

Bei der allogenen Transplantation handelt es sich um humane Fremdhaut von lebenden Spendern, meistens von Familienangehörigen. Leichenhaut kommt durch die Aidsgefahr nicht mehr zur Anwendung. Diese Haut überlebt beim immungeschwächten Verbrannten 2–4 Wochen, danach müssen die Wunden mit Eigenhaut versorgt werden [1].

Xenogene/heterogene/heterologe Transplantation

Hier handelt es sich um sterile tiefgefrorene Schweinehaut oder Kälberhaut zur primären Abdeckung der Verbrennungswunde. Sie schützt vor Austrocknung und Infektion. (Nur als Übergangslösung gedacht, da diese wieder abgestoßen wird.) [1]

Künstlicher Hautersatz

Zum künstlichen Hautersatz zählt die Bio-brane®-Folie (und das Epigard®).

Kunsthaut muß verschiedene Bedingungen erfüllen:
1. gute Adhärenz an die Wunde (wichtig für max. Reepithelialisierung, minimale Inflammation und Fibrose)
2. Durchlässigkeit für Wasserdampf und Sauerstoff
3. Impermeabilität für Bakterien, Elastizität und Robustheit [1]

Züchtung von autologen (allogenen) Epithelzellverbänden

Verbrennungswundenbehandlung mit gezüchteter Eigenhaut wird erst seit den 90er Jahren in Europa angewendet, entwickelt wurde sie bereits in den 80er Jahren in Amerika. Aus 1 cm Hautstanzbiopsie läßt sich ein bis zu 10.000fach größerer Epithelzellverband züchten. Das Transplantat/**Sheet**[6] mit einer Dicke von 2–8 Epithelzellen dient als permanenter Hautersatz. Es muß direkt auf die Faszie (gut vascularisiert und frei von Infektionen) plaziert werden, da es auf Fett oder kolonisierten Granulationen nicht haftet. Aus ihm entwickeln sich nach und nach alle Epidermisschichten. Lediglich die Retezapfen, die für die Verankerung der Epidermis in der Dermis sorgen, regenerieren nicht! Das bedeutet aber, daß die gewachsene Neodermis sehr brüchig und vulnerabel ist. Auf den Keratinozyten befindet sich ein sogenannter Brautschleier (transparente Gaze), und darüber wird ein Verband angelegt. In eintägigen Abständen wird der Verband bis zum **Take down**[7] gewechselt. Die Feuchthaltung der Sheets ist für die Keratinozyten sehr wichtig. Nach dem Take down muß ein besonderes Augenmerk auf die Keimbesiedelung gelegt werden [1], [17]. Keratinozyten sind sehr anfällig gegen mechanische Reize, und fast alle Antiseptika[8] zerstören die gezüchtete Haut. Die Hautstanzbiopsie wird in der Regel von Leiste oder Axilla entnommen, die Haut wird vorübergehend mit Alternativlösungen versorgt. So ist auch der Antibiotikaeinsatz sehr genau abzuwägen, da nur bestimmte für die lokale[9] und systemische Verabreichung geeignet sind.

Nachteil: Diese Hauttransplantate sind nur sehr gering belastbar.

---

6 Sheets sind die gezüchteten Keratinozytenepithelien mit dem Brautschleier/transparente Gaze.
7 Take down ist die Ablösung des Brautschleiers vom Keratinozytenepithel am 7.–10. postoperativen Tag (= etwa 21 Tage nach der Biopsierung).
8 Betaisodona®-Lösung 1:10 verdünnt ist erlaubt [17].
9 Für die Lokalbehandlung sind folgende Antibiotika erlaubt: Penicillin, Piperacillin, Imipinem, Vancomycin®, Amphotericin-B® etc. [17].

8.12. Wundsepsis

Die Brandwundensepsis steht an erster Stelle der Todesursache bei Brandverletzten!

Risikofaktoren (Begünstigungen)
1. Verbrannte Fläche > 30 % der KOF
2. Tiefe zweit- und drittgradige Verbrennungen
3. Extreme Altersklassen
4. Präexistente Systemerkrankungen
5. Austrocknung der Wunde
6. Wundtemperatur
7. Reduzierung der Durchblutung
8. Azidose
9. Antimikrobielle Resistenzen
10. Stoffwechselprodukte (Endotoxine) [1]

Klinische Zeichen der Wundinfektion/-sepsis
1. Verzögerung des Heilungsprozesses, Vergrößerung der Wunde
2. Beschleunigte Wundschorflösung
3. Schwarze, braune oder violette fokale Verfärbung des Wundschorfs
4. Eiteransammlung unter dem Wundschorf
5. Blutungen in das Subkutangewebe
6. Ödem, hämorrhagische Verfärbung oder oberflächliche Ulzerationen von Wundrändern
7. Blasenbildung in schon abgeheilten oder in Abheilung befindlichen Wundarealen
8. Allgemeine Symptome der Sepsis
9. **Laborparameter**
   - Leukozytose/Leukopenie
   - Abfall von Immunglobulin G, M und A
   - Positive Blutkulturen (nur in ca. 50%)
   - Thrombozytensturz
   - AT III-Mangel, DIG
   - CRP-Anstieg (Procalcitonin-Anstieg[10]) [1]

---

[10] Das Procalcitonin ist ein Sepsismarker (es ist ein Protein mit einem Molekulargewicht von ca. 13 kDalton und ist das Vorläuferprotein des Hormons Calcitonin. Es steigt scheinbar bereits in der Frühphase der Sepsis über seinen Normalwert an und stellt eine gute Verlaufskontrolle dar. Normalwert: < 0,5 ng/ml, virale Infektion: < 0,5 ng/ml, leichte bis mittelschwere bakt. Lokalinfektion: < 0,5 ng/ml, SIRS-Polytrauma-

Maßnahmen zur Verhütung einer Sepsis

1. Isolierung (Vermeidung von Kreuzinfektionen und Kontaminationen)
2. Umgebungstemperatur 32° C, relative Luftfeuchtigkeit < 30%
3. Nach Möglichkeit auf invasives Monitoring verzichten
4. Auf eine Tracheotomie verzichten (ca. 50% Sepsisrate)
5. Frühzeitige enterale/perorale Ernährung
6. Regelmäßige Kulturen von Wunden, Blut, Trachea und Harn
7. Rechtzeitiges Erkennen einer Wundinfektion
8. Frühzeitige Wundexzision mit plastischer Deckung
9. **Keine Antibiotikaprophylaxe** [1]
10. Gezielter Einsatz von diagnostischem und therapeutischem Transport
11. Ständige Überprüfung und Novellierung der Hygienemaßnahmen

Therapie der Wundsepsis

1. *Systemisch:* Einsatz hochdosierter parenteraler Breitspektrumantibiotika, wenn noch keine Keimkulturen[11] (ansonst gezielter Einsatz) und Zeichen des beginnenden septischen Schocks vorliegen. Während die Wunde in den ersten 3–5 Tagen mit grampositiven Keimen wie Strept- oder Staphylokokken kolonisiert ist, finden sich danach meist invasive gramnegative Keime (Pseudomonas, Enterobacter cloacae u. a.). Eine positive Blutkultur mit Staphylokokken ist oft ein Hinweis auf eine hämatogene Sepsisquelle [1].
2. *Lokal-chirurgisch:* Sicher stellt die radikale Wundexzision mit sofortiger plastischer Deckung die wichtigste Kausalmaßnahme dar [1].

8.13. Inhalationstrauma

Neben den ausgedehnten Verbrennungsverletzungen, die schon allein lebensbedrohlich sein können, können Inhalationsschäden den Therapieverlauf erschweren. Besonders Verbrennungen im Gesichts-, Hals-

---

Verbrennung: 0,5–2,0 ng/ml, schwere bakt. Infektion-Sepsis-MOV: > 2,0 (häufig 10–100) ng/ml.
11 Die häufigsten Keime in Brandwunden: Staphylococcus aureus, Klebsiella pneumoniae, Pseudomonas aeruginosa. Brandwunden werden häufig nach 3–5 Tagen mit Staphylokokken und Streptokokken kolonisiert. Sie verbleiben üblicherweise in Haut und Subkutangewebe. Gramnegative Keime – insbesondere Pseudomonas aeruginosa – proliferieren rasch in Nekrosen und penetrieren auch in umliegendes Gewebe und Blutgefäße. Sie führen zu Ischämie, Wundblutung und damit zu Umwandlung tief zweigradiger Verbrennungswunden in dreigradige. Therapie: Wundexzision. Antibiotika allein sind nicht imstande, die Sepsis zu beherrschen [16].

und Dekolletébereich sowie Brände in geschlossenen Räumen sprechen für Inhalationstraumen. Darunter versteht man die Inhalation von Flammen bzw. heißer Luft, häufig vermischt mit giftigen Gasen.

Klinische Zeichen für ein Inhalationstrauma

1. *Anamnese:* Rauchentwicklung in geschlossenen Räumen, Stupor oder Bewußtlosigkeit des Patienten und Flammeninhalation.
2. *Klinik:* angesengte Vibrissae am Naseneingang, Verbrennungen im Gesicht und am Hals, Sputum mit Rußpartikel, Ödem am Oropharynx bzw. des Kehlkopfeinganges, Reizhusten, Atemnot, Heiserkeit, Stridor, Rasselgeräusche, Giemen und Pfeifen über den Lungen.
   Die pulmonalen Komplikationen von Verbrennungen und Inhalationstraumen können in 3 Kategorien – entsprechend Klinik und zeitlichem Auftreten unterteilt werden:
   - in Minuten bis Stunden nach dem Trauma: CO-Vergiftung, Atemwegsobstruktion, Lungenödem
   - 24–48 Stunden (oder später) ⇒ ARDS
   - nach Tagen bis Wochen: Atelektasen, Pneumonien und Lungenembolien.
3. *Untersuchungen:* Hypoxämie in der Blutgasanalyse, CO-Hb-Spiegel größer als 10%, Thorax-Röntgen in der Initialphase, Szintigraphie.
   Fiberoptikbronchoskopie (sie besitzt eine höhere Aussagekraft als indirekte klinische Nachweise) ⇒ *Lokalbefund:* Ödem, Entzündungszeichen, Schleimhautnekrosen.

Therapie

1. *Systemisch:* keine Intervention (der prophylaktische Einsatz von Antibiotika ist nicht indiziert) [1].
2. *Lokal:* Dosieraerosole (cortison- und bronchospasmolytikahältige Aerosole).
3. *Allgemein:* O_2-Insufflation, symptomatische Therapie, bei Bedarf hyperbare Oxygenation (je nach Ursache), frühzeitige Intubation und Beatmung sowie allgemeine ARDS-Therapie mit Kinetik als additive Maßnahme.

Tabelle 6. Brandgasvergiftungen [15] (mod. nach [39, 40, 41, 42, 43, 44, 45, 46, 47])

Verbrennungsprodukt	Verbranntes Material	Klinik/Diagnostik	Therapie
Kohlendioxid (CO_2) schwerer als Luft	Organische Stoffe (vollständige Verbrennung)	Schleimhautreizung, Husten, Atemnot, Kapnonarkose, Krämpfe, Atemstillstand, tödliche Konzentration in 10 Minuten erreicht	O_2-Zufuhr, evtl. Beatmung, Bronchospasmolyse
Kohlenmonoxid (CO) leichter als Luft	Organische Stoffe (unvollständige Verbrennung)	Das farb-, geruch- und geschmacklose Gas ist nicht reizend. Ca. 200 x stärkere Affinität zu Hb als O_2. Dadurch: O_2-Transportstörung, Zellhypoxie. Symptome der CO-Vergiftung: 0–10% CO-Hb: Keine Beschwerden, 10–30%: Kopfschmerzen, Ohrensausen, Erweiterung der Hautkapillaren, 25%: ST-Depression, 30–40%: heftige Kopfschmerzen, Übelkeit, Erbrechen, Schwindel, Sehstörungen, 40–50%: Koma, Kollaps, 50–60%: tiefes Koma, Krämpfe, ab 60%: Tod. Diagnose: Schnellnachweis ⇒ Gasspürgerät, Laktatazidose	Dringliche O_2-Zufuhr (da O_2 mit CO um die Bindung an Hb konkurriert)! Je höher die O_2-Zufuhr, desto schneller die Ausschleusung von CO. Die hyperbare O_2-Therapie beschleunigt die CO-Elimination. So beträgt bei 3 ata die Verringerung des CO-Hb-Plasmaspiegels 17–23 Minuten. Außerdem wird ausreichend im Plasma gelöster O_2 bereitgestellt, bis genügend Hb für den O_2-Transport frei ist, sodaß der O_2-Bedarf der Organe gedeckt werden kann. Die HBO vermag neurologische Spätschäden zu verhindern
Blausäure (HCN)	Wolle, Seide, Polyacrylnitrile, Nylon, Polyurethan	Schnell tötendes Gift, Bittermandelgeruch, Laktatazidose und evtl. Lungenödem	Sofort 3 mg/kg KG 4-DAMP (4-Dimethylaminophenol) i.v., anschließend 1,5 mg/kg KG (175 mg = ½ Ampulle) beim Erwachsenen, später 100 mg/kg KG Natriumthiosulfatlsg., O_2-Zufuhr, Bronchospasmolyse, Behandlung des Lungenödems
Acrolein (CH_2CHCHO)	Petroleumprodukte, Zellulose, Holz, Papier, Baumwolle, Plastik	Aldehyd kann in niedrigen Konzentrationen schwere Mukosaschäden und in hohen Lungenparenchymschäden mit Lungenödem oder Haut- und Augennekrosen hervorrufen	Bronchospasmolyse, O_2-Zufuhr, Lungenödemtherapie (Micronephrin)

8.14. Intensivtherapie

1. **Respiratortherapie:** Abhängig von der Organisationsstruktur konzentrieren sich die Angaben des Anästhesisten auf die **respiratorische Funktion,** die schweren Funktionsstörungen der Lunge durch Verbrennung, Rauchgasinhalation, aber auch Überwässerung (infolge unkontrollierten Festhaltens an Infusionsschemata). Infektionen erfordern die gesamte Palette moderner Beatmungstechniken (Immobilisation, nicht belastbare Hauttransplante u. a.). Tiefe Sedierung und unter Umständen sogar Relaxierung schaffen spezielle, erhebliche Probleme. Die ausgeprägte Katabolie bei Schwerbrandverletzten bleibt nicht ohne Auswirkung auf die Atemmuskulatur, sodaß eine Entwöhnung vom Respirator oft nur langsam und mit Schwierigkeiten möglich ist. In dieser Situation ist die eher zurückhaltende Einstellung zur Tracheotomie bei Brandverletzten im Sinne einer liberalen Indikation zu ändern.

2. **Parenterale Ernährung:** Eine frühzeitige enterale Ernährung ist für die Aufrechterhaltung der Darmflora anzustreben. In den ersten 24-48 Stunden erhält der Patient kristalloide Lösungen (Ringer-Lactat)[12] und nach etwa 24 Stunden kolloide Lösungen (Plasma) zusätzlich. Die Infusionsmenge von kristalloiden Lösungen in den zweiten 24 Stunden beträgt in der Regel die Hälfte der ersten 24 Stunden [1].

Kolloide Lösungen

Zum Ausgleich des Plasmavolumens erhält der Patient erst nach 24 Stunden kolloide Lösungen, da nach dieser Zeit die Gefäßpermeabilität (semipermeabel) wieder gewährleistet ist. Untersuchungen haben ergeben, daß kein Nachteil entsteht, wenn in den ersten Stunden nur mit Ringer-Laktat therapiert wird, weil das initial infundierte Eiweiß wieder vollständig verloren geht[13] [13]. Es zeigt sich kein signifikanter Unterschied im extrazellulären Wasserverlust zwischen den mit Kolloid und den nur mit Ringer-Laktat behandelten Patienten [12]. Ausgedehnte Verbrennungen können die Albumin-

---

[12] Kristalloide Lösungen sind Elektrolytinfusionen oder niedermolekulare Kohlenhydratlösungen, die frei durch Kapillarmembranen diffundieren können und daher höchstens zu einem Drittel im Gefäßsystem verbleiben [16].
[13] Eine Albumin- oder Plasmasubstitution ist erst nach 18-24 Stunden, also nach Wiederherstellung der Gefäßintegrität im nicht-verbrannten Gewebe, sinnvoll. Während der ersten 8 Stunden wird eine im Vergleich ca. 4mal größere Menge Kristalloide als eine Kombination von Dextran und Kristalloide benötigt, um einen gleichen Volumeneffekt zu erzielen [1]. Eine Einsparung von etwa 4L Humanalbumin-Lösung 5% ist möglich [12].

infusion (z. B. durch Biseko®, Albumin und seltener Frischplasma) schon vor Beendigung der 24-Stunden-Grenze erforderlich machen, insbesondere bei Eiweißwerten unterhalb des Normalwertes. Die eigentliche parenterale Ernährung beginnt erst nach 36–48 Stunden. Großflächige Verbrennungspatienten haben einen **Energiebedarf** von 3400 bis 5000 kcal.

Verteilung des Energiebedarfs

50–60%	Kohlenhydrate (1 g = 4,1 kcal)
20–25%	Eiweiß (1 g = 4,1 kcal)
20–25%	Fett (1 g = 9,3 kcal)

Formel: 2000 kcal/m^2 KOF/die oder 25 kcal/kg KG + 40 kcal/% verbr. KOF/die [1].

Die zur vollständigen Deckung des Defizits erforderliche Kalorienzufuhr kann mit parenteralen Standardlösungen nicht erreicht werden.

Alternativen

a) 10% AS (650 ml) + 70% Glucose (350 ml) = 1000 ml. Infusionsmenge: 3 l/die = 120 ml/h + 500 ml 20% Fett liefern 182 g AS + 2330 kcal (Glucose) und 1000 kcal (Fett) [1]
b) Infusionsgemisch aus: 10% AS + 70% Glucose und 20% Fett. Infusionsmenge: 3200 ml liefern 4000 kcal (Kalorienanteil: 60% Glucose, 23% Fett und 17% AS) [1]

Diese hochprozentigen Infusionslösungen werden allerdings kontrovers diskutiert, da man davon ausgeht, daß der Organismus durch diese Lösungen noch mehr unter Streß gestellt wird und es zu Verwertungsstörungen kommen kann. Extrem hohe Kohlehydratzufuhr hemmt die Gluconeogenese und fördert die Lipogenese sowie die Leberverfettung (Gefahr extremer Hepatomegalie). Die glucosebedingte Insulinausschüttung führt zur vermehrten Triglyzeridsynthese, Konsequenz: akute respiratorische Insuffizienz durch die starke Zunahme der CO_2-Produktion [1].

Weil der Kalorienbedarf pro Tag sehr schwierig abzudecken ist, muß zusätzlich versucht werden, die **Katabolie** zu reduzieren. Dieses kann erreicht werden durch:

1. Wärmebett, Wärmedecke/Wärmedach (reduziert den Metabolismus um 20–32%)
2. Erhöhung der Komfortzone (Raumtemperatur von ca. 32° C)
3. Minimale relative Luftfeuchtigkeit: 25–30%, 2 + 3 bewirken einen verminderten Wärmeverlust durch Minderung der Abstrahlung und Konvektion.
4. Frühzeitige enterale Ernährung: schwächt den Hypermetabolismus ab und fördert die Infektabwehr
5. Frühzeitige plastische Deckung der Brandwunden senkt den aktuellen Energiebedarf um 500 bis 1000 Kcal/die
6. Die Höhe des Plasmakonzentrationsspiegels von Noradrenalin korreliert mit dem Energieverbrauch [1]

Ohne adäquate parenterale Ernährung (und enterale/perorale) kommt es spätestens ab dem 3. Tag zu: a) Gewichtsverlust, b) intrazellulärem Stoffwechsel, Transmineralisation, Azidose und c) stark negativen Stickstoffbilanzen (unter optimaler TPE: max. Gewichtsverlust < 10% des Ausgangsgewichtes). Die Hyperkatabolie erreicht ihr Maximum zwischen dem 5. und 10. Tag und hält bis zur abgeschlossenen Wundbehandlung an [1].

❑ **Oxydationswasser** = Wasser, das bei der Verbrennung von Nährstoffen entsteht:
   - 1 g Eiweiß liefert: 0,4 ml H_2O
   - 1 g Kohlenhydrat liefert: 0,6 ml H_2O
   - 1 g Fett liefert: 1 ml H_2O = 5ml/kg KG/die (= ca. 300 ml)
❑ **Eiweißbedarf:** 1 g/kg KG + 3 g pro 1% verbr. KOF. Bei einer Verbrennung über 40% der KOF kommt es innerhalb von Stunden zum Absinken des Plasmavolumens auf ca. 25% des Ausgangsvolumens (Gersmeyer. E.F. 1978) [1]
❑ **Elektrolytbedarf:** Kalium: je 3 mmol pro 1 g Stickstoff/die (Grundbedarf: 80 mmol/m^2 KOF/die. Gefahr der Hypophosphatämie zwischen dem 3. und 7. Tag [1]
❑ **Vitaminbedarf:** 1,5 g Vitamin C pro 70 kg KG/die (= wichtig für den Kollagenaufbau) [1]
❑ **Wasserbedarf:** Baxter, oder (25 + % verbr. KOF) + gesamt KOF = ml/h, dient als Richtwert, Flüssigkeitsmodifikationen werden vor allem nach dem Bluthämatokrit vorgenommen

Tabelle 7. Tägl. Bedarf an Vitaminen, Spurenelementen und Elektrolyten [31] (modif. nach [29])

	Parenteral	Enteral
Vitamine		
A (RE)	750–725	569–1129
D (ng)	6,25–6,45	5–10
E (TE)	1,25–1,28	7–14
K	0	0
B	2 x normaler Tagesbedarf	
C (mg)	200–300	100
Folsäure (mg)	1,5	1
B_{12} (µg)	0	3,5–7
Spurenelemente		
Zink (mg)	2–3	100
Kupfer (mg)	1–1,5	0,25–0,07
Chrom (mg)	0,01 – ,0015	0,035–0,07
Mangan (mg)	0, –0,6	0,15–0,3
Jodid (mg)	0,05 –0,084	0,19–0,38
Elektrolyte		
Natrium (mmol)	nach Serum	Werten
Kalium (mmol)	80 mmol/m²	/KOF/die
Calcium (mmol)	9–13,5	10–20
Magnesium (mmol)	16–24	4–8
Phosphor (mmol)	26–50	26–60
Eisen (mg)	0	0

3. **Enterale Ernährung:** die frühzeitige enterale Ernährung ist aus Gründen der Darmdekontamination, Deckung des Kalorienbedarfs, Verbesserung der Wundheilung und Ernährung der Darmschleimhäute frühzeitig anzustreben. Die Ernährung über eine Duodenalsonde ist zu empfehlen, da so bis kurz vor Beginn der Operation die Ernährung möglich ist.:
   - Sondenkost (z. B. Nutrodrip®-Protein wurde speziell für Verbrennungspatienten entwickelt)
   - Wunschkost des Patienten

   Eine korrekte und saubere Handhabung bei der Nahrungsassistenz ist eine wichtige Infektionsprophylaxe.

4. **Infektionsprophylaxe:** Durch Isolation[14], frühe Exzision und Deckung der Wunden, topische antimikrobielle Therapie (Silbersulfa-

---

[14] Für die Keimreduktion in einer Isoliereinheit besteht die Möglichkeit für den Einsatz eines GORE-TEX® Hepa-0,1-Mikron Filters, in Kombination mit dem Bettsystem der Leasingfirma KCI-Mediscus. Dieser Filter vermag nach Studienergebnissen die Raumluft zu 95% bzw. 99% von 0,5 und 0,1 Mikron großen Teilchen innerhalb einer Betriebstunde zu reinigen [5].

diazin ⇒ Flammazine®), sowie **gezielte Antibiotikatherapie** (nach etwa 72 Stunden ist bei jedem Verbrennungspatienten eine Keimbesiedelung vorhanden) [1]

5. **Analgosedierung:** (Analgetika ausschließlich i. v., ansonsten keine Resorption, Anxiolytika sind empfehlenswert)

6. **Hämodynamische Stabilisierung!** Keine unkontrollierte Gabe von Dopamin® (genaue Dosierung) (Gefahr von Extremitätennekrosen bereits bei geringer Dosis ⇒ 1 μg/kg KG/min) [14], [16]

7. Aggressive Beatmungstherapie (ARDS)[15]

8. Kinetik: bei Patienten mit Inhalationstraumen ist ein Stabilhalten der Befunde (Blutgase, Lungenröntgen) schon als Erfolg zu betrachten

9. Wundbehandlung ⇒ siehe unter 8.19.

10. Wegen der erhöhten Sepsisgefahr wird empfohlen, die zentralen Venenkatheter in regelmäßigen Abständen zu wechseln [1]

11. Extrakorporale Eliminationsverfahren (Hämofiltration, Hämodialyse) kommen häufig zum Einsatz

12. Streßulcusprophylaxe

13. Wärmeschutz und Monitoring

14. Korrektur des Elektrolyt- und Säure-Basen Haushaltes

15. Ausgleich von Gerinnungsstörungen

16. Evtl. Gabe von EK, TK und FFP (Octaplas®)

17. Immunglobulingaben nach 24 Stunden werden kontrovers diskutiert [1]

18. **Physiotherapie:** Für die Rehabilitation spielt die aktive Mitarbeit der Physiotherapie eine tragende Rolle. Es soll daher möglichst früh mit passiven Bewegungsübungen der Gelenke begonnen werden und mit aktiven, wenn es der Patient selbst schaffen kann. Alle **physiotherapeutischen Maßnahmen** sollten **nach ärztlicher Rücksprache** erfolgen!

---

[15] Bei drohendem Lungenversagen kommt die Anwendung des Swan-Ganz-Katheters in Betracht, mit dem der Pulmonalarteriendruck und das Herzzeitvolumen (HZV) gemessen werden können. Hierdurch ist eine bessere Volumensteuerung möglich [16].

19. Erkennung und Behandlung von **Früh- und Spätkomplikationen:**

Frühkomplikationen	Spätkomplikationen
– MOV (Oftmals bedingt durch die geschädigte Darmmucosa. Es kommt dabei zum Übertritt von Darmtoxinen in die Blutbahn.)[16] – Oligurie ⇒ Anurie ⇒ ANV (Hämolyse, Myoglobinurie) – Gerinnungsstörungen durch eine Hyperkoagulabilität (bedingt durch eine erhöhte Thrombozytenaggregation) – Sepsis – gestörte Wundheilung – Delirium	– Schock – Streßulcus – Myokardinfarkt – Leberversagen – Lungenödem – Ileus – ARDS[17] – Pneumonie

8.15. Hyperbare Oxygenation (HBO)

Die HBO kommt im besonderen bei Patienten mit Inhalationstraumen (häufig in Kombination mit Vergiftungen wie Kohlenmonoxid) zum Ein-

---

[16] Bis vor kurzem galt, daß das multiple Organversagen (MOV) als Ausdruck einer unkontrollierten Infektion (Sepsis) zu werten ist. Obschon diese häufig als Ursache des MOV angesehen werden muß, scheint es doch so zu sein, daß die Brandwunde (durch Beginn einer überschießenden Entzündungsreaktion) eine mediatorbedingte, an das Bild der Sepsis erinnernde Organantwort initiieren und perpetuieren kann (Guo Y., et al. (1990) Clin Immunol Immumopathol 54: 361; Marano MA, et al. (1990) Surg Gynecol Obstet: 170). Demnach kann auch bei Fehlen eines Sepsisherdes ein MOV auftreten. Dieses Konzept erklärt vielleicht auch das klinische Paradoxon, daß Patienten an Sepsis versterben, ohne daß eine Infektionsquelle auffindbar wäre bzw. pos. Blutkulturen festzustellen sind. Es scheint so, daß in diesem Fall das Versagen der intestinalen Schleimhautschranke zur Entwicklung des MOV beiträgt, indem dem normalerweise sich im Darm befindlichen Endotoxin der Zugang zum portalen bzw. systemischen Kreislauf möglich wird, wodurch es den septischen Prozeß in Gang hält. Das vom Darm stammende Endotoxin könnte als Bindeglied zwischen geschädigter Darmmukosa und MOV bei den Patienten auftreten, die ein MOV ohne klinischen Nachweis einer Sepsis entwickeln. Die kürzlich aufgestellte Hypothese, daß Darm-Endotoxin als Trigger für den Hypermetabolismus bei Verbrannten verantwortlich zeichnet, scheint nicht abwegig, da die Endotoxinämie relativ häufig nach thermischem Trauma auftritt und dieselben hypothalamischen Mechanismen wie die Verbrennung Fieber auslöst. Heute besteht kaum mehr ein Zweifel daran, daß frühzeitige enterale Ernährung die Widerstandskraft gegen Infektionen verbessert, die Hypermetabolismusreaktion abschwächt und sowohl Darmstruktur als auch Darmfunktion besser als die parenterale Ernährung garantiert [1].

[17] Das akute Lungenversagen ist häufig als Folge einer nicht ausreichenden initialen Schocktherapie und eines lange anhaltenden Schockzustandes anzusehen, kann jedoch auch die Folge eines Inhalationsschadens oder einer Sepsis sein [16].

satz. Mittlerweile findet sie aber auch bei Verbrennungspatienten allgemein als **additive Therapiemaßnahme** Anwendung. Die Erfordernisse und Besonderheiten für die Therapie unter hyperbaren Bedingungen sind dem Kapitel Hyperbare Oxygenation zu entnehmen.

Tabelle 8. Darstellung der umstrittenen Wirkungen der HBO innerhalb der ersten 24 Stunden und nach den ersten 24 Stunden

Wirkungen in den ersten 24 Stunden	Wirkungen nach den ersten 24 Stunden
1. Fortschreitungsverhinderung einer zweigradigen in eine dreigradige Verbrennung [19]	1. Wundheilungsförderung [22]
2. Verhinderung des generalisierten Verbrennungsschocks durch Reduktion von Vasodilatation und Exsudation [27]	2. Verbesserung der Transplantateinheilung [22]
3. Geringerer Flüssigkeitsbedarf/-ersatz [22], [27]	3. Verbesserte Zerstörung translozierter Bakterien durch Phagozytose [21]
4. Diffusion von O_2 auch in verbrannte Areale (⇓ der Ischämie) [27]	4. Wundödemreduktion [19]
5. Verbesserung des zellularen Metabolismus [21], [27]	5. Abnahme der Darmmukosaschäden [21]
6. Wundödemreduktion [19]	6. Verringerung der chirurgischen Interventionen (Eingriffe) [22], [23], [27]
7. HBO wirkt gegen das „Freie Radikale"-Reperfusionssyndrom [27]	7. Beschleunigte Wundheilung von Problemwunden [22]
8. Verminderung von Wundinfektionen [23]	8. Reduzierung der Mortalitätsrate [20], [24]
9. Förderung der Angiogenese (Revaskularisierung) [22], [27]	9. Verkürzung der Krankenhausaufenthaltsdauer [22], [23], [24], [25], [27]
10. Zunahme der Kollagenbildung [22]	10. Verbesserung der Prognose
11. Erhöhung der Fibroplastenbildung [22]	11. Reduktion der MOV-Rate
12. Verbesserte Epithelialisierung [27]	12. Verbesserung der Mikrozirkulation im Transplantatbereich [27]
13. Gesicherte Wirkung bei Rauchgas-, Kohlenmonoxid- und Kohlendioxidvergiftungen [1]	13. Beschleunigung der Bildung von Granulationsgewebe über Knochen [27]
14. Ausbreitungsverminderung der Koagulationsnekrose unter anderem durch Reduktion der Plättchenaggregation [27]	14. Positive Wirkung gegen Streßulzerationen des Magens
	15. Reduktion von Narbenhypertrophien [27]
	16. Verhinderung von Verbrennungsenzephalopathien und Hirnödemen [27]

8.16. Vorbereiten des Verbrennungszimmers

Da viele Kliniken über keine Spezialeinheiten für Brandverletzte verfügen, muß im Bedarfsfall ein Einzelzimmer entsprechend eingerichtet werden.
1. Desinfektion des Raumes mit allen Gebrauchsgegenständen (nach Möglichkeit Sterilisation). Persönliche Gegenstände des Patienten sind erlaubt. Sie sind jedoch auf ein Minimum zu reduzieren und sollen nach Möglichkeit desinfiziert oder sterilisiert sein. Dies gilt ins-

besondere für Gegenstände, die direkt mit dem Patienten in Kontakt kommen.
2. Ausstattung des Zimmers:
   - Monitoring: Pulsoxymeter und EKG
   Temperatur (Kerntemperatur ist vorzuziehen)
   invasive Blutdruckmessung, ZVD, eventuell HZV, PCWP und PAP
   - Respirator
   - erforderliche Pflegeutensilien (sterilisiert)
3. Erhöhung der Raumtemperatur auf ca. 28–32° C mit zusätzlichen Elektroradiatoren oder die Erhöhung durch die Klimazentrale vornehmen lassen. Ebenso ist eine Luftfeuchtigkeit von etwa 40% empfehlenswert. Auch die Erwärmung des Patienten mittels des Bair-Huggers® ist eine Möglichkeit.
4. Vorbereitung des **Verbrennungsbettes:**
   Das sogenannte sterile Bett des Brandverletzten im eigentlichen Sinne gibt es nicht. Trotzdem ist es von entscheidender Bedeutung, daß unter streng sterilen Bedingungen gearbeitet wird, um die Keimbesiedelung durch Autoinfektion und Fremdinfektion zu minimieren bzw. zu verhindern. Ein ausgeprägtes Hygienebewußtsein und Selbstdisziplin sind unumgänglich, um auch in Streßsituationen hygienebewußt zu handeln.

   a) Schaumstoffbett
   Bei Verwendung eines Normalbettes werden anstatt der Matratze mehrere Schaumstofflagen eingelegt (ca. 8–10 Stück je nach Stärke der Lagen [etwa 2 cm]). Ein Kopfpolster unter dem obersten Schaumstoff und darüber ein steriles Leintuch als Decke stellen dann das Verbrennungsbett dar. Vorbereitet wird das Bett mit sterilen Handschuhen, Mantel, Haube und Mundmaske. Eine utopische Vorstellung für die Pflege von Schwerbrandverletzten ist das Liegen des Patienten in blütenweißem Verband und Bett. Jegliche optische Korrekturversuche mit zusätzlichen Laken, Einlagen oder Verbandmitteln behindern den ungehinderten Sekre-

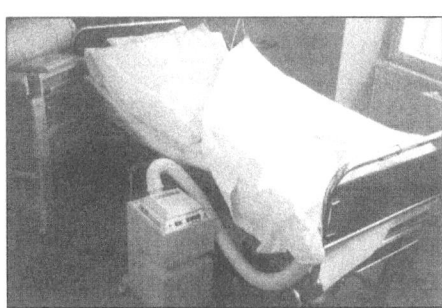

Abb. 33. Schaumstoffbett

tabfluß und bedeuten somit für den Patienten Mazerationsgefahr und ein erhöhtes Infektionsrisiko.

Vorteile des Schaumstoffbettes
- Durchlässigkeit für Wundsekretion (Patient liegt nicht im eigenen Wundexsudat, und dadurch kommt es zu einer Keimreduktion)
- verbesserte Einheilung der Transplantate, da Mazerationen vermieden werden,
- patientenorientierte Gestaltung (Ausschneidung für Hinterhaupt, Fersen, Ellbogen, Steißbein ist möglich)
- hygienisch: durch die Sterilität und den täglichen Wechsel.

Nachteile des Schaumstoffbettes
- Die Beweglichkeit des Patienten auf den Schaumstofflagen ist eingeschränkt
- Hoher Arbeitsaufwand: Der Einsatz von Therapiesystemen ist möglich (Fluid-Air-Plus®, Thera-Kair®, Thera-Pulse® oder Monarch®-Bett). Die Thera-Kair®-Matratze kommt erst in der hyperdynamen-, hyperkatabolen- und Reepithelisationsphase zum Einsatz. Bei geringfügigeren Verbrennungen kommen das Monarch®- und Thera-Pulse®-Bett zum Einsatz. (Die zusätzliche Auflage von 2 bis 3 Schaumstofflagen ist möglich, erscheint aber als wenig sinnvoll.) Das Fluid-Air-Plus®-Bett (Mikroglaskugelbett) kommt in der Akutphase zum Einsatz. Dieses System ist als Therapieform und nicht als Bett anzusehen und sollte gezielt eingesetzt werden (Dauer und Zeitpunkt).

b) **Mikroglaskugelbett**
Grundprinzip des Mikroglaskugelbettes
Winzige Glaskügelchen werden durch einen starken Luftstrom bewegt und verhalten sich ähnlich wie eine Flüssigkeit, sodaß der Patient ständig unter dem kapillaren Verschlußdruck gelagert wird. Der verstärkte Luftstrom hält die Haut kühl und trocken [5]
Vorteile des Mikroglaskugelbettes:
- versickern des Wundsekretes [17]
- trockene Wundverhältnisse ⇒ dadurch geringeres Keimwachstum
- durch die Luftstromtherapie und die Gore-Tex®-Laken Anmodellierung der Hauttransplantate an die Körperoberfläche ⇒ bessere Einheilung [17]
- beschleunigte Abheilung der Spenderzonen [17]
- verminderte Dekubitusgefahr im Brandwundenareal
- Heizung bzw. Kühlung des Systems [5]
- einfache Handhabung des Systems [5]

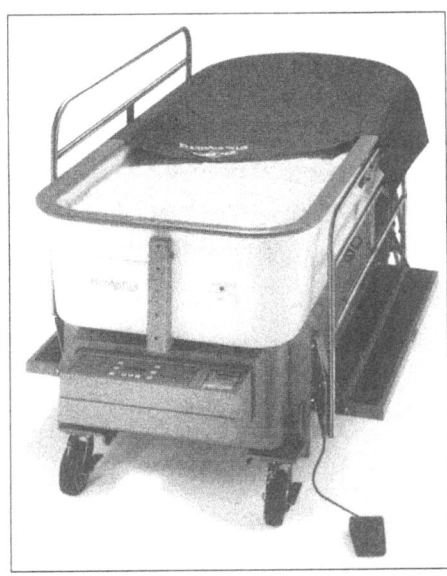

Abb. 34. Mikroglaskugelbett [4]

- eingebaute Waage [5]
- idealer Einsatz für großflächige Verbrennungen, besonders in der Akutphase [17]

Nachteile des Mikroglaskugelbettes
- Negative Auswirkung auf die respiratorische Funktion, besonders in der Weaningphase des Patienten, bedingt durch die erschwerte Möglichkeit der Oberkörperhochlagerung
- erhöhter Flüssigkeitsbedarf, durch die verstärkte Flüssigkeitsabgabe über die Haut (1–2 Liter erhöhter Bedarf/die) [17]
- die Wundsekretion ist optisch nicht beurteilbar [17]
- eine Mobilisation ist nur unter Mehraufwand möglich
- Spitzfußprophylaxe ist erschwert [17]
- Patienten klagen oft über Kältegefühl bzw. Seekrankheit (Schwindelgefühl etc.)
- erschwerte enterale Ernährung (Regurgitationsgefahr durch die flache Lagerung).

5. Vorbereitungen zur Einschleusung in die Isolierungseinheit
   - Sterile Mäntel
   - Händedesinfektionsmittel
   - Handschuhe
   - Mundschutz
   - Haube
   - Abwurfbehälter

8.17. Überwachung

Hämodynamik

- Invasiver Blutdruck (systolischer RR soll > 100 mm Hg sein),
- ZVD, PAP., evtl. PCWP und HZV (das HZV verringert sich um ca. 50% nach der Verbrennung [1])

Atmung

Respirator, PO_2, Blutgasanalyse, Atmungsform **(Lungenödemgefahr)**

Bronchialsekret

Menge, Aussehen und Konsistenz

Temperatur

Axillär, oesophagal, rektal, Kern. **Störung der Temperaturregulation!**

Sensorium

Nicht intubierte Patienten sind bewußtseinsklar, zunehmende Bewußtseinseintrübung kann ein Hinweis auf ein beginnendes Hirnödem sein. Bei primär bewußtseinseingetrübten Patienten ist an ein SHT zu denken.

Infusionstherapie

Die Formelberechnung nach Baxter (siehe unter 8.6.) ist nur ein Annäherungswert. Folgende Faktoren können den Flüssigkeitsbedarf verändern:
- Grad der Verbrennung
- % der verbrannten KOF
- Art der Wundbehandlung
- Luftfeuchtigkeit
- Exsudation
- Grad der Ödembildung
- Diurese
- Hämatokrit
- Fieber[18]

---

[18] Pro 1° Fieber verliert der Patient um etwa 500 ml H_2O/die mehr [1].

Überwachung

- Zimmertemperatur
- MAD, ZVD, Herzfrequenz
- Hautturgor

Behandlungsziele für die Infusionstherapie
a) Optimale Na-Substitution von 20–25 mmol/kg KG innerhalb der ersten 24 Stunden
b) Konstante Na-Ausscheidung im Urin
c) Serum-Na < 145 mmol/l, Serum-K. max. 4,5 mmol/l
d) Hämatokrit max. 35%
e) Systolischer Blutdruck > 100 mm Hg beim Normotoniker (ausreichend hohes HZV)
f) ZVD im Normbereich (max. 9 mm Hg)
g) Stündliche Harnmenge: 0,5–1 ml/kg KG
h) Vermeidung von dekompensierten metabolischen Störungen
i) Blutglucose: < 150 mg%
j) Gesamteiweiß: min. 50 g/l
k) P_aO_2: min. 100 mm Hg [1]

Eine ausreichende Therapie spiegelt sich wieder in:
a) adäquater Harnausscheidung
b) Abnahme des spez. Harngewichts
c) Stabilisierung der Kreislaufverhältnisse
d) ausgeglichenem Säure-Basen- und Elektolythaushalt
e) Normalisierungstendenz der Immunabwehr
f) Normalisierung des kolloidosmotischen Drucks
g) Beendigung des durch thermischen Schaden bedingten Erythrozytenzerfalls [1]

Flüssigkeitsbilanz

Ist in regelmäßigen Abständen exakt durchzuführen.[19]

Einfuhr	Ausfuhr
– parenterale Einfuhr	– Harnmenge
– enterale Einfuhr	– Magensekret
– Oxydationswasser:	– Wundsekretion/Verdunstung
5ml/kg KG/die (= ca. 300 ml)	– Perspiratio insensibilis

---

19 Aktivierung des Renin-Angiotensin-Aldosteron-Mechanismus führt besonders bei Brandverletzten zu positiver Natrium- und Wasserbilanz, die hypertone Krisen, hypertensive Enzephalopathien und Konvulsionen auslösen kann [18].

Typischer Werteverlauf eines Brandverletzten

Hämatokrit

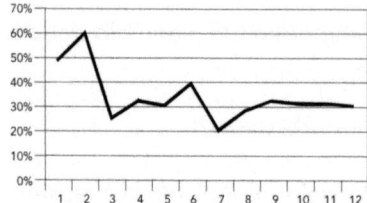

Diurese

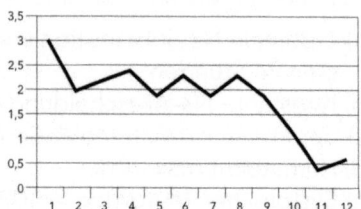

Gesamteiweiß

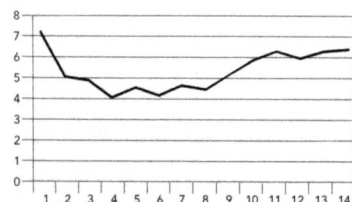

Flüssigkeitszufuhr

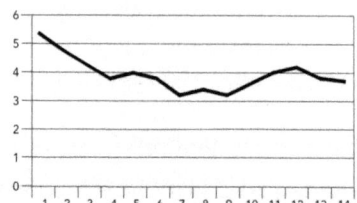

Abb. 35. Werteverlauf eines Brandverletzten (Hämatokrit = Prozent; Diurese = Liter in 24 Stunden; Gesamteiweiß = g/dl; Flüssigkeitszufuhr = Liter in 24 Stunden)

Perspiratio insensibilis

Dabei handelt es sich um den Flüssigkeitsverlust über die Haut- und Lungenatmung, die beim gesunden Menschen ca. 800 ml/24 Stunden beträgt.
Formel: 10–20 ml/kg KG/die, ist abhängig von Luftfeuchtigkeit, Atmung und Außentemperatur [1]. Bei **Verbrennungspatienten** wird sie folgendermaßen errechnet:

> 25 + % verbrannter KOF x KOF in m²
> z.B. 25 + 40% x 2,06 m² KOF
> = 134 ml/h = 3216 ml in 24 Stunden

In Extremfällen ist eine Abgabe von mehreren Litern pro Tag möglich [1].

Diurese

Besonders zu achten ist auf Zeichen der Hämolyse und Myolyse (Muskelzellnekrosen). Der Harn ist rotbraun bis dunkelschwarz. Die Therapie besteht in einer Alkalisierung des Blut-pH mit Natriumbikarbonat und Hyperventilation, um Ausfällungsreaktionen in den Nierentubuli zu vermeiden (Crush-Niere). Die Stundenharnmenge sollte 50–100 ml/h betragen und 30 ml/h nicht unterschreiten,[20] sowie 150–200 ml/h nicht überschreiten (polyurisches Nierenversagen). Nach ca. 24 Stunden werden die Zellmembranen wieder semipermeabel, und die Rückresorption der Ödemflüssigkeit beginnt. Sie äußert sich in einer gesteigerten Diurese.

Magensonde/Nährsonde

- auf die korrekte Lage ist zu achten
- ungehinderten Abfluß
- auf Menge, Farbe, Konsistenz und pH-Wert
- Zeichen einer Magenblutung
- die Sonde sollte in regelmäßigen Abständen entlang des Nasen- und Rachenraumes leicht gedreht werden, um Drucknekrosen und ein Verkleben mit der Schleimhaut zu verhindern

Analgosedierung

Es sollte auf eine ausreichende Sedierung und Analgesierung (Dipidolor®, Sufenta® etc.) geachtet werden, um besonders in der Akutphase die Katabolie gering zu halten und später eine ungehinderte Einheilung der Transplantate zu gewährleisten.

Laborparameter

Blutbild, Elektrolyte, Blutgase, Laktat, Blutgerinnung, Harn, Myoglobin.

---

[20] Die frühzeitige Oligo-Anurie entsteht letztlich durch die komplette Rückresorption des verminderten Filtrates. Die Tubulusfunktion bleibt in der akut oligo-anurischen Phase noch intakt. Eine Diuretikagabe ist in dieser Phase wenig sinnvoll, da sie die normalen renalen Schutzmechanismen beeinträchtigt [1].

Bakteriologische Diagnostik

In regelmäßigen Abständen sollte ein bakteriologisches Screening vorgenommen werden, um einen gezielten Antibiotikaeinsatz zu gewährleisten (Wunde, Rachen, Trachea, Harn etc.)

Gesichtsmimik und Motorik

Auf Gesichtsmimik und Motorik ist zu achten, um ein beginnendes Delirium frühzeitig zu erkennen.

Wundgebiet und Wundsekretion

Jegliche Veränderungen müssen dem behandelnden Arzt mitgeteilt und dokumentiert werden (Blutungen etc.).

8.18. Administrative Arbeiten

1. Die Aufnahme des Patienten erfolgt auf die stationsübliche Vorgehensweise.
2. Erstellen einer **Verletzungsanzeige** durch den behandelnden Arzt (doppelte Ausführung).
3. Bei Bedarf Anforderung eines Augenkonsiliums (Konsiliarzettel).
4. Bei Bedarf Anforderung eines thoraxchirurgischen Konsiliums zur Bronchoskopie.
5. Ausreichend Erythrozytenkonzentrate sollten bereitgestellt werden.

8.19. Pflegerichtlinien

1. Grundpflege und Behandlungspflege

a) *Offene Wundbehandlung*

- Reinigung der verbrannten Hautareal bzw. Transplantate mit verdünnter Betaisodona®-Lösung 1:10. Die sterile Gaze wird mit der vorgewärmten Lösung getränkt und für etwa 10–20 Minuten auf die Haut gelegt. Nach dieser Zeit werden die Hautareale von den Oberflächenbehandlungsmitteln befreit (Fettgaze, Grasolind® oder verschiedene Cremen) und leicht abgetupft (keine Scherkräfte ausüben). Danach wird das neue Behandlungsmittel aufgebracht. Da-

bei trägt das Personal sterile Mäntel und Handschuhe sowie Haube und Mundschutz. Die erforderlichen Pflegeutensilien sollten auf einem sterilen Tisch vorbereitet werden. Größere Verbandwechsel und Umlagerungen erfolgen von mind. 2 Pflegepersonen
- Nicht verbrannte Hautareale können normal gewaschen und gepflegt werden
- Die Wundumgebungen sollten geschmeidig gehalten werden
- Gesichtspflege ⇒ siehe unter Punkt 7.
- Sterile Pflegeutensilien (Leintücher, Kopfpolster, Waschlappen ⇒ alle Artikel, die mit der Haut des Patienten in Berührung kommen, müssen **steril** sein
- Isolierungspflicht mit Mantel-, Handschuh-, Hauben- und Mundschutzpflege
- Verbrennungsbett (siehe unter 8.16.)
- Betaisodona®-Lösung-Vollbäder können in der Regel ab dem 10.–12. posttraumatischen Tag durchgeführt werden

b) Geschlossene Wundbehandlung

- Normale Ganzwaschung mit Durchführung aller Prophylaxen
- Die weitere Versorgung ist individuell

Mundpflege: Durchführung bei intakter Mundflora z. B. mit Salbei/Eibisch-Tee, bei vorhandenen Pflegeproblemen z. B. Betaisodona®-Mundantiseptikum.

Hautpflege: Die Wundumgebung sollte möglichst geschmeidig gehalten werden (Wundkontraktion) ⇒ Einölen mit Babyöl oder Auftragen von Lotionen/Fettsalben.

2. Pflege der Hauttransplantate

a) Geschlossene Behandlung

Die Versorgung der Transplantate erfolgt in der Regel im Operationssaal.

Spalthauttransplantate: Sie sollen nicht ausgerollt werden, da sich dabei die Transplantate geringfügig verschieben können, und dadurch können Heilungsstörungen hervorgerufen werden. Man sollte deshalb Sekretblasen steril abpunktieren und mit feuchten Tüchern abtupfen (keine Scherkräfte ausüben).

Mesh-graft-Transplantate: Die Pflege der Mesh-graft-Transplantate gestaltet sich einfacher. Mit feuchter Gaze kann das Wundsekret schonend entfernt werden. Sie besitzen eine bessere Einheilungschance als

Spalthauttransplantate, Grund dafür ist der verbesserte Sekretabfluß
[16]. Solange die Hauttransplantate noch blutig sind, werden sie über
7–12 Tage verbunden mit:
- Grasolind
- oder Fettgaze, mit Betaisodona®-Wund-Gel und darüber Gaze,
Rollwatte und elastische Binde

Keratinozyten:
- Pflege bis zum **Take down:**
  - Druck- und Scherkräfte vermeiden (kein Lifter)
  - keine Physiotherapie
  - geringstmögliche Bewegung
  - ausreichende Sedierung
  - der Einsatz von Therapiesystemen ist indiziert [17]
- Plege nach dem **Take down:**
  - Vorsichtig mit Physiotherapie beginnen
  - erste Dusche: 6–8 Wochen nach der Transplantation
  - täglicher Verbandwechsel [17]

b) Offene Behandlung

Spalthauttransplantate und *Mesh-graft-Transplantate* müssen in der ersten Zeit in regelmäßigen Abständen feucht gehalten werden (z. B. physiologische Kochsalzlösung). Die Oberflächenbehandlung erfolgt ebenfalls mit Grasolind® oder Fettgaze mit Betaisodona®-Wund-Gel. Die entsprechende Lagerung der betroffenen Bezirke ist unumgänglich (siehe unter Punkt 17). Nach entsprechender Abheilung, daß heißt, wenn der Verband entfernt wurde und keine blutenden Stellen mehr vorhanden sind; erfolgt die Pflege mit Hautöl oder Fettsalben (z.B. Salbe mit Jojobaöl). Bei der Transplantatpflege ist darauf zu achten, daß die Hautstücke nicht verschoben werden. Jede Verschiebung der Transplantate bedeutet eine Einheilungsbehinderung bzw. einen Einheilungsverlust und dadurch ein erhöhtes Infektionsrisiko [16]. Wenn die Transplantate eingeheilt sind und sie durch Fettsalben geschmeidig gemacht wurden, kann der Patient gemeinsam mit der Physiotherapie leichte Bewegungsübungen durchfühen.

3. Pflege der Entnahmestellen

a) Geschlossene Behandlung

Solange die Entnahmestellen noch blutig sind, werden sie behandelt mit:

- Scarlet®-Red-Gaze
- Grasolind®, Fettgaze mit Betaisodona®-Wund-Gel, und darüber mit Gaze, Rollwatte und elastischer Binde
- oder auch mit hydrokolloiden Wundverbänden (**Comfeel®-Plus**).

Die Verbandartikel (Fettgaze und Grasolind®) bleiben so lange als Behandlungsmittel auf der Wunde, bis der Wundgrund blutungsfrei ist (ein täglicher Wechsel mit Desinfektion sollte vorgenommen werden). Das Scharlachrot verbleibt so lange auf der Wunde, bis es sich zu lösen beginnt, in der Regel aber maximal 7–12 Tage. Die hydrokolloiden Wundverbände sollen nach Ablösen (nach etwa 2 bis 4 Tagen) erneuert werden und verbleiben so lange, bis der Wundgrund nahezu blutungsfrei ist, aber maximal 7–12 Tage. Nach entsprechender Abheilung Pflege mit Hautöl oder Fettsalben (z. B. Salbe mit Jojobaöl).

b) Offene Behandlung

Solange die Entnahmestellen noch blutig sind, werden sie behandelt mit:
- Scarlet®-Red-Gaze
- Grasolind®
- Fettgaze mit Betaisodona®-Wund-Gel. Die Verbandartikel (Fettgaze und Grasolind®) bleiben so lange auf der Wunde, bis der Wundgrund blutungsfrei ist (ein täglicher Wechsel mit Desinfektion [Aqua dest. mit Betaisodona-Lösung 1:10] wird vorgenommen). Das Scharlachrot verbleibt so lange auf der Wunde, bis es sich zu lösen beginnt, in der Regel aber maximal 7–12 Tage. Nach entsprechender Abheilung Pflege mit Hautöl oder Fettsalben (z. B. Salbe mit Jojobaöl).

4. Verbrennungen ersten Grades

Trockene und gerötete Haut braucht keine besondere Pflege. Nach einigen Tagen besteht Schmerzfreiheit, und die Haut kann mit fetthaltigen Salben geschmeidig gemacht werden.

5. Verbrennungen zweiten Grades

1. Oberflächlich zweitgradige Verbrennungen: Eher geschlossene Behandlung. Bewegungsübungen und die Entfernung des Verbandes sind in der Regel schmerzfrei.

2. Tief zweitgradige Verbrennungen: Diese sollten eher offen behandelt werden, je nach Erregerspektrum mit Betaisodona®-Wund-Gel oder Flammazine®-Creme.

6. Verbrennungen dritten Grades

Hier wird eher die offene Behandlung durchgeführt. Eine Selbstheilung ist kaum noch möglich.

7. Gesichtsverbrennungen

Aus Gefahr des Inhalationstraumas sind diese Patienten meist intubiert, die Tubusfixation erfolgt mit einer Gekalastbinde oder dem Endo-tracheal-Tube-Holder® (Nahtfixierungen kommen selten zur Anwendung). Die Anforderung eines Augenkonsiliums sowie die Durchführung der verordneten Therapie sind wichtige Bestandteile der Pflege.

Pflege: Gesichtsverbrennungen werden z. B. mit Flammazine®-Creme, Panthoten®-Salbe, Baneocin®-Salbe etc. (messerrückendick) mehrmals täglich behandelt. Zuvor werden die Cremereste mit vorgewärmtem sterilem Aqua dest, Betaisodona®-Lösung (Verdünnungsverhältnis 1:10) und steriler Gaze aufgeweicht. Das Auflegen der Gaze auf das Gesicht für 10–15 Minuten (zwischendurch die Gaze nachbefeuchten) ist empfehlenswert, da die Cremereste aufgeweicht und die Poren geöffnet werden (Gesichtsmaske). Wichtig dabei ist die Kooperation des Patienten. Abrasieren der Haare und regelmäßige **Naßrasuren** sind unumgänglich.

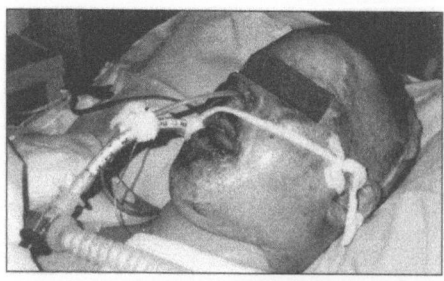

Abb. 36. Gesichtsverbrennung zweiten Grades

8. Inhalationstrauma

1. Nasenpflege: Regelmäßige Reinigung mit Wattestäbchen und Kamillentee sowie Einbringen von Nasentropfen (z. B. Coldistop®-Nasenöl) ist empfehlenswert.
2. Augenpflege: Bei Mitbeteiligung entsprechende Augenpflege vornehmen (siehe unter Punkt 9).
3. Kinetische Therapie: Als additive ARDS-Therapie kommt sie häufig zum Einsatz. Die pflegerischen Besonderheiten sind dem entsprechenden Kapitel zu entnehmen.

9. Verbrennungen der Hornhaut

Anforderung eines Augenkonsilliums.
Therapie: Reinigung mit Kamillengaze oder NACL, Umschläge mit Kamille oder physiologischer Kochsalzlösung, Tropfen und Salben

Cave: Austrocknung!

10. Verbrennungen der Ohrmuschel

Versorgung wie im Gesichtsbereich. Nekrosen demarkieren sich und werden abgestoßen.

Cave: Druckschäden ⇒ regelmäßige Umlagerung und Haarwäschen sind unumgänglich. Die Anlegung des Pulsoxymeters kann sich unter Umständen als problematisch erweisen.

11. Verbrennungen des Stammes

Hier gibt es sehr leicht Probleme mit der Fixation der EKG-Klebelektroden. Als Alternativlösung bietet sich ein gestochenes Nadel-EKG an. Durch die Verbrennungsschäden der Haut und die Analgesierung ist es für den Patienten nicht schmerzhaft.

12. Verbrennungen des Genitoanalbereiches

1. Sorgfältige Wundreinigung mehrmals täglich
2. exakte Pflege des Urethralkatheters mit zwischenzeitiger Desinfektion (Octenisept®)
3. Hochlagerung von Penis und Skrotum zur Prävention von Ödemen
4. Stuhlgang/Stuhlsorge siehe unter Punkt 13.

13. Stuhlgang

Für den Verbrennungspatienten ist die Darmentleerung oft mit großen Schwierigkeiten verbunden, besonders bei perianalen Verbrennungen. Je nach Infrastruktur empfehlen sich verschiedene Vorgehensweisen:

a) Nach jedem Stuhlgang eine komplette Wundreinigung mit neuerlicher Oberflächenbehandlung durchführen oder den verschmutzten Verband erneuern. (Dieses Verfahren ist sehr personalintensiv, da mit dem Stuhlgang zu jedem Tageszeitpunkt zu rechnen ist.)
b) Aus personellen und hygienischen Gründen besteht die Möglichkeit, einen künstlichen Darmausgang (Anus praeter) anzulegen.
Das Heben und Senken beim Unterschieben der Leibschüssel bereitet Schmerzen, ebenso die Defäkation selbst. Der Patient neigt dadurch zur Unterdrückung des Stuhldranges. Gleichzeitig ist die Darmmotilität durch die Gabe von Analgetika und Sedativa zusätzlich beeinträchtigt.

Pflegemaßnahmen

a) Gabe von darmmotilitätfördernden Mitteln (z. B. Laxantien etc.)
b) Abpolstern der Leibschüssel.
c) Stuhlsorge in linker Seitenlage durchführen und evtl. den Verband abkleben.
d) Stuhlsorge mit blockbaren Darmrohren durchführen.
e) Enterale Nahrungs- und Flüssigkeitsaufnahme fördern.
f) Bei massiven Durchfällen und dadurch bedingten starken Hautmazerationen im Analbereich kommt evtl. die Pflege mit Eichenrindentee zur Anwendung (nur wenn der perianale Bereich nicht von den Verbrennungen betroffen ist).

14. Verbrennungen der Oberarme

Hier ist die Anlegung der Blutdruckmanschette oftmals nicht möglich. Die Alternativlösungen wären: Anlegung der Blutdruckmanschette am Oberschenkel oder eine invasive Blutdruckmessung.

15. Verbrennungen der Hände

Hochlagerung, Fingerbeweglichkeit beobachten und die frühzeitige Eigenständigkeit des Patienten fördern. Die Pulsoxymetrie sollte nach Möglichkeit an den Ohren angelegt werden.

Pflegerichtlinien

16. Besonderheiten für die Pflege von Patienten mit HBO-Therapie

Siehe Kapitel 11. *Hyperbare Oxygenation.*

17. Lagerung

Zweck

Kreislauftraining, Dekubitus-, Atelektasen-, Pneumonie-, Thrombose-, Kontrakturenprophylaxe, Verbesserung des Ödemabflusses, Vermeidung von Narbenkontrakturen und postoperative **Schonung der Hauttransplantate** unter Berücksichtigung des respiratorischen und hämodynamischen Zustandsbildes. Schwierig gestaltet sich oft die Lagerung des beatmungspflichtigen Patienten. Je nach hämodynamischer, respiratorischer und Transplantatsituation des Patienten sollten regelmäßige Lagewechsel vorgenommen werden. Auch Bauchlagerungen[21] unter Berücksichtigung jeglicher wichtiger Umstände (Tubus, Transplantate, Gefäßzugänge, Blasenverweilkatheter, gefährdete Hautareale) für den Patienten sowie Kinetik sollen rechtzeitig vorgenommen werden, wenn der pulmonale Befund es erfordert. Keratinozytentransplantate im Bereich des Rückens machen eine Bauchlagerung erforderlich.

Lagerungsrichtlinien

1. Möglichst nicht auf verbrannte Hautareale lagern
2. Kontrakturenprophylaxe mit Absprache der Physiotherapie und dem behandelnden Arzt
3. Verbrannte Extremitäten immer hochlagern (Polster, Schaumstoff)
4. Sind die Ellbogen mitbetroffen, sollten die Arme in funktioneller Mittelstellung gelagert werden
5. Bei Männern ist auf ein Skrotalödem zu achten (Hochlagerung)
6. Bei Verbrennungen im Hals/Nackenbereich ⇒ kein Kopfpolster
7. Im Bereich der Axilla empfiehlt sich in regelmäßigen Abständen eine 90°-Auslagerung
8. Kopflage wechseln

---

21 Die 135°-Bauchlagerung zeigt sich mit leichten Vorteilen gegenüber der 180°-Lagerung. So werden die Lungenflügel in der 135°-Lagerung wohl besser ventiliert und perfundiert, der weitere Lagewechsel erweist sich dabei als einfacher als bei 180°. Die Bauchlagerung sollte mindestens über einen Zeitraum von 6, aber maximal 12 Stunden durchgeführt werden [17].

9. Oberkörperhochlagerung, um den Gewebedruck im Kopf- und Halsbereich zu reduzieren

Bauchlagerung

Besonders wichtig dabei ist die Lagerung des Kopfes (meist in Seitenlage), um Lagerungsschäden zu verhindern. Sehr häufig kommt es zu folgenden Problemen:
1. Anschwellen des Kopfes (bedingt durch die Schwerkraft, Druck auf den Bauch ⇒ Zwerchfellhochstand ⇒ verstärkter venöser Rückstau)
Pflege: Auf die richtige Lagerung des Kopfes ist zu achten, um Lagerungsschäden zu vermeiden
2 Anschwellen der Augenlider ⇒ insuffizienter Lidschluß
Pflege: Reinigung mit physiologischer Kochsalzlösung und Einbringung von Vidisic®-Augengel oder Oleovit®-Augensalbe, evtl. Uhrglasverbände verwenden
3. Anschwellen der Zunge ⇒ Gefahr von Bißschäden
Pflege: Erhöhte Vigilanz, gegen den Zungenvorfall evt. Einlegen eines Gazetupfers
4. Starker Sekretabfluß aus dem Nasenrachenraum ⇒ Mazerationsgefahr
Pflege: Besondere Lippenpflege mit fetthaltigen Salben. Um Austrocknungen zu vermeiden, besteht die Möglichkeit der Einbringung von Coldistop®-Nasenöl [17]
5. Aus hygienischen Gründen sollten geschlossene Absaugsysteme für die Bronchialtoilette verwendet werden
6 Arme nicht mehr als 90° auswärtslagern ⇒ Gefahr von Plexusschäden [17]
7. Im besonderen soll auf gefährdete Stellen geachten werden, wie Knie, Beckenkamm, Kinn, Ohren, Schultern, Genitalbereich
Pflege: Erhöhte Vigilanz und evtl. mit Hautschutzmitteln versorgen (Hautschutzplatten)

18. Prophylaxen

Dekubitusprophylaxe

Die Grundprinzipien der Dekubitusprophylaxe sind einzuhalten. Im besonderen sollte darauf geachtet werden, daß der Patient nicht auf verbrannte und bereits versorgte Areale gelagert wird.

Kontrakturenprophylaxe

Kontrakturen beim Verbrennungspatienten entstehen durch Narbenschrumpfungen, die die Bewegungsfähigkeit in den Gelenken einschränkt. Die Physiotherapie mit aktiven und passiven Bewegungsübungen spielt hier eine übergeordnete Rolle und wird durch geeignete Lagerungsmethoden seitens des Pflegepersonals unterstützt (siehe Punkt 17. *Lagerung*).

Atelektasenprophylaxe

Eine frühzeitige Mobilisation ist anzustreben, Atemübungen (Giebelrohr, Triflo), Unterstützung bei der Schleimabhustung und ggf. endotracheale Absaugung, ausreichende Analgesierung, O_2-Insufflation. Bei Beatmungspatienten ist die Durchführung einer regelmäßigen Bronchialtoilette von entscheidender Bedeutung.

Pneumonieprophylaxe

Zusätzlich ist die Gabe von Sekretolytika empfehlenswert [8].

Thromboseprophylaxe

Umfaßt alle Maßnahmen, die den venösen Rückstrom fördern, Stauungen vermeiden und zu einem ausgeglichenen Flüssigkeitshaushalt beitragen. Aktive und passive Bewegungsübungen, Frühmobilisation, leichte Hochlagerung der Beine, adäquater Flüssigkeitsersatz, Bandagierung der Beine (Antithrombosestrümpfe) und die medikamentöse Prophylaxe sollten rechtzeitig eingesetzt werden.

Narbenhypertrophieprophylaxe

Es sollte frühzeitig damit begonnen werden, mit Kompressionsverbänden der hypertrophen Narbenbildung (Keloid) entgegenzuwirken. So übt die Jobst-Bandage (Individualanfertigung) einen kontinuierlichen Druck auf die Hautareale aus, so daß die übermäßige Narbenbildung minimiert wird (siehe unter Punkt 27.).

19. Mobilisation

Die Mobilisation ist in der Anfangsphase kontraindiziert, um ein ungestörtes Einheilen der Transplantate zu gewährleisten. Die Mobilisation erfolgt nach ärztlicher Anordnung und Rücksprache mit der Physiotherapie. Aus Gefahr der orthostatischen Dysregulation sollte schrittweise vorgegangen werden, d.h. zunächst Sitzen an der Bettkante, danach Stehen neben dem Bett, dann Sitzen auf einem Sessel und später dann schrittweises Gehen.

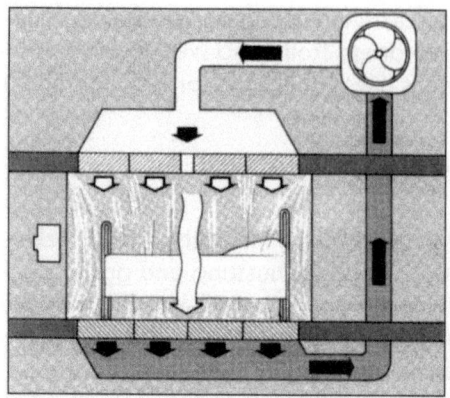

Abb. 37.
Laminar-Air-Flow-Einheit [26]

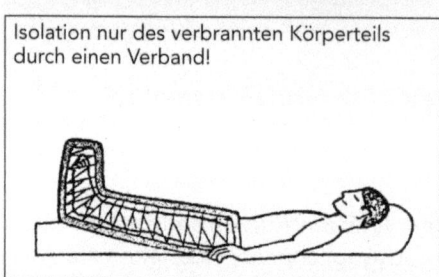

Isolation nur des verbrannten Körperteils durch einen Verband!

Isolation des gesamten Patienten im Bett, Apparate bleiben außerhalb der Schutzzone

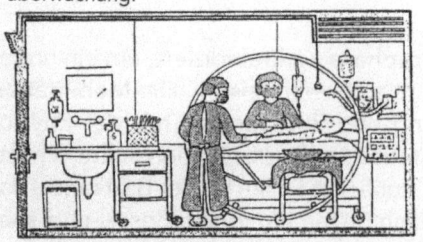

Ganzzimmerisolierung, Personal in Schutzkleidung, Überwachung am Krankenbett oder durch Glas hindurch mit Lautsprecherüberwachung!

Abb. 38. Isolationsmethoden

Pflegerichtlinien

20. Verbrennungsbett

Das Bett wird in der Regel nach der morgendlichen Pflege, wenn der Patient sich im Operationssaal befindet, oder nach Bedarf (je nach Exsudatmenge) unter sterilen Bedingungen gerichtet (siehe unter 8.16.).

21. Isolierung des Patienten

a) Isolierungseinheit (Laminar-Air-Flow-Einheit) ist zu empfehlen. Eine Alternativmethode für die Keimreduktion in der Isoliereinheit ist in dem Kapitel *Infektionsprophylaxe* (8.16.) beschrieben.
b) Handschuh-, Mantel-, Hauben- und Mundschutzpflicht für alle Personen, die die Isolierungseinheit betreten (Pflegepersonal, Ärzte, Laborpersonal etc.).
c) Kontaktaufnahme mit der Klimazentrale für die Erhöhung der Raumtemperatur oder zusätzliche Radiatoren aufstellen.

22. Das Vollbad/Therapiebad (Hydrotherapie)

Nach etwa 10 bis 12 Tagen (wenn die transplantierte Haut ein Bad zuläßt bzw. nach Arztanordnung) kann der Patient sein erstes Vollbad nehmen. Er wird es als wohltuend empfinden und dankbar annehmen. Das Badezimmer sollte beheizt und das Badewasser wohltemperiert sein. Die allgemeinen Kreislaufverhältnisse sind zwar stabilisiert, jedoch kann sich der Patient bei einem zu langen und zu warmen Vollbad in latenter Kreislaufkollapsgefahr befinden. Bei der Durchführung des Bades sollte die Belastung so gering wie möglich gehalten werden, ebenso ist eine gut abgestimmte Analgesie und Planung sehr wichtig. Bei intubierten/beatmeten Patienten muß für **Begleitung durch 1 Arzt** gesorgt werden, der für die Kontrolle der **Vitalparameter** und **Analgosedierung** verantwortlich ist, sowie mindestens **2 Pflegepersonen**. Des weiteren müssen transportable und stromnetzunabhängige Geräte zur Verfügung stehen. Das Badezimmer sollte geräumig und die Badewanne von mehreren Seiten zugänglich sein. Der Patient wird entweder mit dem Bett oder mit einer speziellen Badetrage ins Bad gebracht. Nun erfolgt die Umlagerung des Patienten auf die Hebebühne (Lifter), und die Hydrotherapie wird begonnen. Es gibt verschiedene Meinungen über die Durchführung des Therapiebades. Soll der Patient in das Wasser abgesenkt oder über Wasser abgeduscht werden? Es hat sich gezeigt, daß sich die Fettgaze unter Wasser leichter und schmerzfreier entfernen läßt, aber aus hygienischen Gründen

(Schwimmen in den eigenen Keimen ⇒ Analkeime) bevorzugen manche das Abduschen. Frei von den Oberflächenbehandlungsmitteln kommt der Patient in ein frisches Bett, die Wunden werden vorsichtig getrocknet, und eine Wundbeurteilung und dementsprechende Dokumentation wird vorgenommen. Danach werden wieder die verordneten Oberflächenbehandlungsmittel aufgebracht. Während des Therapiebades ist ein passives Durchbewegen der Extremitäten möglich.

23. Temperaturregulation

Sie ist durch die Zerstörung der Haut gestört, deshalb sollte der Raum auf 28 bis 32°C erwärmt werden oder eine Wärmedecke (Bair-Hugger®) verwendet werden.

24. Ernährung

- Hoher Kalorienbedarf
- Hoher Proteinbedarf
- Appetitlosigkeit

Maßnahmen

- Wunschkost
- Appetitanreger
- Lieblingsspeisen von den Angehörigen mitbringen lassen
- Das Essen appetitlich anrichten
- Bei Beatmungspatienten ⇒ Sondenernährung
- Oder hochkalorische parenterale Ernährung

25. Pflege des Intubations- und Beatmungspatienten

Durchführung der Bronchialtoilette etc., bei einer Bauchlagerung sind geschlossene Absaugsysteme zu empfehlen.

26. Psychische Betreuung

Die moderne Intensivmedizin hat uns in die Lage versetzt, lebensbedrohliche Störungen der Vitalfunktionen bei Schwerbrandverletzten auszugleichen bis zur Wiedererlangung der körperlichen Funktionen.

Aber sind wir neben optimaler medizinischer Behandlung auch in der Lage, die Psyche unserer Patienten zu verstehen? Die ganzheitliche Zuständigkeit für den Menschen, für seinen Organismus und sein Seelenleben rückt neben einem maximalen Aufgebot an medizinisch-technischen Apparaturen oftmals zur sehr in den Hintergrund. Das Bedürfnis des Kranken nach Verständnis, Trost und menschlicher Zuwendung sollte für das Pflegepersonal immer gegenwärtig sein.

Negative Faktoren
- Ungewohnte Umgebung und Monitoring
- Existentielle Ängste
- Hilflosigkeit und mangelnde Kommunikation
- Lange Dauer des Aufenthaltes
- Starke Schmerzen
- Lange Isolation
- Schmerzhafte Verbandwechsel
- Krankengymnastische Übungen bis zur Schmerzgrenze
- Alpträume (Durchleben des Unfallgeschehens)
- Körperliche Verunstaltung (großes Wundgebiet)

Pflegemaßnahmen
- Viel Zeit aufwenden
- Geduld und Verständnis aufbringen
- Auf die Probleme des Patienten eingehen
- Jede Pflegetätigkeit mit dem Patienten besprechen
- Berücksichtigung der Intimsphäre (auch im Bad kann mit einem Tuch der Genitalbereich abgedeckt werden)
- Erkennen und mitwirken bei der Problembewältigung
- Aufklärung soweit es der Patient möchte und psychisch verkraftet
- Keine löchernden Fragen stellen (selbst erzählen lassen)
- Motivation
- Auf den ersten Blick in den Spiegel vorbereiten
- Hilfestellung zur Wiedereingliederung in die Gesellschaft
- Über die Notwendigkeit des Blasenkatheters und Monitoring aufkären
- Ödementwicklungen erklären. Besonders im Bereich der Augenlider können sie für den Patienten angsteinflößend sein

Die Kommunikation und Kontaktaufnahme mit Verbrennungspatienten gestaltet sich oft als sehr schwierig durch:

- erschwertes Lippenlesen
- Sensibilitätsstörungen
- Schmerzen bei der täglichen Pflege

Häufig versuchen Verbrennungspatienten, ihre Situation durch Aggression, Wut, Auflehnung, Mißtrauen, Skepsis, Provokation, Boykott und Ausspielung des Pflegepersonals gegeneinander zu verarbeiten. Die Zuführung in eine **psychologische Betreuung** ist **empfehlenswert!**

27. Maßnahmen nach der Abheilung

a) **Jobstbandage:** Sie wird vom Bandagisten noch im Krankenhaus angemessen und wird Tag und Nacht getragen (höchsten 1/2–1 Stunde/die ablegen) über 1–2 Jahre. Es ist eine längs-querelastische Binde, die bei einem Druck von 24–28 mm Hg [17] auf das Narbengewebe die Narbenbildung minimiert. Im Gesicht werden speziell transparente Uvex®-Masken angepaßt

b) **Hautpflege:** Die transplantierte Haut und die Entnahmestellen sollten mehrmals täglich mit neutralen Salben eingefettet werden

c) **Keloidbildung** (Narben): Salbenbehandlung mit Contractubex®

d) Überweisung in ein **Rehabilitationszentrum**

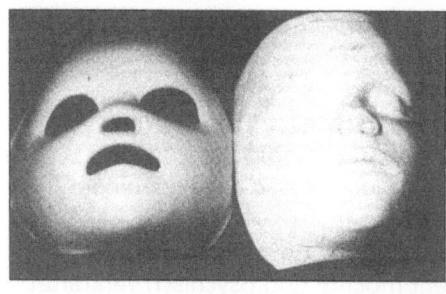

Abb. 39. Masken gegen Narbenbildung [37]

8.20. Nachbehandlung

1. Krankenhaus

a) **Narbenkorrektur:** Trotz aller prophylaktischer Maßnahmen kommt es immer wieder zur Narbenhypertrophie und -schrumpfung, die nur durch chirurgische Intervention korrigiert werden kann (vor allem tiefe zweit- und drittgradige Verbrennungen)

b) **Jobstbandage:** Exakte Einhaltung der Tragedauer
c) **Hautpflege:** Siehe oben

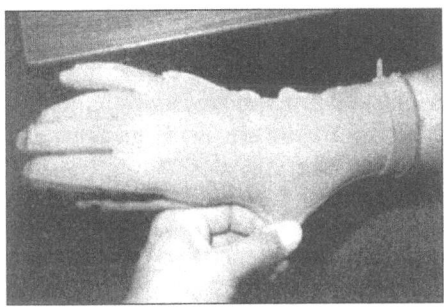

Abb. 40. Jobstbandage der Hand [34]

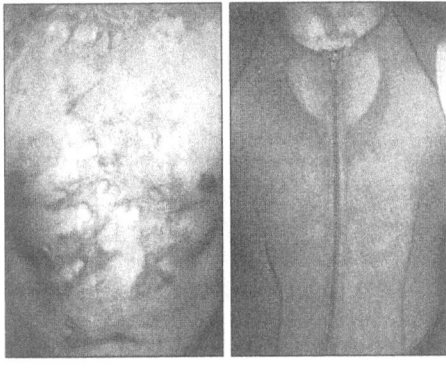

Abb. 41. Jobstbandage des Oberkörpers [35]

2. Rehabilitationszentrum

a) Aus der Sicht der Pflege

Je nach Verbrennungsgrad erhält der Verbrennungspatient im Rehabilitationszentrum täglich ein Vollbad mit reinigenden-, rückfettenden und desinfizierenden Badezusätzen. Bei fortgeschrittener Wundheilung führt der Patient die Pflege selbst durch. Olivenöl, Johanniskrautöl und Fettsalben kommen sehr häufig zum Einsatz [17]. Notwendige Verbandwechsel werden auch hier fortgeführt. Die Kompressionstherapie wird unter pflegerischer Aufsicht fortgeführt, und notwendige Neuversorgungen oder Korrekturen der Bandagen werden koordiniert.

Die kooperative Zusammenarbeit mit Ergo- und Physiotherapie, Sozialarbeiter, Psychologen und Orthopädiewerkstätten erleichtern den

Patienten die physische und psychische sowie berufliche und soziale Rehabilitation [17].

b) Aus der Sicht der Physiotherapie

Die Physiotherapie schafft die Vorraussetzungen für die bestmögliche Funktionalität. Dazu zählen neben der Ödem- und Narbenbehandlung die Prophylaxe und Beseitigung von Kontrakturen, die Kräftigung und Koordinationsschulung sowie die Verbesserung der Atmungs- und Kreislaufsituation. Da aufgrund der ausgedehnten Verbrennungen eine volle Funktion meist nicht mehr erreicht werden kann, müssen bestehende Defizite unter physiologisch-ökonomischen Gesichtspunkten kompensiert und der Patient zur Fortsetzung seines Übungsprogrammes nach Beendigung des Rehabilitationsaufenthaltes angehalten werden. So werden Bewegungsübungen, Dehnübungen, Gerätetraining (Fahrrad, Kraftkammer), Schwimmen und vieles andere durchgeführt [17].

c) Aus der Sicht der Ergotherapie

Die Ergotherapie bei Verbrennungsverletzungen bezieht sich vorwiegend auf die Behandlung der oberen Extremitäten. Folgende Therapiemaßnahmen werden durchgeführt: Die Schienenbehandlung dient zur Vermeidung bzw. Korrektur von Fehlstellungen und Kontrakturen. Zur Narbenbehandlung werden zusätzlich zu Kompressionsanzug und -handschuhen Einlagen aus Silikon, Elastomer und Silikongelplatten angepaßt. Weiters wird ein intensives Funktionstraining zur Verbesserung der Grob- und Feinmotorik sowie Geschicklichkeit, Kraft und Koordination mittels handwerklicher Techniken und diverser therapeutischer Spiele durchgeführt. Bei Beteiligung von Nervenverletzungen wird ein weiterer Schwerpunkt auf Sensibilitätstraining gelegt [17].

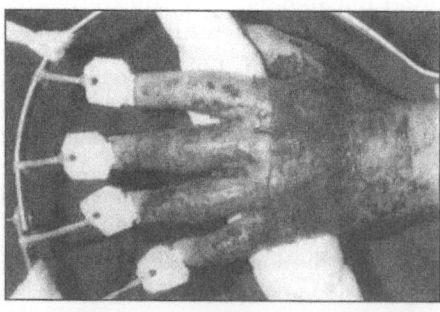

Abb. 42. Schiene bei zirkulärer Verbrennung [33]

8.21. Müll- und Wäscheentsorgung

Erfolgt auf die stationsübliche Vorgehensweise.

8.22. Reinigungsmaßnahmen

1. Händedesinfektion vor und nach Betreten des Patientenzimmers (Besucher, Arzt, Pflegepersonal etc.)
2. Tägliche Wischdesinfektion der horizontalen Flächen
3. Tägliche Wischdesinfektion des Bodens

8.23. Angehörige

1. Müssen vom Arzt ausreichend informiert und aufgeklärt werden
2. Besuche nur mit Mantel, Mundschutz, Haube und Handschuhen
3. Vor und nach Betreten des Patientenzimmers **Händedesinfektion**
4. Besucherinformationsmaterial aushändigen, evtl. Patientendaten einholen

8.24. Entlassung des Patienten

1. Flächendesinfektion (Boden, Einrichtung, Bett etc.)
2. Gebrauchsgegenstände (Besteck, Gläser) werden auf stationsübliche Weise entsorgt
3. Versorgung der Textilien auf stationsübliche Vorgehensweise
4. Die restlichen Arbeiten zur Entlassung des Patienten erfolgen ebenso auf stationsübliche Vorgehensweise

*

Literatur

[1] Niemer M et al. (1992) Datenbuch der Intensivmedizin, 3. Aufl. G. Fischer, Stuttgart Jena New York, S 1691–1729
[2] Steinbereithner K, Bergmann H (1984) Intensiv-station, -pflege, -therapie, 2. Aufl. Thieme, Stuttgart- New York, S 629–637
[3] Weiß R (1993) Spezielle Intensivpflege für den Intensivpflegekurs 1994/95 am Klinikum Graz, Universitätsklinik für Chirurgie, I. Chirurgie, Herz-Transplant-Intensivstation
[4] Pschyrembel – Klinisches Wörterbuch mit klinischen Syndromen und Nomina Anatomica, 257. Aufl. Walter de Gruyter, Berlin New York
[5] KCI-Mediscus Österreich, Produktinformationsmaterial

[6] Paetz B, Benzinger-König B (1994) Chirurgie für Krankenpflegeberufe, 18. Aufl. Thieme, Stuttgart NewYork, Tab. 4.1, S 91
[7] Hellbom B, Hubmer M (1997) Verbrennung, Klinikum Graz, Universitätsklinik für Chirurgie, Plastische Chirurgie
[8] Lit. [6], S 88–105
[9] Moecke H, Domres B, Dürner P (1985) Schwerbrandverletzte: Sekundärtransport mit Ambulanzflugzeugen. Dtsch Ärztebl 82: 1077
[10] Lit. [1], Tab. 29-4, S 1708
[11] Ditch EA (1990): The Manager of Burns. N Engl J Med 323: 1249–1253
[12] Mabry ChD, Crabtree JH (1984): Critical Care management of the burned patient In: Bone RC (ed) Critical Care: A Comprehensive Approach, Amer College of Chest Physicians, Park Ridge, Illinois, pp 498–517
[13] Zellner PR (1985) Primäre Versorgung von Brandverletzten. Deutscher Anästhesiekongreß, 15.–19. Mai, Bonn. Abstracts (Anästh. Wiederbel. Intensivbehandlung). Fresenius 14/3: 597–600
[14] Hammond JS, Ward CG (1985): Complications of the burn injury. In: Wachtel TL (ed) Symposium on Burns. Crit Care Clinics 1: 1
[15] Lit. [1], Tab. 29-10
[16] Die Schwester der Pfleger, Fachzeitschrift für Krankenpflege (1991) 30: 766–791
[17] 1. Internationales Pflegesymposium über Schwerbrandverletzte, 25. April 1998, Wifi-Salzburg. Abstracts, S 1–26 (KCI-Mediscus Österrreich)
[18] Monafo WW, Crabtree JH, Galster AD (1984) Haemodynamic and metabolic support of the servely burned patient. In: Shoemaker WC, Thompson WL, Holbrook PR (eds) Textbook of Critical Care. Saunders, Philadelphia London
[19] Carleton SC (1995) Cardiac problems associated with burns. Cardiol Clin 13(2): 257–262
[20] Cianci P, Sato R (1994) Adjunctive hyperbaric oxygen therapy in the treament of thermal burns: a view. Burns 20(1): 5–14
[21] Tenenhaus M et al. (1994) Treatment of burned mice with hyperbaric oxygen reduces mesenteric bacteria but not pulmonary neutrophil deposition. Arch-Surg 129(12): 1338–42
[22] Kindwall EP, Gottlieb LJ, Larson DL (1991) Hyperbaric oxygen therapy in plastic surgery: review article. Plast Reconstr Surg 88(5): 898–908
[23] Cianci P et al. (1990) Adjunctive hyperbaric oxygen in the treatment of thermal burns. An economic analysis. J Burn Care Rehabil 11(2): 140–143
[24] Cianci P et al. (1989) Adjunctive hyperbaric oxygen therapy reduces length of hospitalization in thermal burns. J Burn Care Rehabil 10(5): 432–435
[25] Grossman AR (1978) Hyperbaric oxygen in the treatment of burns. Ann Plast Surg 1(2): 163–171
[26] Lit. [2], Abb. 31.7, S 634
[27] Jain K (1996) Hyperbaric Medicine. 2nd edn. Hogrefe & Huber, Seattle Toronto Bern Göttingen, pp 179–222
[28] Lit. [6], Abb. 4.1, S 89
[29] Martyn J (ed) (1990): Acute Management of the Burned Patient. Saunders, Philadelphia
[30] Lit. [16], S 773
[31] Lit. [1], S 1711
[32] Lit. [16], S 773
[33] Lit. [16], S 783
[34] Lit. [16], S 786
[35] Lit. [16], S 788
[36] Herndon DN, Jones JH (eds) Total Burn Care. Saunders, London Philadelphia Toronto Sydney Tokyo, p 266, Plate 6
[37] Lit. [36], S 451, Fig. 43.8
[38] Lit. [36], S 265, Plate 2
[39] Daunderer M (1982) Vergiftung mit Brandgasen. Dtsch Ärzteblatt 79 (9): 46–48
[40] Fein A, Leff A, Hopewell PC (1978) Pathophysiology and management of the com-

plications resulting from fire and the inhaled products of combustion. Critical Care Medicine 18(2): 94–98
[41] Hendorn DN, Thompson PB, Traber DL (1985) Pulmonary injury in burned patients. Wachtel TL (ed) Burns: Critical Care Clinics 1(1): 79–96
[42] Hunt JL, Agee RN, Pruitt BA (1975) Fiberoptic bronchoscopy in acute inhalation injury. J Trauma 15(8): 641
[43] Jelenko C (1974) Chemicals that burn. J Trauma 14: 65
[44] Pruitt BA, Cioffi WG, Shimazu T et al (1998) Evaluation and management of patients with inhalation injury. In [17], S 63
[45] Shapiro BA, Mesnick P (1985) Smoke and toxic fume inhalation. Seminars in Anesthesy 4(2): 185–187
[46] Stone HH, Martin JD Jr (1969) Pulmonary injury associated with thermal burns. Surg Gynecol Obstet 129: 1242–1246
[47] Deitch EA (1990) The management of burns. N Engl J Med 323: 1249–1253
[48] Demling RH (1985) Fluid and electrolyte management. In: Wachtel TL (ed) Symposium on Burns. Crit Care Clinics North Amer 1(1): 17–45
[49] Lit. [4], S 1776

9. Anaerobe Wundinfektionen

Die klinischen Erscheinungsformen anaerober Infektionen können mannigfaltig sein. Nicht alle Anaerobier sind Klostridien und nicht jeder Nachweis von Klostridien im Wundabstrich gestattet die Diagnose **Gasbrand**. Neben den allgemein bekannten Exotoxin- und sporenbildenden Klostridien finden auch andere, nicht sporenbildende Anaerobier ⇒ wie Bacteroides und Fusobacterium, zunehmend Beachtung. Anaerobier sind, etwas simplifiziert dargestellt, fakultativ pathogene Saphrozyten der Schleimhäute, die in Gegenwart von freiem Sauerstoff schlechter wachsen als im sauerstoffarmen Milieu, wo sie schwere Infektionen verursachen können. Günstige, prädisponierende Faktoren für das Pathogenwerden von Anaerobiern sind **Gewebehypoxie** und eine **allgemein geschwächte Abwehrlage.** Nach neueren Untersuchungen spielt auch das **Redoxpotential** (= die Fähigkeit der Zelle, Sauerstoff aufzunehmen) eine Rolle. Es wirkt günstig auf das Wachstum der Anaerobier, hemmend dagegen auf die Phagozytenaktivität der Leukozyten. Der bakteriologische Nachweis von Anaerobiern ist schwierig und aufwendig, mit ein Grund, warum anaerobe Bakterien selten als Ursache einer Wundinfektion identifiziert werden.

9.1. Die wichtigsten Anaerobier

Nicht sporenbildende Anaerobier

Kokken
- Peptokokken
- Peptostreptokokken

Stäbchen
- Bacteroides
- Fusobakterien

- Korynebakterien
- Aktinomyces

Sporenbildende Anaerobier

Klostridien
- Clostridium perfringens
- Clostridium histolyticum
- Clostridium septikum
- Clostridium novyi (diese vier sind für den Menschen pathogen)
- Clostridium tetanie
- Clostridium botulinum

Es gibt derzeit 83 verschiedene Klostridienarten.

9.2. Wundinfektionen durch nicht sporenbildende Anaerobier

Ätiologie/Pathogenese

Die physiologische Schleimhautflora des Menschen besteht überwiegend aus Anaerobiern. So beträgt das Verhältnis Anaerobier zu Aerobier im Dickdarm 1000:1, im oberen Respirationstrakt 10:1. Diese Saprophyten sind pathogene Keime, die unter bestimmten anaeroben Bedingungen in das Gewebe penetrieren und dort charakteristische, unter Umständen mit Gasbildung einhergehende Infektionen verursachen können. Das Auftreten von Gas in infiziertem Gewebe gestattet jedoch nicht die Diagnose **Gasbrand**. Der bakteriologische Nachweis von Anaerobiern ist mit Selektivmedien sowie aufwendigen Spezialverfahren möglich und dauert mehrere Tage. Erschwerend kommt hinzu, daß Anaerobier sehr häufig als Mischinfektionen zusammen mit aeroben Enterobakterien, Strepto- und Staphylokokken vorkommen und meist von diesen leichter anzüchtbaren Keimen überwuchert werden. Möglicherweise schaffen aerobe Keime, indem sie Sauerstoff verbrauchen, erst das für die Anaerobier günstige Milieu. Unterbleibt die gezielte Suche nach Anaerobiern, werden nur die überwuchernden aeroben Begleitbakterien nachgewiesen. Oft genug lautet dann der nur scheinbar beruhigende Befund: **Kein Wachstum von Bakterien!** Schon bei der Materialentnahme für die bakteriologische Untersuchung können entscheidende Fehler gemacht werden, da die Anaerobier unter aeroben Bedingungen bereits innerhalb weniger Minuten zugrundegehen können. Es empfiehlt sich deshalb, den suspekten Abszeßeiter bereits vor der Inzision zu punktieren oder ein anaerobes selektives Medium sofort nach der Entnahme zu beimpfen.

Klinik

Da die Anzüchtung der Anaerobier, wie bereits erwähnt, mehrere Tage in Anspruch nimmt, ist die klinische Diagnose zunächst nur eine Verdachtsdiagnose. Auf eine mögliche Bacteroidesinfektion können ein *übelriechendes Wundsekret, Gasbildung im Gewebe, steriler Eiter* oder eine mit *Ikterus* einhergehende *Sepsis* hinweisen. Grundsätzlich muß besonders bei Infektionen nach *Darmperforation* oder *-resektion*, nach *gynäkologischen Eingriffen*, bei *Organabszessen* und *Aspirationspneumonien* an Anaerobier gedacht werden.

Therapie

Freilegung der infizierten Wunde mit Entfernung nekrotischen Gewebes und ausgedehnter Spülung. Zusätzlich soll eine Antibiotikatherapie eingeleitet werden.

Wundinfektionen durch sporenbildende Anaerobier

Siehe nächstes Kapitel.

10. Gasbrandinfektion

Nur wenigen Ärzten und Pflegepersonal tritt in Friedenszeiten der Gasbrand (Gasödem) jemals in echter Form vor Augen. Die einfache Kontamination von Wunden mit Klostridien ist häufig, die Entstehung des spezifischen schweren Krankheitsbildes selten. Oftmals wird der bakteriologische Nachweis von Klostridien in Wunden einem Gasbrand gleichgesetzt. *Dabei wird verkannt, daß diese alarmierende Diagnose ausnahmslos eine klinische ist!* Erste Berichte über Gasbranderkrankungen reichen an die 200 Jahre zurück. Vor allem in den Lazaretten des Ersten Weltkrieges wurde der Gasbrand später zur schrecklichen Geisel der Verwundeten.

10.1. Ätiologie/Pathogenese

Die Erreger des Gasbrandes (Gasödem) sind:

- in gedüngtem Boden vorkommende
- gasbildende
- grampositive
- anaerobe Stäbchenbakterien mit Sporenbildung

Klostridien kommen ubiqutär (überall) vor: Meer- und Salzwasser, Erde, Staub, Kleidung, Haut und Darmflora von Mensch und Tier. Die wichtigsten Keime sind:

- *Clostridium perfringens*
- *Clostridium septicum*
- *Clostridium novyi*

Meist liegen Mischinfektionen mit Aerobiern oder nicht sporenbildenden Anaerobiern vor. Das Charakteristikum des Gasödems ist eine *ausgedehnte Zerstörung des Muskelgewebes mit Akkumulation von Gas im Wundgebiet.* Die von den Klostridien produzierten Toxine haben im wesentlichen *histolytische* und *hämolytische* Eigenschaften. Die gebildeten **Exotoxine** sind zu zahlreich, um sie hier alle einzeln zu erwähnen (siehe Tabelle 9). Eines davon, das α-**Toxin** (wie Schlangen- oder Skorpiongift) wirkt *nekrotisierend* und *hämolytisch*. Diese Wirkungen rühren primär von der *Spaltung des Lecithins* (=Lecithinase-C) in den Zellmembranen (Cytholyse) her, wodurch diese *durchlässig* werden. Die *Hämolyse* ist eine Folge der α-*Toxin-Wirkung* an der Erythrozytenzellmembran. Die Zerstörung der Leukozytenmembran durch das α-Toxin ist auch mit der Grund für die *geringe Zahl von Leukozyten im* **Wundexsudat** bei Gasbranderkrankten. Das β-**Toxin** von Clostridium perfringens wirkt *hämolytisch* und *nekrotisierend*. Es ist in Gegenwart von Cholesterin inaktiv und außerdem sauerstoffinstabil. Von den wachsenden Klostridien werden neben Toxinen auch noch *Enzyme* abgegeben:

- *Kollagenase*
- *Protease*
- *Desoxyribonuklease*
- *Hyaluronidase*

Diese verursachen eine Ansammlung von toxischen Abbauprodukten im Bereich der Wunde. Klostridien setzen ein streng **anaerobes Milieu, nekrotische Muskulatur** und ein **niedriges Redoxpotential** voraus. Allgemein kann man sagen, je größer die Wunde und je ausgedehnter die Traumatisierung, desto eher droht die Gefahr eines Gasbrandes (jede mit Erde, Staub oder Fäkalien verunreinigte Wunde ist potentiell gasbrandgefährdet). Besonders disponierend sind große **Muskelwunden, massive Erdverschmutzung und Gefäßverletzungen.** 90% aller Gasbrandinfektionen wurden im Bereich der Extremitäten beobachtet, wobei bei 70% der Fälle der Ausgangspunkt am Oberschenkel und Gesäß, viel seltener am Unterschenkel lag. Angesichts des Zeitdruckes unter dem die diagnostische Entscheidung steht, kann der kulturelle Nachweis von Klostridien nicht abgewartet werden. Die Diagnose muß sich vielmehr am Anfang *ausnahmslos am klinischen Bild* orientieren, wobei der *Lokalbefund* und weitere Verlauf entscheidend sind. *Das schnelle Fortschreiten eines nekrotisierenden Prozesses mit Übergreifen auf gesunde Muskulatur ist ein bedeutsameres diagnostisches Zeichen* (Progredienz in Richtung Körperstamm: 10 cm/h) als der Nachweis von grampositiven Stäbchen oder die Züchtung von Klostridien aus dem Wundabstrich!

Tabelle 9. Exotoxine, die von Gasbrand-Klostridien produziert werden

Exotoxinname	Toxin	Wirkung des Toxins
Clostridium perfringens	α-Toxin	Lecithinase, nekrotisierend, hämolytisch
	β-Toxin	nekrotisierend, letal
	χ-Toxin	letal
	δ-Toxin	hämolytisch, letal
	ε-Toxin	nekrotisierend, letal
	π-Toxin	hämolytisch, nekrotisierend
	τ-Toxin	nekrotisierend, letal
	κ-Toxin	Kollagenase (spaltet Kollagen)
	λ-Toxin	Protease (spaltet Eiweiß außer Kollagen und Elastin)
	μ-Toxin	Hyaluronidase (spaltet Hyaluronsäure in der Bindegewebsgrundsubstanz)
	γ-Toxin	Desoxyribonuclease (spaltet Desoxyribonucleinsäure aus dem Zellkern)
	θ-Toxin	hämolytisches Cardiotoxin, nekrotisierend
Clostridium septicum	α-Toxin	hämolytisch
Clostridium novyi	α-Toxin	nekrotisierend (250 mal stärker wirksam als α-Toxin von C.perfringens)
	β-Toxin	Lecithinase nekrotisierend, hämolytisch (nicht wie C.perfringens)
	γ-Toxin	Lecithinase nekrotisierend, hämolytisch
	δ-Toxin	hämolytisch
	ε-Toxin	Lipase (fettspaltendes Enzym, hämolytisch)

10.2. Inkubationszeit

Beim Clostridium perfringens beträgt die Inkubationszeit in der Regel 4 bis 72 Stunden [1], bei den restlichen Klostridien mehr als 72 Stunden.

10.3. Erregernachweis

Durch eine Abstrichentnahme oder besser durch ein **aerobes und anaerobes Punktat**.

Abstrichentnahme: Großzügig, sowohl aus der Tiefe des Muskelgewebes als auch vom Wundrand.

Präparate: Z. B. steht Port a cool für die Probengewinnung derzeit zur Verfügung.

Lagerung: Bei Umgebungstemperatur oder + 4°.

> Der Erregernachweis dient zum Unterstreichen der klinischen Diagnose, ist jedoch nicht ausschlaggebend!

10.4. Klinische Erscheinungsformen/ Schweregrad der Klostridieninfektion

1. Einfache Wundinfektion

Hier liegt eine Mischinfektion vor, an der auch Klostridien beteiligt sind.

2. Klostridienzellulitis

Synonyma: lokaler Gasbrand, Gasphlegmone und Gasabszeß. Bei dieser relativ benignen Verlaufsform ist das Wachstum der Erreger auf den unmittelbaren Wundbereich beschränkt. Die *gesunde Muskulatur* wird *nicht befallen*, und eine Hautverfärbung bleibt in der Regel aus. Die Ödembildung ist *weniger ausgeprägt*, im Vordergrund steht die Bildung eines *faulig riechenden Gases* und eines *eitrig-serösen Wundsekretes*. Lokaler Schmerz und allgemeine Krankheitserscheinungen, wie sie für den sogenannten echten Gasbrand typisch sind, treten hier zurück. Die **Behandlung** erfordert großzügige **Inzisionen**, während eine Amputation meist nicht notwendig ist [1].

3. Klostridienmyonekrose

Synonyma: echter Gasbrand, Gasödem. Die Bezeichnung dieser bösartigen Verlaufsform gibt deren Wesen am treffendsten wieder. Die Pathogenese dieser rasch verlaufenden Klostridieninfektion ist bislang ungeklärt. Wahrscheinlich *bricht die lokale Abwehr* als Folge der massiven **Exotoxinausschwemmung** zusammen, sodaß die *Keime auch in primär nicht traumatisierte Muskulatur eindringen und diese zerstören* können [1].

10.5. Symptome

1. Lokale Symptome

Frühphase	Folgephase
a) Schlagartig einsetzender rasender *Wundschmerz* [1] b) Gefühl des zu engen Verbandes (vor allem an den Extremitäten)	a) Zu Beginn *Wundödem* mit leichtem *Abblassen der Haut* b) Die Haut hebt sich in *Blasen* ab bzw. Hautspannung durch das Wundödem c) Später *bronze- bis kupferartige*[1] *Verfärbung der Haut* mit landkartenähnlichen Grenzen (manchmal auch livide Verfärbung) d) *Gasbildung* palpatorisch im Wundbereich spürbar e) Im Röntgen Lufteinschlüsse sichtbar = *Muskelfiederung* f) *Crepitation* (Gasknistern) der Haut bei Palpation g) *Serös/hämorrhagisches Exsudat* (⇒ fleischwasserfarben, kein Eiter) h) *Süßlicher Geruch* i) *Liquefaktionsnekrose* (verflüssigtes Gewebe ⇒ die Muskelfiederung ist nicht mehr erkennbar) j) Die *typischen Entzündungszeichen fehlen:* (vor allem an Schnitten und Nähten) – Rubor (Rötung) – Dolor (Schmerz) – Tumor (Schwellung) – Calor (Hitze) – Gestörte Funktion (Functio laesa)

---

[1] Die Braunfärbung der Haut kommt durch den hämolytischen Zerfall zustande [1].

2. Allgemeine Symptome

Frühphase	Folgephase
a) Tachykardie	a) Reduzierter Allgemeinzustand
b) Geringer Temperaturanstieg	b) Somnolenz/Delirium[2]/Stupor/Koma
c) *Blutdruckabfall*	c) *Toxischer/septischer Schock*
d) Zyanose	d) Toxische *Hämolyse* ⇒ *Anämie*
e) Schwäche, Erbrechen, Durchfall [1]	e) **Hyperbilirubinämie** ⇒ *Ikterus* als allgemeines Zeichen der Intoxikation
f) Apathie/Anorexie [2]	f) *Myoglobinurie*/Hämoglobinurie
	g) *Leukopenie*
	h) Gerinnungsstörungen (DIG)
	i) Evtl. Nierenversagen ⇒ MOV

Myoglobinurie

Die Myoglobinbestimmung ist ein wichtiger Verlaufsparameter für eine Myonekrose. Ein Anstieg des Laborbefundes würde für eine fortschreitende Nekrose sprechen. *Normalwert: 0.*

Hämoglobinurie

Gefahr einer Oligurie bis Anurie.

10.6. Diagnosestellung

1. Vorliegen der prädisponierenden Faktoren
2. Röntgen
3. **allgemeine und lokale Symptome**
4. Keimnachweis
5. Anamnese ⇒ ein entsprechendes Verletzungsereignis soll gesucht werden.

---

[2] Delirante Zustandsbilder kommen durch die Toxinämie zustande [2].

Tabelle 10. Differentialdiagnose der gasbildenden Wundinfektionen

	Klostridien-myonekrose	Klostridien-zellulitis	Streptokokken-myositis	Infizierte vask. Gangrän
Inkubationszeit	weniger als 3 Tage	mehr als 3 Tage	3–4 Tage	über 5 Tage
Beginn	akut	allmählich	subakut oder schleichend	allmählich
Toxinämie	außerordentlich schwer	fehlt oder nur leicht	schwer erst nach etwas Zeit	fehlt oder leicht
Schmerz	schwer	fehlt	variabel, meist schwer	variabel
Schwellung	ausgesprochen	fehlt oder leicht	ausgesprochen	oft deutlich
Haut	gespannt, oft auffallend weiß	wenig Veränderungen	gespannt, oft kupferfarben	verfärbt, schwarz und Blasen
Exsudat	variabel, massiv-serös blutig	wenig oder keines	massiv oder seropurulent	fehlt
Gas	selten, außer terminal	sehr reichlich	sehr gering	sehr reichlich
Geruch	variabel, oft süßlich	faulig	gering, manchmal säuerlich	faulig
Muskulatur	massive Veränderungen	kein Befall	massive Veränderungen	nekrotisch

10.7. Prognose

Die Prognose ist abhängig von:

1. **Alter** des Patienten,
2. **Lokalisation der Infektion** (je näher am Rumpf, desto schlechter),
3. **Intervall** zwischen Krankheitsausbruch, Diagnosestellung und der ersten **hyperbaren Oxygenation**. Je früher die Behandlung einsetzt, desto eher besteht die Möglichkeit, Extremitäten zu erhalten. Unbehandelt ist die Infektion tödlich.

Wegen der Seltenheit des echten Gasbrandes ist es dem einzelnen kaum möglich, eingehende diagnostische Erfahrungen zu sammeln. Jeder Chirurg und jede Pflegeperson kann jedoch plötzlich mit diesem Krankheitsbild konfrontiert werden. Es sei deshalb noch einmal betont, daß der Nachweis von Gas in der Umgebung der Wunde ebensowenig die Diagnose Gasödem rechtfertigt wie der Nachweis von Klostridien im Wundabstrich. Das klinische Bild, der Verlauf und der bei einer chirurgischen Wundrevision erhobene Lokalbefund sind letztlich entscheidend. Bleiben diagnostische Zweifel, sollte der Verletzte rasch in eine chirurgische Klinik verlegt werden, in der alle therapeutischen Möglichkeiten einschließlich der hyperbaren Oxygenation und einer modernen Intensivpflege zur Verfügung stehen.

10.8. Begünstigende Faktoren für die Infektion

1. **Gewebehypoxie**
2. **Schlechter Allgemeinzustand**
3. Geringes **Redoxpotential**
4. **Nekrotisches Gewebe** [1]
5. Vorhandensein von **Ca-Ionen**; diese begünstigen das Aktivwerden der Toxine
6. Verschmutzte Wunden
7. Schußwunden [1]
8. Hämatome
9. Fremdkörper
10. Diabetes mellitus[3]
11. Erfrierungen
12. Ischämische Wunden [1] etc.
13. Gasbrände werden auch nach Aborten und intramuskulären Injektionen beschrieben [1]

10.9. Behandlung

1. Intensivtherapie

- Gezielte Antibiotikatherapie (in der Regel Penicillin-G®, Metronidazol®)
- Streßulcusprophylaxe
- Parenterale und frühzeitige enterale Ernährung
- Analgosedierung (Sufenta®, Dipidolor®, Dormicum®)
- Evtl. Intubation und Respiratortherapie
- Monitoring

---

[3] Bei Diabetes mellitus ist die zelluläre Abwehr, bedingt durch die Mikroangiopathien herabgesetzt, somit sinkt auch die O_2-Gewebespannung (ebenso bei Erfrierungen und Hämatomen).

Behandlung

- Schockbekämpfung (Plasma, Kristalloide und Erythrozytenkonzentrate)
- Korrektur des Säure-Basen-Haushaltes
- Korrektur von Gerinnungsstörungen (TK, FFP etc.)
- Hämodynamische Stabilisierung (Volumen und Katecholamine[4])
- Bei eingeschränkter Nierenfunktion[5] bzw. Nierenversagen ⇒ Furosemid (Lasix®)
- Extrakorporale Eliminationsverfahren[6] (Hämodialyse und Hämofiltration)
- Evtl. Gabe von Antipyretika (per os, rektal und intravenös; z. B. Mexalen®, Novalgin® und Parkemed®)
- Gezielte Physiotherapie
- Positive Flüssigkeitsbilanzen werden notwendig sein, da die Patienten über das Wundgebiet sehr viel Flüssigkeit verlieren
- Transfusion von EK auch bei geringen Blutungen und grenzwertigen Laborbefunden (Hämolyse) wird angeraten
- Zuckerentgleisungen, bedingt durch die Sepsis, sind sehr häufig zu beobachten
- **Laborkontrollen**
  Blutuntersuchungen: tägliches Routinelabor inklusive CK, CK-MB, Myoglobin, freies Hämoglobin und LDH
  Harnuntersuchungen: Myo- und Hämoglobin

Serum	Normalwert
CK	10 bis 70 U/l
CK-MB	0 bis 10 U/l
LDH	20 bis 240 U/l
freies Hämoglobin	0 bis 5 mg/dl
Myoglobin	bis 110 ng/ml

Harn	Normalwert
Myoglobin	0 ng/ml
Hämoglobin	0

- Die tägliche Abnahme von Wundabstrichen wird empfohlen

---

[4] Durch die massive Toxineinschwemmung (Vasodilatation) in die Blutbahn ist eine hämodynamische Stabilisierung meist nur durch den Einsatz von Katecholaminen möglich. Während der HBO kommt es zu einer Absenkung des HZV um etwa 25–35% und einer Steigerung der Nachlast um etwa 30–60%.
[5] Durch die Ausscheidung von Myoglobin/Hämoglobin über die Nieren kommt es bei nicht entsprechender Diureseförderung durch Volumengabe sehr rasch zu Nierenfunktionsstörungen.
[6] Die Durchführung von extrakorporalen Eliminationsverfahren bringt durch die Entfernung der Toxine aus der Blutbahn oft eine Verbesserung der Hämodynamik, so daß eine Reduktion der Katecholamine erforderlich wird.

2. Wundbehandlung

- Offene Wundbehandlung (Eröffnung der gesamten Wundhöhle)
- Großzügiges Debridement (Nekrektomie)
- Amputation oder Exartikulation[7]
- Nach Beendigung der Therapie Kontaktaufnahme mit der plastischen Chirurgie zur Lappenplastik oder Spalthautdeckung des Wundgebietes

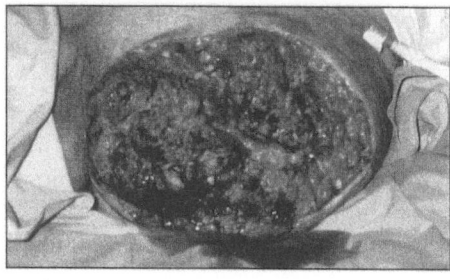

Abb. 43. Offene Enukleation

3. Hyperbare Oxygenation

Siehe nächstes Kapitel!

---

[7] In der Regel kommen offene Amputationen oder Exartikulationen zur Anwendung.

11. Hyperbare Oxygenation

Henshaw entwickelt 1662 die erste hyperbare Kammer in England. Um 1850 sind bereits ca. 50 Behandlungskammern in Europa in Gebrauch [1]. Die hyperbare Oxygenation hat eine Wichtigkeit der Stufe 1 oder A im Rahmen der Gasbrandtherapie.

11.1. Begriffsbestimmung

Unter hyperbarer Therapie versteht man die klinische Verabreichung von **Sauerstoff** bzw. **Sauerstoffluftgemischen** bei einem **atmosphärenüberschreitenden Umgebungsdruck.**[1] Es kann mit geringen Schwankungen angenommen werden, daß wir unter dem *Druck einer Atmosphäre* leben, mathematisch ausgedrückt wären dies **760mm Hg.** Es wird dieser Druck auch als eine absolute **Atmosphäre** *(1 ata)* bezeichnet, während man bei Zunahme des Druckes von Atmosphärenüberdruck (atü) spricht, wobei 1 atü 2 ata gleichkommen. Überträgt man diese Druckverhältnisse auf das Tauchen, so würde 1 atü auf einen in 10 Meter Wassertiefe Befindlichen einwirken.

1 ata = 10 Meter Tauchtiefe: Die HBO beginnt bei 1 Atmosphäre ansteigend. Die gemessene Druckdifferenz gegenüber dem Atmosphärendruck bezeichnet man als Überdruck (=Relativdruck). Erhöht man also den Luftdruck in einer Überdruckkammer auf einen Überdruck von 2 ata, so ergibt sich ein Gesamtdruck von 2 ata Überdruck + 1 ata Atmosphärendruck = 3 ata Absolutdruck [1].

1 bar = 1000 mbar = 101 kPa = 760 mmHg = 1 ata

---

[1] Sauerstoff ist ein Medikament mit den Risiken der Überdosierung, Toxizität und Nebenwirkungen.

11.2. Der Sauerstofftransport im Blut

1. Der *kleinere Teil* des Sauerstoffs ist *physikalisch gelöst* (ca. 2%), die Menge ist dabei proportional dem O_2-Partialdruck und wird in mm Hg angegeben!

   Normalwert: 75–100 mm Hg
   P_aO_2 < 60mm Hg = Hypoxämie = Sauerstoffmangel im Blut
   Hypoxie = Sauerstoffmangel im Gewebe
   Formel: P_aO_2 = 109 – 0,43 x Lebensalter

2. Der *größere Teil* des Sauerstoffs ist *chemisch an Hämoglobin gebunden* (ca. 98%). Das Hämoglobin, das sich mit Sauerstoff beladen hat (= **Oxyhämoglobin**), wird als *Sauerstoffsättigung* bezeichnet. Diese wird in % angegeben (siehe unten).

   Normalwert: 95–98% arterielle Sauerstoffsättigung

11.3. Physikalische und physiologische Grundlagen der hyperbaren Sauerstoffbehandlung

Unter atmosphärischen Bedingungen wird Sauerstoff hauptsächlich in **chemisch gebundener Form** befördert: 1,4 ml Sauerstoff wird an 1 g Hämoglobin gebunden, was bei einem Hämoglobingehalt von 15 g/ 100 ml (159 g/l) eine Menge von 20 ml Sauerstoff/100 ml (200 ml O_2/l) Blut ergibt. Wird nun der Druck erhöht, so kann der chemisch gebundene Sauerstoffgehalt nicht mehr vermehrt werden, da ja sämtlich vorhandenes Hämoglobin als Oxyhämoglobin schon mit Sauerstoff besetzt ist. Dem gegenübergestellt ist die Menge des **physikalisch gelösten Sauerstoffs**, der bei Atmosphärenbedingungen und Luftatmung (21% O_2) verhältnismäßig gering ist, nämlich nur 0,3 ml/100 ml (3 ml/l) arteriellem Blut. Diese Menge jedoch kann bereits bei 100% O_2 auf 2,1 ml/100 ml (21 ml/l) gesteigert werden. Weiters kann diese Menge um etwa 2 ml/Atmosphäre gesteigert werden! Daraus ergibt sich bei einem Druck von 3 ata (0,3 mpa), welcher der therapeutischen Obergrenze entspricht, eine Menge von 6,5 ml/ physikalisch gelöstem Sauerstoff pro dl Blut und hiermit ein Gesamtsauerstoffkontent (= physikalisch gelöst und chemisch gebunden) von 26,5 ml Sauerstoff/100 ml Blut (265/O_2/l Blut). Daraus resultieren nun P_aO_2-Werte von 250 mmHg bis 1500 mmHg. *Der Sauerstoff wird dann von der chemisch gebundenen*

Form über die physikalisch gelöste O_2-Menge an die Zellen abgegeben. Im venösen Blut finden wir im Rahmen der Drucksteigerung ebenfalls eine Erhöhung des Sauerstoffgehaltes. Es ist schon bei einer Sauerstoffatmung unter dem Druck von 2 ata das venöse Blut zu 100% sauerstoffgesättigt, und man kann annehmen, daß hierbei die arteriovenöse Sauerstoffkontentdifferenz stets konstant bleibt, nämlich 6 ml/dl (60 ml/l) Blut. Dieser hohe Sauerstoffpartialdruck, der sich durch die große Menge des im Plasma gelösten Sauerstoffes ergibt, führt zu einem beträchtlichen Gradienten *vom Plasma ins Gewebe und in die Zelle.* Die Menge des so physikalisch gelösten Sauerstoffes reicht annähernd aus, um unter Sparbedingungen den Organismus ausreichend mit Sauerstoff zu versorgen. Es wäre theoretisch möglich und konnte auch im Tierversuch demonstriert werden, daß man so das Leben ohne rote Blutkörperchen, das heißt ohne den chemisch gebundenen Sauerstoff, aufrechterhalten kann [1].

Die Wirkung der hyperbaren Oxygenation im Rahmen der Gasbrandtherapie basiert auf folgenden Überlegungen:

Die α-Toxin-Bildung der Klostridien läßt sich in vitro unterdrücken, wenn Bakterienkulturen reinem Sauerstoff bei 3 bar (= 3 atü) ausgesetzt werden. Durch die Atmung reinen Sauerstoffs bei 3 bar (= 3 atü) soll nach dem Henry-Gesetz *soviel Sauerstoff physikalisch im Plasma und per Diffusion in allen Geweben gelöst werden, daß eine Toxinbildung der Klostridien auch in vivo unterbrochen wird.*[2]

Beachte: PO_2-Werte > 250 mm Hg = Hemmung der Alphatoxinbildung / PO_2-Werte > 1500 mmHg = bakterizide Wirkung auf die Klostridien [1]

Die erhöhten PO_2-Werte sind in unterschiedlicher Dauer nachzuweisen:

Arterielles Blut: 2 Minuten
Muskulatur: 3 Stunden
Sucutangewebe: 4 Stunden

---

[2] In vitro: außerhalb des lebenden Organismus; in vivo: in einem lebenden Organismus.

Tabelle 11. Sauerstoffdruck und -gehalt (nach Nunn) [6]

	Luft	100% O_2	2 ata (0,2 mpa)	3 ata (0,3 mpa)
Inspiratorischer PO_2 (angefeuchtet)	150	713	1426	2139
PaO_2	100	600	1313	2036
PvO_2	39	48	68	360
Werte in mmHg = Torr				
Arteriell, chemisch gebunden	20 (200)	20 (200)	20 (200)	
Arteriell, physikalisch gelöst	0,3 (3)	2,1 (21)	4,2 (42)	6,5 (65)
Gesamtgehalt	20,3 (203)	22,1 (221)	24,2 (242)	26,5 (265)
Werte in ml O_2/dl Blut (ml O_2/l Blut)				

11.4. Indikationen für die hyperbare Oxygenation[3]

Gesicherte/anerkannte Indikationen	Nicht gesicherte/ umstrittene Indikationen

– akute Luft- oder Gasembolie
– Kohlenmonoxid-Vergiftung, Rauchvergiftung, Verdacht auf CO-, bzw. Cyanid-Vergiftung
– Crush-Syndrom, Kompartment-Syndrom und andere akute traumatische Ischämien
– akute Cyanid-Vergiftung
– Dekompressionskrankheit
– Heilungsbeschleunigung bei ausgewählten Problemwunden wie:
  – diabetische Ulzera
  – Ulzera bei venöser Insuffizienz
  – Ulzera bei arterieller Insuffizienz
  – Dekubitalgeschwüre
– extremer Blutverlust
	– Verbrennungen
	– akute Tetrachlorkohlenstoffvergiftung
	– zerebrale Mangeldurchblutung (akute Thrombosen oder Embolien)
	– Hirnödem nach geschlossener Schädelverletzung
	– Frakturheilung und Knochenübertragung
	– Schwefelwasserstoffvergiftung
	– lepromatöse Lepra
	– Meningitis
	– Multiple Sklerose
	– Pyoderma gangränosum
	– Colitis pseudomembranacea (Ursache: Clostridium difficile)
	– Bestrahlungsenteritis und -proktitis

---

[3] Ergänzt nach Faseck (1986): Caisson 1 (2): 32–33.

Gesicherte/anerkannte Indikationen	Nicht gesicherte/ umstrittene Indikationen

– klostridiale Gasgangrän
– nekrotisierende Weichteilinfektion
   – krepitierende anaerobe Zellulitis
   – fortschreitende bakterielle Gangrän
   – Fasziennekrose
   – nicht-klostridiale Myonekrose
   – Founiersche Gangrän
– therapieresistene Osteomyelitis
– Bestrahlungsnekrosen
– ausgewählte therapieresistente Anaerobierinfektion
– Hautübertragungen oder -lappen mit Ernährungsstörungen [1]
	– Bestrahlungsmyelitis
	– akute Insuffizienz der zentralen Netzhautarterie
	– therapieresistente Mykosen: Mykormykose, Aspergillose
	– Sepsis (chronisch), intraabdominelle Abszesse
	– hämolytische Krise bei Sichelzellenanämie
	– Rückenmarkstrauma
	– Knochenmarktransplantation [1]

11.5. Physiologische Konsequenzen der hyperbaren Sauerstofftherapie

1. **Erhöhung des P_cO_2 im venösen Blut**, da eine Reduktion des Hämoglobins nur in begrenztem Umfang stattfindet und ein größerer Anteil des anfallenden CO_2 in physikalisch gelöstem Zustand aus dem Gewebe abtransportiert werden muß. Der Anstieg von $P_{vc}O_2$ führt zu einer vermehrten Stimulation der Atemzentren, wodurch der $P_{ac}O_2$ gesenkt wird (paradoxe venöse Hyperkapnie und arterielle Hypokapnie mit Zunahme des intrakraniellen Gefäßwiderstandes und Abnahme der Hirndurchblutung bei gesicherter, weit über den Erfordernissen liegender O_2-Versorgung des Gehirns).
2. **Erhöhter Vagotonus** mit relativer **Bradycardie und Verringerung des HZV.**
3. **Erhöhter Strömungswiderstand im Bronchialsystem. Atemwegswiderstand und Atemarbeit nehmen zu.**
4. **Erhöhung des P_aO_2** ⇒ siehe unter 11.3. [1].

11.6. Physiologischer und pathophysiologischer Funktionskreis des hohen Sauerstoffdrucks

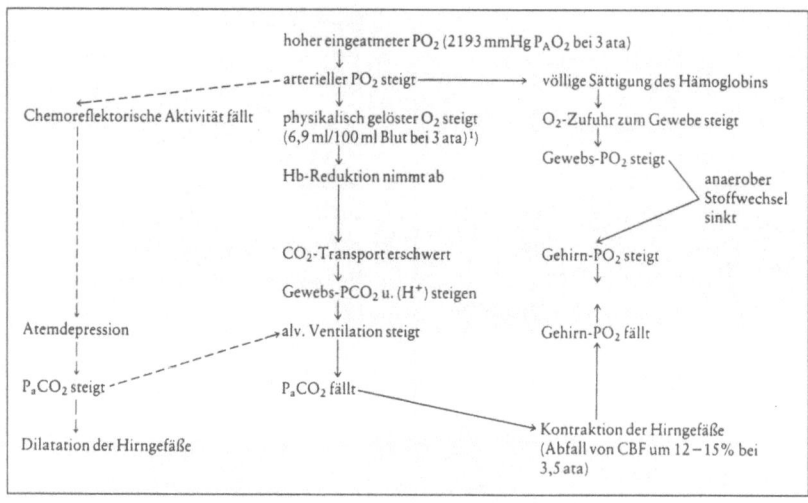

Abb. 44. Physiologischer und pathophysiologischer Funktionskreis des hohen Sauerstoffdrucks [11]; ──▶ Haupteffekt; ---▶ Nebeneffekt

11.7. Typen von hyperbaren Kammern

Die sogenannte **große Überdruckkammer** (Abb. 45) stellt praktisch einen Operationssaal dar, der mit vollen chirurgischen und anästhesiologischen Teams versorgt werden kann. Darin kann die Überwachung des Patienten leicht durchgeführt werden. Es kann ein Laboratorium inklusive Blutgasgerät darin betrieben werden, der Patient kann narkotisiert und auch mit dem Respirator beatmet werden. Diese große Kammer ist mit Preßluft gefüllt, welche von großen Kompressoren geliefert wird. Während der Kompression muß die Luft mit einer Umwälzmenge von etwa 4 m³/min erneuert werden. Einrichtung und Betrieb einer großen Kammer sind entsprechend raumfordernd und kostspielig. Als Vorteil kann die Möglichkeit, den Patienten zu überwachen und zu operieren, bezeichnet werden. Als Nachteil gilt jedoch die Erfordernis, auch das Personal (Tender) in hyperbares Milieu einzuschleusen und, da es sich um eine Druckluftatmosphäre handelt, die Notwendigkeit der langsamen Dekompression [2].

Typen von hyperbaren Kammern

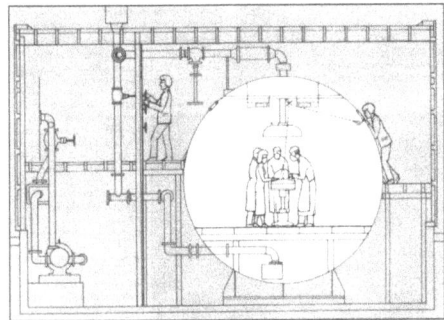

Abb. 45. Großer Typ der Überdruckkammer (nach Poulsen) [9], [12]

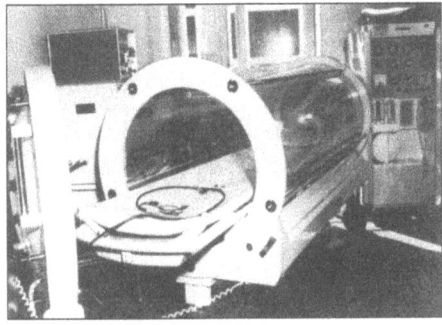

Abb. 46. Die kleine hyperbare Sauerstoffkammer der Firma Vickers [10]

Die **kleine Sauerstoffkammer** (Abb. 46), wie sie in England von der Firma Vickers, in Deutschland von den Dräger-Werken erzeugt wird, kann nur einen Patienten in liegender Stellung aufnehmen. Die kleine Kammer weist einen Doppelzylinder auf und wird mit reinem Sauerstoff betrieben [2]. Entsprechend den Gegebenheiten ist es schwierig, den Patienten zu monitieren bzw. ihm etwas zu injizieren oder ihn zu beatmen. Die kleine Kammer ist natürlich wesentlich billiger, und es ist leichter, innerhalb eines Krankenhauses eine solche Ein-Mann-Kammer zu installieren, welche für ihren Betrieb an sich nur eine zentrale Sauerstoffversorgungsanlage mit genügender Kapazität erfordert. Der Vorteil besteht hier hauptsächlich darin, daß ja reiner Sauerstoff verwendet wird, und der Patient auch relativ gefahrlos innerhalb einer halben Minute auf Atmosphärendruck gebracht werden kann, wenn sich ein Zwischenfall ereignet. Außerdem muß das Personal nicht miteingeschleust werden [2]. Einen Nachteil stellt natürlich die erschwerte Pflegemöglichkeit des Patienten dar, solange er sich in der Kammer befindet [2].

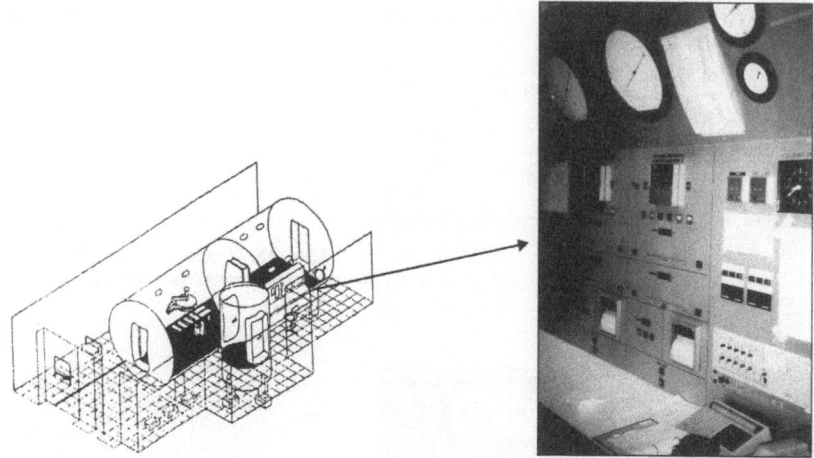

Abb. 47. Graphische Darstellung der Grazer Druckkammer, modifiziert nach Litscher [13]

Abb. 48. Steuerungseinheit der Grazer Druckkammer

11.8. Behandlungsschema

Für die **Kompressionsphase** (Luftatmung + Druckausgleich) wird in der großen Kammer, in der komprimierte Luft geatmet wird, etwa 7 bis 10 Minuten für die Erreichung des Druckes von 3 ata (2,5 ata: wenn Clostridien nicht mehr nachweisbar sind und nach Klinik des Patienten) benötigt. Die **Ausschleusung/Dekompressionsphase/Auftauchphase** (O_2-Atmung) muß noch langsamer erfolgen: 20–55 Minuten (je nach Tender/Begleitperson). Dazwischen werden sogenannte **Dekostops/ Sicherheitsstops** von 7–25 Minuten durchgeführt. Die Ausschleusung muß langsam erfolgen, da es sonst durch den rasch freiwerdenden Stickstoff zu zentralnervösen Schädigungen kommen kann. Auf der Höhe des **Behandlungsdruckes/Isopressionsphase** (O_2-Atmung) bleibt der Patient höchstens 45–90 Minuten; diese Zeitspanne ist abhängig von der zu behandelnden Störung.

Die Anzahl der Sitzungen hängt wieder von der Art der Erkrankung ab. *In Graz werden bei einer Gasbrandinfektion in der Regel 8 bis 10 Tauchfahrten in acht-, zwölf- bis vierundzwanzigstündigen Abständen durchgeführt (je nach Keimzahl)!*

Behandlungsschema des Gasbrandes mit hyperbarem Sauerstoff

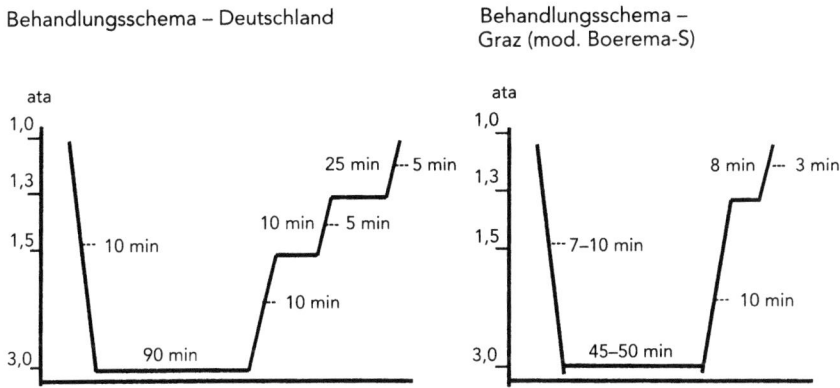

Abb. 49. HBO-Schema bei Gasbrandinfektionen [7]

11.9. Nebenwirkungen/Komplikationen

1. **Barotrauma** der Nasennebenhöhlen (⇒ Nasenbluten), Ohren (Stadium 1–4: Schmerzen, Rötung, Hämatologie, Trauma) und pneumatisierte Hohlräume des Schädels,[4] verlegte Alveolarräume bei COPD, Spannungspneumothorax und arterielle Luftembolie (in der Kompressionsphase).
2. **Trommelfellruptur** (in der Kompressionsphase ⇒ siehe oben).
3. **Caissonerkrankung** des Pflegepersonals (in der Auftauchphase wird Stickstoff in Bläschenform frei und kann zu Gasembolien und lokalen Schädigungen führen).
   Leichte Symptomatik: Knochen-, Gelenk-, Muskel-, Kopf- und Nackenschmerzen, Hautjucken, Müdigkeit, Schwindel, Brechreiz, Erbrechen, Hautmarmorierung mit oder ohne Ödem, Zyanose, Verwirrtheit und Unruhe.
   Schwere Symptomatik: Reiz- und Ausfallserscheinungen des sensiblen und motorischen Systems sowie im besonderen des VIII. Hirnnerven, Erstickungsanfälle mit oder ohne Zyanose, Schocksymptomatik mit Blutdruckkrisen.
   Therapie: Sofortige Rekompression.

---

[4] Vorbeugung: Schlucken ⇒ Wasser trinken (bei Kindern: Lollipop).

4. **Sauerstoffintoxikation** (in der Isopressionsphase): Über Toxizität von Sauerstoff auch schon bei atmosphärischem und subatmosphärischem Druck liegt eine umfangreiche Literatur vor (Winter und Smith 1972). Schon *Paul Bert* hatte 1878 vermutet, daß die Ursache der Sauerstoffvergiftung in einer Störung des Zellstoffwechsels begründet liege. So konnte gezeigt werden, daß vor allem Enzyme betroffen sind, welche Sulfhydrylgruppen enthalten. Für Hirngewebe konnte eine Hemmung der Pyruvatoxidation bewiesen werden, auch die Peroxidation (Oxydierung durch Enzyme) von Lipoproteinen scheint eine wesentliche Rolle zu spielen. Unter hyperbarem Sauerstoffeinfluß konnte sowohl ein Abfall der Adenosintriphosphorsäure im Hirn als auch der Gammaaminobuttersäure festgestellt werden [2].

a) **zerebrale Symptomatik (Paul-Bert-Effekt)**
Bei einer Überschreitung der Expositionszeit von 2 Stunden bei 3 Atmosphären Sauerstoffspannung können die ersten Symptome auftreten:
- Gesichtsblässe
- Schwitzen
- Tachy-/Bradycardie
- Vertigo (Schwindel)
- Nausea (Übelkeit), Erbrechen
- Euphorie
- Zuckungen der mimischen Muskulatur
- Speichelfluß
- Sehstörungen
- Benommenheit, Verwirrtheitszustände
- *Im Vollbild:* generalisierte Krämpfe (Typ: Grand Mal)
- *Tiefenrausch* (Stickstoffnarkose) für das Pflegepersonal bei einem Kammerdruck von mehr als 4 bar [2].

b) **Pulmonale Symptomatik (Lorraine-Smith-Effekt):**
Schon Lorraine-Smith wies 1899 auf den toxischen Effekt von Sauerstoff für die Lunge hin. Von ihm wurden histologische Veränderungen beschrieben, welche mit einer Pneumonie vergleichbar sind. Es kommt zu Alterationen der Alveolarzelle, zur Verdickung der alveokapillären Membran und zu einer Stauung. Daraus resultiert eine Reduktion der Diffusionskapazität. Das Zustandsbild beginnt mit:
- retrosternalem Schmerz,
- Hustenreiz,
- Dyspnoe;
- in weiterer Folge kommt es dann zur Atelektasenbildung!

Therapie: Beenden der Sauerstoffexposition und symptomatische Therapie [2].

c) **Sauerstofftoxizität**
Bei 100% Sauerstoff:
1,0 Atmosphäre 24 Stunden
1,2 Atmosphären 90 Minuten
1,8 Atmosphären 45 Minuten
2,4 Atmosphären 23 Minuten bis zur Toxizität!

5. **Lungenödem**
6. Hochgradige **Bradykardie**
7. Bewußtseinsverlust
8. Cuffruptur
9. Visusveränderungen
10. Klaustrophobie
11. HPNS (High pressure nervous syndrome) ⇒ Vorzeichen dafür gibt es keine
12. Otobaric Schwindelsyndrom: entsteht durch asymmetrischen Druckausgleich
13. **Herzstillstand:** einen Kreislaufstillstand bei 37°C übersteht man unter hyperbaren Bedingungen länger ohne Schaden als im Normalfall:

bei 3 ata **4 bis 5 Minuten ohne Schaden**
bei 4 ata **10 Minuten ohne Schaden**

11.10. Klinisch-technische Probleme

1. Druckbetriebene Respiratoren ändern unter hyperbaren Bedingungen ihre Arbeitsweise. Für die HBO werden speziell für diesen Zweck konstruierte Geräte, z. B. der Hyperlog ⇒ der Dräger AG, verwendet.
2. **Endotrachealtuben:** Das Füllvolumen der Tubusmanschette (Cuff) verkleinert sich während der Kompression (Dislokationsgefahr), deshalb wird der *Cuff mit Flüssigkeit gefüllt.*
3. **Infusionssysteme:** Während der Kompressionsphase kommt es zu rapider Zunahme der Infusionsgeschwindigkeit und zur Verschleppung von Luft in den Patientenkreislauf.
Vorbeugung: Verwendung von Infusionen im Plastikbeutel und die Infusionsbestecke geschlossen halten (Luftklappe nicht öffnen).

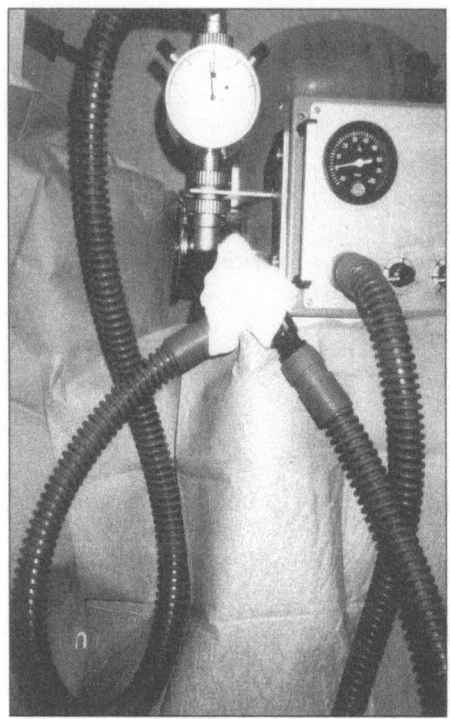

Abb. 50. Druckbetriebener Respirator (Hyperylog®)

4. **Drainagen:** Können bei einem Druck von über 3 ata in der Kompressionsphase implodieren und während der Dekompressionsphase explodieren. Die herkömmlichen Redon- und Thoraxsaugdrainagen können bei Tauchgängen bis 3 ata mitgegeben werden. Das Abschließen von der zentralen Vakuumanlage und Sogkontrollflasche sowie anbringen eines Heimlichventils ist möglich (Abklemmungen sollten vermieden werden).
5. Für die Verabreichung von Medikamenten mittels einer **Motorspritze** gibt es hierfür z.B. von der Firma Braun speziell entwickelte Geräte.
6. Antidekubitussysteme von Leasingfirmen (Betten oder Matratzen) funktionieren nicht oder nur unter erhöhtem Arbeitsaufwand der Motoren (Überhitzungsgefahr), aber auch die Systemmaße (Breite) sind oft sehr problematisch.

11.11. Vorbereitungen für den Patiententransport in die Druckkammer

1. Vor der ersten HBO ist bei analgosedierten Patienten ein HNO-Konsilium für die Durchführung einer beidseitigen **Parazentese**[5] anzufordern.
2. Ebenso sollte man sich der Druchgängigkeit der Tuba eustachii vergewissern. Eine vorliegende Sinusitis oder Rhinitis des Patienten können zwar Probleme hervorrufen (Mittelohrentzündung), spielen aber in der Akutphase der Infektion keine große Rolle.
3. Der Patient sollte eine **Magensonde** erhalten, da es durch die Druckausübung sehr leicht zum Brechreiz kommen kann.
4. Die **Heberdrainage** ist gegen eine normale Ablaufdrainage auszutauschen. (Durch den Druck würde der Wasserspiegel in den Magen gedrückt werden ⇒ somit wäre der Abfluß gehindert ⇒ Brechreizgefahr.)
5. Die parenterale Ernährung ist abzuschließen, und zum Offenhalten des Cava-Katheters wird ein gespiegeltes **Flic Flac®/Clearflex®/Infusionsbeutel** angeschlossen *(keine Glasflaschen, da sie durch den Druck zerspringen)*.
6. Eventuelle Mitgabe von **druckkammertauglichen Perfusoren**.

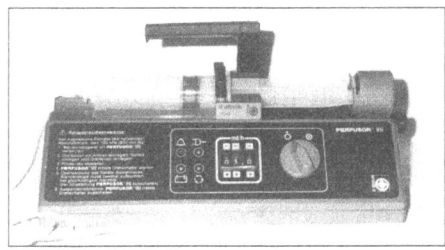

Abb. 51. Druckkammertauglicher Perfusor der Firma Braun

7. **Intubierte Patienten** müssen vom Arzt abgeholt werden; falls notwendig, unter Mitnahme eines Transportbeatmungsgerätes/Transportbird. Der Arzt ersetzt die Luft in der Manschette des Tubus/Tracheoflex mit **Flüssigkeit.** Ansonsten Cuffundichtigkeit!
8. Monitoring abschließen, evtl. an einen Transportmonitor anschließen.

---

[5] Im Ausnahmefall kann auch bei spontanatmenden Patienten eine Parazentese erforderlich sein, wenn sie unter hyperbaren Bedingungen den Druckausgleich nicht vollbringen können oder ein Verschluß/Schwellung der Tuba eustachii vorliegt.

9. Verständigung des zentralen Patiententransportdienstes.
10. Vorhandene Redondrainagen und Thoraxsaugdrainagen können bei Tauchgängen bis 3 ata mitgegeben werden. Die Thoraxsaugdrainage wird von der zentralen Vakuumanlage abgeschlossen, an einen **Transportmotorsauger** angeschlossen und zur HBO mitgegeben. In der Kammer wird sie wiederum an die zentrale Vakuumanlage angeschlossen.

11.12. Betreuung des Patienten nach einer HBO

1. Patient monitieren und an die Beatmungsmaschine anschließen
2. Kontrolle der Vitalparameter
3. Anschließen der parenteralen Ernährung
4. Dokumentation der infundierten Flüssigkeitsmenge während der HBO sowie von erhaltenen Analgetika und Sedativa
5. Anschließen der Heberdrainage
6. Kontrollieren ob sich in der Manschette des Tubus/Tracheoflex noch Flüssigkeit befindet. Wenn dies der Fall ist, *mit Luft ersetzen*
7. Kontrolle der Motorspritzen
8. Thoraxsaugdrainage wieder an die zentrale Vakuumanlage anschließen
9. Transportgeräte versorgen und eventuell akkubetriebene Geräte an das Stromnetz anschließen

11.13. Verzeichnis der hyperbaren Kammern in Österreich

Tabelle 12. Verzeichnis der hyperbaren Kammern in Österreich

Große Kammern: 8036 Graz, Chirurgische Universitätsklinik Graz, Auenbruggerplatz 29
Kleine Kammern: 8403 Lepring (Zweimannkammer/Duokom)
1150 Wien, Arbeiter Samariter Bund (Mehrpersonenkammer)

11.14. Pflegerichtlinien

1. Allgemeine **Grundpflege** mit Durchführung aller **Prophylaxen**.
2. Bei der **offenen Wundbehandlung** (offene Amputation/Exartikulation) ist ein *oftmaliger Verbandwechsel auch durch das Pflegepersonal* notwendig.

3. Dafür Sorge tragen, daß genügend Erythrozytenkonzentrate für den Patienten bereitgestellt sind.
4. Der **Stuhlgang** stellt sich bei Patienten mit einer Gasbrandinfektion oft als problematisch dar, insbesondere wenn sich das Wundgebiet im Bereich des Beckens befindet. Das Heben und Senken beim unterschieben der Leibschüssel bereitet Schmerzen, ebenso die Defäkation selbst. Dadurch neigt der Patient zum unterdrücken des Stuhldranges. Gleichzeitig ist die Darmmotilität durch die Gabe von Analgektika und Sedativa zusätzlich beeinträchtigt. Manchmal ergibt sich auch ein **hygienisches Problem,** vor allem wenn der Verband mit Stuhl verschmutzt ist.
   Pflegemaßnahmen:
   – Gabe von Laxantien
   – Evtl. Anus praeter
   – Abpolstern der Leibschüssel
   – Stuhlsorge in linker Seitenlage und evtl. abkleben des Verbandes zum Schutz
   – Enterale Nahrungs- und Flüssigkeitsaufnahme fördern.
5. Die **Mobilisation** sollte nach Möglichkeit frühzeitig und in Absprache mit dem Arzt und der Physiotherapie erfolgen.
6. **Psychische Betreuung**
   Negative Faktoren
   – Ungewohnte Umgebung
   – Monitoring
   – Hilflosigkeit und mangelnde Kommunikation
   – Langer Krankenhausaufenthalt
   – Starke Schmerzen
   – Großflächiges, unansehnliches Wundgebiet
   – Verlust von Gliedmassen (Amputationen) und damit verbundene Existentielle Ängste
   Pflegemaßnahmen
   – Viel Zeit aufwenden
   – Geduld und Verständnis zeigen
   – Erkennen von Problemen
   – Auf die Probleme des Patienten eingehen
   – Motivation
   – Hilfestellung zur Wiedereingliederung in die Gesellschaft unter Zusammenarbeit mit den Angehörigen
   – Bezugspersonen
   – Nach Möglichkeit erforderliche Telefonate führen lassen
7. Nach erfolgter Therapierung wird eine Kontaktaufnahme mit der plastischen Abteilung vorgenommen, um z. B. nach Exartikulationen einen Wundverschluß vorzunehmen. Lag die Eintrittspforte der In-

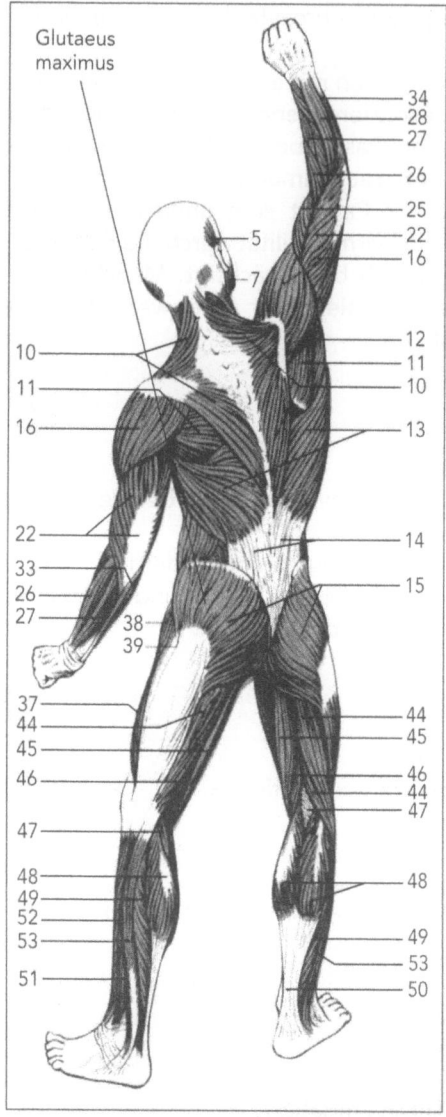

Abb. 52. Musculus glutaeus maximus (4)

fektion an der unteren Extremität wird hierfür in der Regel der **Musculus glutaeus maximus** verwendet.
8. **Maßnahmen nach Therapie und Abheilung:** Vermittlung einer Rehabilitation mit gezielter Physiotherapie und eventueller Prothesenanpassung bei Verlust von Gliedmassen.
9. Nach Beendigung bzw. während der Rehabilitation sollte an eine eventuelle Notwendigkeit der Berufsumschulung gedacht werden.

11.15. Müll-, Wäscheentsorgung und Reinigungsmaßnahmen

1. Die Entsorgung der Wäsche und des Mülls erfolgt über die stationsübliche Vorgehensweise *(kein Sondermüll).*
2. Die Reinigungsmaßnahmen werden auf stationsübliche Weise ausgeführt.

11.16. Angehörige

1. Müssen vom Arzt ausreichend informiert und aufgeklärt werden
2. Vor und nach Betreten der Station ⇒ *Händedesinfektion*
3. Besucherinformation aushändigen und evtl. fehlende Patientendaten einholen

11.17. Entlassung des Patienten

Die Durchführung der Reinigungsmaßnahmen und administrativen Arbeiten erfolgt auf stationsübliche Weise.

*

Literatur

[1] Niemer M (1992) Datenbuch der Intensivmedizin. 3. Auflage. G. Fischer, Stuttgart Jena New York, S 1682–1692
[2] Steinbereithner K, Bergmann H (1984) Intensiv-station, -pflege, -therapie, 2. Aufl. Thieme, Stuttgart New York, S 367–377
[3] Friehs GB, Smolle-Jüttner FM (1993) Thoraxchirurgie und Hyperbare Chirurgie. Intensivpflege in der Thoraxchirurgie, Universitätsklinik für Chirurgie, Klinikum Graz.
[4] Faller A (1988) Der Körper des Menschen. 11. Aufl. Springer, Wien New York, Abb. 43b, S 69
[5] Paetz B, Benziger-König B (1994) Chirurgie für Pflegeberufe, 18. Aufl. Thieme, Stuttgart New York
[6] Nunn JF (1969) Applied Respiratory Physiology. Apleton Century Crofts, New York, pp 368–372
[7] Seemann Cl (1972) Indikationen der hyperbaren Therapie. In: Wandel AR (Hrsg) Veröffentlichungen aus dem Schiffahrtsmedizinischen Institut der Marine, II. Bd., Kiel, S 126
[8] Schott H (1975) Therapie des Gasödems. In Breitner B (Hrsg) Operationslehre Bd. IV/1, Ergänzung. Urban & Schwarzenberg, München, S 2–10
[9] Lit. [2], S 369, Abb. 15.2
[10] Lit. [2], S 370, Abb. 15.3
[11] Lit. [1], S 1686, Tab. 28.1
[12] Poulsen H, Jacobsen EO (1982) Die hyperbare Sauerstofftherapie. In: Benzer H, Frey R, Hügin W, Mayrhofer O (Hrsg) Lehrbuch der Anästhesiologie, Reanimation und Intensivtherapie, 5. Aufl. Springer, Berlin, S 805–814
[13] Litscher G, Schwarz G (1997) Transcranial Cerebral Oximetry. Pabst Science Publishers, Lengerich, Berlin

12. Kinetik im Rahmen der ARDS-Therapie

12.1. Einleitung

Veränderungen der respiratorischen Funktion treten postoperativ in Abhängigkeit von der Lokalisation des Eingriffs, den Vorerkrankungen des Patienten sowie diverser Risikofaktoren in wechselnder Häufigkeit auf und können manchmal auch zu schweren beatmungspflichtigen Komplikationen führen. Eine Vielzahl medikamentöser und nicht pharmakologischer Therapiekonzepte stehen zur Behandlung dieser Störungen zur Verfügung. Der *Einsatz der kinetischen Therapie stellt eine additive Therapievariante dar,* die meiner Meinung nach zu wenig und meist viel zu spät eingesetzt wird.

12.2. Diskussion

1. Störungen der perioperativen respiratorischen Funktion

Störungen der Atemfunktion zählen zu den häufigsten postoperativen Komplikationen. Zahlreiche Faktoren sind dafür ursächlich verantwortlich:

- Lokalisation des chirurgischen Eingriffs
- Art der Anästhesie
- präexistente Lungenerkrankungen (COPD, Asthma bronchiale)
- hohes Alter

Operative Interventionen im Bereich des Oberbauches sind mit einer Abnahme der Vitalkapazität um 60 bis 70% assoziiert. Diese Störung erreicht nach 24 bis 48 Stunden postoperativ das Maximum. Zusätzlich zur Einschränkung der Vitalkapazität sind auch die Atemfrequenz, das Atemzugvolumen, der Atemstoß und die pulmonale Compliance reduziert. Mit diesen Störungen geht folglich eine Abnahme der funktionellen Residualkapazität um 25 bis 30% einher. Operative Eingriffe am Unterbauch und in der Peripherie hingegen führen im Vergleich zu einer Abnahme der Vitalkapazität um etwa 20 bis 40%. Der operative Eingriff jedoch stellt nur einen Faktor dar, die Art des anästhesiologischen Vorgehens (Allgemeinanästhesie oder regionalanästhesiologische Methoden), das Vorliegen präexistenter Lungenerkrankungen sowie die mit höherem Alter verbundenen physiologischen Veränderungen der Atemfunktion und damit eine Abnahme der Funktionsresereve sind weitere Ursachen für das Auftreten dieser Komplikationen. Außerdem sind postoperative Schmerzzustände, eine Immobilität des Patienten, Meteorismus, Pneumoperitoneum als zusätzliche, die postoperative Ausgangssituation komplizierende Faktoren zu nennen (Tabelle 13). Beim spontanatmenden Patienten lassen sich durch gezielte physiotherapeutische Maßnahmen diese temporären Einschränkungen der postoperativen Atemfunktion relativ einfach in den Griff bekommen, sodaß beatmungspflichtige Problemfälle in der Folge relativ selten sind. Addieren sich hingegen zur postoperativen Einschränkung der Atemfunktion chirurgische Komplikationen, wie septische Wundheilungsstörungen oder eine Verschlechterung des Allgemeinzustandes, ist in vielen Fällen eine temporäre Beatmungsnotwendigkeit gegeben. Selbst dann reichen konventionelle Beatmungsverfahren meist aus, um eine Verbesserung der respiratorischen Funktion zu erreichen. Dies ist jedoch nicht immer der Fall; dann jedoch eröffnet sich neben aggressiven Beatmungstechniken ein Einsatzspektrum für die kinetische Therapie [1].

2. Grundsätzliche Überlegungen zur kinetischen Therapie

Unter kinetischer Therapie wird die kontinuierliche Rotation eines Patienten in speziellen Bettensystemen (Tria-Dyne™, Rotorest®) um die Körperlängsachse definiert. Grundsätzlich sollte diese Behandlungsform zumindest bei einem Drehwinkel von 40° begonnen werden; bessere therapeutische Effekte jedoch lassen sich bei Drehwinkeln bis zu 62° erzielen [2]. Sinn der Drehung des Patienten um die Körperlängsachse ist der damit verbundene Lagewechsel schlecht belüfteter Lungenanteile mit dadurch induzierter Vergrößerung der Gasaustauschoberfläche und konsekutiv eine Abnahme des Shuntvolumens [2]. Um effektiv wirken zu können, sollten diese Therapieformen nur kurzzeitig unterbrochen werden (z. B. für die Grundpflege, Verband-

Diskussion

Tabelle 13. Störungen der perioperativen respiratorischen Funktion [3] (modifiziert nach [9])

1. Präoperative Risiken	resp. Komplikationsrate
– Erkrankungen des ZNS	
– akute oder chronische Lungenerkrankungen	3–4 x
– eingeschränkte Lungenfunktion	⇒ 20 x
– Zigarettenrauchen (10 h täglich)	2–7 x
– Sepsis	3 x
– Adipositas (30% > als Idealgewicht)	2 x
– Geschlecht	2–3:1 x
– Alter	
– Herzinsuffizienz	
– Thoraxtraumen	

2. Intraoperative Risiken	
– Oberbauch- und thoraxchirurgische Eingriffe	
– Operationszeiten über 3 Stunden	
– Überwässerung – Lungenödem	

3. Postoperative Risiken	
– Narkoseüberhang	
– nicht vollständig abgeklungene Muskelrelaxantienwirkung	
– Schmerzen – Analgetika (Opiate)	
– zu straffe Verbände, vor allem an Thorax und Abdomen	
– Lagerung des Patienten	
– Störungen von WELH und SBH	

wechsel) und zumindest für eine Zeitdauer von 18 Stunden pro Tag durchgeführt werden [2].

Das Indikationsspektrum dieser Therapievariante ist sehr breit und reicht von Pneumonie, Inhalationstrauma bis hin zu pulmonalen Infiltraten und ARDS, verursacht durch direkte bzw. indirekte Lungenschädigung. Meiner Meinung nach wird die kinetische Therapie zu wenig und vor allem zu spät eingesetzt (Tabelle 14)!

Die Behandlung des ARDS ist sehr vielfältig, nicht immer jedoch gelingt es, auch mit aggressiven Beatmungsverfahren sowie entsprechenden Additivmaßnahmen einen adäquaten Behandlungserfolg zu erzielen. Gerade in diesem zwar nicht exakt zu definierenden, jedoch auf Erfahrung basierenden Freiraum würde sich meiner Meinung nach die kinetische Therapie als additive Behandlungsmaßnahme anbieten.

Tabelle 14. Mögliche Ursachen für ein ARDS [3]

1. Pneumonie
2. Aspiration
3. Atelektasen
4. Inhalationstraumen
5. Hypoxämie
6. Pulmonale Infiltrate
7. ARDS durch:

direkte Lungenschädigung	indirekte (extrapulmonale) Faktoren
– Aspiration – Inhalation von toxischen Gasen – O_2-Toxizität – Verbrennung der Atemwege – Lungenkontusion – Ertrinkungsunfall – Lungenödem – Pneumonie – Fettembolie und Lungenembolie – Massivtransfusion – Anaphylaktischer Schock – Eklampsie	– Sepsis – Schock – Hypotension – Metabolische Azidose – Schwere Hypoxie – Hämolyse – Überwässerung und Hypervolämie – CO-Intoxikation – Pankreatitis – Nierenversagen/Urämie – Vergiftungen – Organnekrosen

12.3. Prädisponierende Faktoren des ARDS

1. *Sepsis:* Temperatur > 39°C, Leukozyten >12000, metabolische Azidose (BE > –5 mmol/l), positive Blutkulturen, Nachweis von septischen Foci, katecholaminpflichtiges Low-Output-Syndrom
2. Massivtransfusionen > 10 Einheiten in 12 h
3. Multiple Knochenfrakturen an zwei oder mehr Extremitäten oder am Beckenring
4. Aspiration (Magensaft-pH < 2,5)
5. Lungenkontusion (vor allem in den ersten 6 Stunden nach dem Trauma) [3]

12.4. Diagnostische Kriterien des ARDS

1. Prädisponierende Faktoren
2. Tachypnoe (> 20/Min), Dyspnoe, erhöhte Atemarbeit (mit progressiver Verschlechterung)
3. Keine Besserung des klinischen Status und der Lungenfunktionsparameter nach O_2-Inhalation, Anfeuchtung, Beatmungsinhalation, Physiotherapie, endobronchiale Absaugung und Diuretika
4. Schwere Hypoxämie und Hypokapnie

5. Erhöhte Totraumventilation
6. Senkung der respiratorischen Compliance
7. PAP > 20 mm Hg
8. PCWP max. 18 mm Hg
9. Lungeninfiltrate (erst interstitiell, dann alveolär)

12.5. Pathophysiologie des ARDS [10]

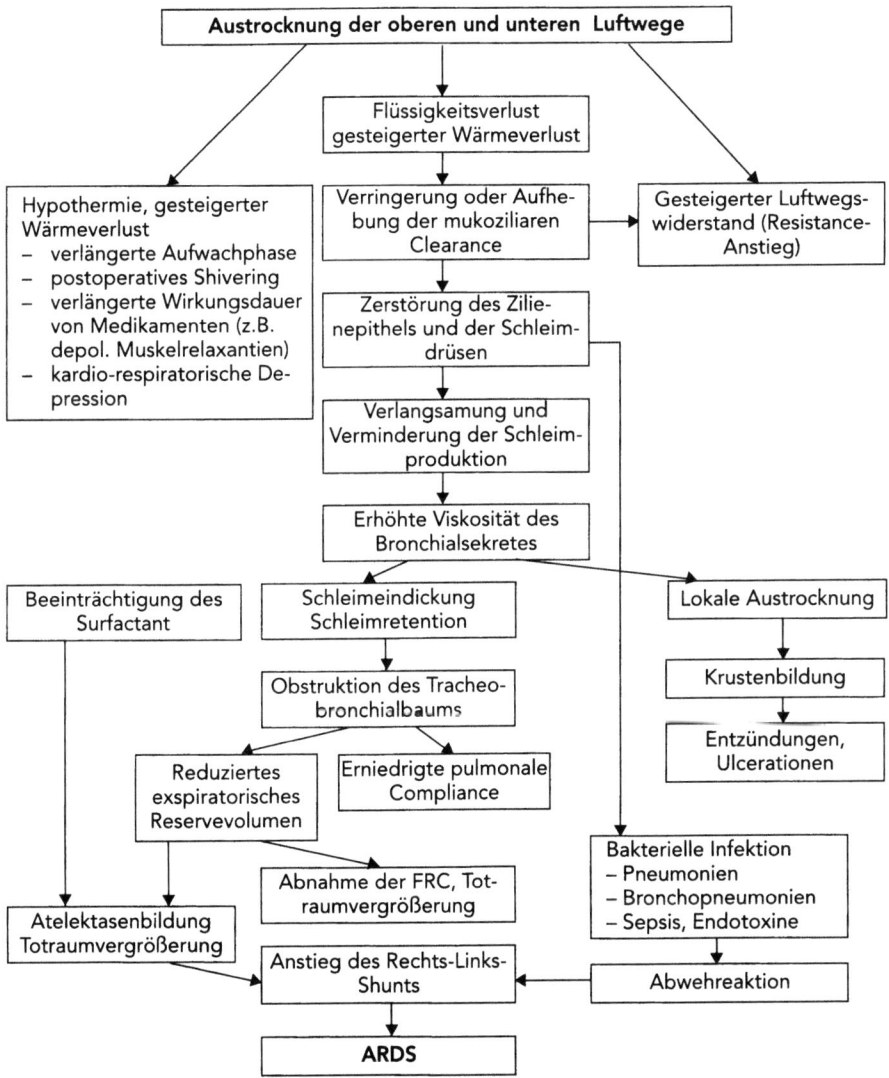

12.6. Stadieneinteilung des ARDS

1. **Latenzphase** (0–24 Stunden): Klinische Symptome der prädisponierenden Faktoren. In der Hämodynamik zeigt sich eine Hypovolämie, und die Radiologie zeigt sich unauffällig [3].
2. **Exsudative Frühphase** (1–3 Tage): Es zeigt sich eine akute respiratorische Insuffizienz mit Dyspnoe, Tachypnoe, Erschöpfung, Hyperventilationsalkalose, eine Hypoxämie, das Atemminutenvolumen steigt, die FRC fällt, sowie eine Steigerung der Atemarbeit. In der Hämodynamik zeigt sich ein Anstieg von PAP (22–27 mm Hg), PCWP (12–18 mm Hg) und HZV. In der Radiologie sieht man diffuse, fleckige und streifige Verschattungen. Die Gefäße sind oft gestaut, spindelig aufgetrieben und unscharf begrenzt. Typisch ist ein generalisiertes interstitielles Ödem, und nach wenigen Stunden und Tagen zeigen sich weiße Lungenfelder [3].
3. **Exsudative Spätphase** (3–7 Tage): Hier sind typisch hohe FIO_2-Werte, hohe Beatmungsdrücke, hohe PEEP-Erfordernis, sowie Laktatazidose, Bewußtseinseintrübung und Pneumonie. In der Lungenfunktion zeigt sich ein $P_aO_2 < 50$ bei $FIO_2 > 0,5$. In der Hämodynamik spiegeln sich Werte wieder von: PAP: 27 – 35 mm Hg, Low Output, Oligoanurie. Im Lungenröntgen sieht man wolkig-konfluierende (= zusammenfließend) oder schmetterlingsförmige und asymmetrische Verschattungen [3].
4. **Proliferative Spätphase:** Schwere Ateminsuffizienz, Hyperkapnie und ein beginnendes Multiorganversagen sind typisch für dieses Stadium, ebenso $P_aO_2 < 50$ ($FIO_2 = 1$), Atemminutenvolumina > 20 Liter und hohe Beatmungsdrücke. Inotropika und Vasodilatoren sind kaum mehr wirksam, und der PAP steigt über 40 mm Hg an. Im Röntgen zeigen sich lokale Aufhellungen durch Kolliquationsnekrosen (=Verschmelzungs-/Verflüssigungsnekrose) des Lungenparenchyms sowie diffuse Konsolidierung (= Verfestigung) der Lunge [3].
5. **Restitutionsphase:** Restitutio ad integrum = völlige Heilung/ völlige Wiederherstellung des normalen Zustandes.

12.7. Prophylaxe des ARDS

1. Frühzeitige Schockbekämpfung und Wiederherstellung des effektiven Blutvolumens [1]
2. Chirurgische Sanierung septischer Foci [2]
3. Vegetative Blockade (Ausschaltung von Angst und Schmerz) [3]
4. Optimale Analgesierung in der posttraumatischen/postoperativen Phase [3]

5. Frühzeitige Stabilisierung von Frakturen [3]
6. Optimierung der Hämodynamik (Katecholamine) [3]
7. Aufrechterhaltung eines normalen (oder leicht erhöhten) Sauerstofftransportes [3]
8. Atemtherapie bei Vorliegen ARDS-prädisponierender Faktoren [3]
9. Frühzeitige Mobilisation und Physiotherapie
10. Gezielte Antibiotikatherapie

12.8. Therapieansätze für das ARDS

ARDS-Trias

- therapierefraktäre Hyoxämie
- akute respiratorische Insuffizienz
- bilaterale Lungeninfiltrate

Die Therapierung des ARDS ist mannigfaltig, primär erfolgt jedoch eine Sauerstofftherapie, beginnend mit augmentierten Beatmungs/Atmungsformen (PEEP, CPAP). Tritt die angestrebte Verbesserung des Zustandes nicht ein, kommen invasivere Beatmungsformen zur Anwendung, mit einer Erhöhung des FIO_2 und der Atemwegsdrücke sowie einer Verlängerung der Inspirationszeit (IRV, HFPPV). Wichtig im Rahmen der ARDS-Therapiekaskade ist die exakte Flüssigkeitsbilanzierung bzw. Entwässerung für die Reduktion von interstitieller pulmonaler Flüssigkeit (extravasales Lungenwasser), aber auch die optimale enterale und parenterale Ernährung des Patienten. Gravitationstherapien (Bauchlagerung und **Kinetik**) gewinnen langsam an Bedeutung. Als umstritten galt die Therapie mit NO[1] (Stickstoffmonoxid), die permissive Hyperkapnie und Liquid-Ventilation.

Pharmakologisch sind mehrere Interventionen möglich

- Erhöhung der O_2-Verfügbarkeit: durch Fiebersenkung, Anxiolyse, adäquate Analgesierung und Relaxierung [3]
- Erhöhung der O_2-Verfügbarkeit: durch Anhebung des Blutvolumens, Erhöhung des HZV, Normalisierung des HTK und Vermeiden von respiratorischen Alkalosen [3]

---

[1] Durch Inhalation von NO wird durch die Relaxation der glatten Muskelzellen ⇒ *Vasodilatation* der pulmonal-arterielle Druck gesenkt. Dadurch entsteht eine Verbesserung des Ventilations-/Perfusionsverhältnisses und daraus eine Verbesserung der Oxygenation. Da sich NO sehr rasch mit O_2 zu Stickstoffdioxid verbindet, ist eine tubusnahe Applikation sehr wichtig [2].

- Behandlung von begleitenden (nosokomialen) Infektionen [3]
- Herz- und kreislaufwirksame Medikamente: Inotropika (Dopamin®, Dobutrex® etc.), Inotropika und Vasodilatantien (Hydralazin etc.) [3]
- Volumentherapie ⇒ Bilanzierung [3]
- Surfactant-Substitution [3]
- Nicht gesicherte Therapieformen [3]

Tabelle 15. Nicht gesicherte pharmakologische Therapieformen des ARDS [3]

a) Hemmung von Schock- und Entzündungsmediatoren:
   - Polyklonale Antikörper ⇒ Schutz vor E. coli
   - IgG-Antikörper ⇒ Schutz vor Endotoxinen
   - Ketanserin ⇒ Hemmung von C_5-Aktivität
   - Apronitin ⇒ senkt die Plasminolyse und Thrombozytenaggregation

b) Antioxidantien und Radikalenfänger:
   - Schwermetall-Chelatbildner (Apolactoferrin etc.)
   - natürliche Radikalenfänger (Äthanol, Mannitol, Vit.E., Vit.C.)

c) Cyclooxygenasehemmer:
   - Ibuporofen

d) Thromboxantsynthesehemmer:
   - Daxoziben
   - Minprog®

e) Glukokortikoide

f) ACE-Hemmer

12.9. Indikationsstellung

Die Indikationsstellung für die kinetische Therapie erfolgt durch:
- klinisches Zustandsbild (beginnendes oder bestehendes ARDS und deren Begleiterkrankungen) ⇒ **Kontraindikationen:** hämodynamische Instabilität (Extensionen)
- Thoraxröntgen (Atelektasen etc.)
- Blutgasanalysen
- Beatmungsregime (Invasivität?)
- **Kinetic-Therapie-Score:** Für den gezielten Einsatz der kinetischen Therapie bietet sich die Möglichkeit des von KCI-Mediscus entworfenen KT-Scores. Für die Errechnung der Punkte gibt es 6 Beurteilungskriterien [2]

Tabelle 16. Kinetic-Therapie-Score [2]

Pkt	Röntgen-Befund	P_aO_2/FIO_2	$A_aDO_2(1,0)$	PEEP	COMPL.	Tendenz
0	Keine alveolären Infiltrate	>299	<300	<6	>79	0%
1	Geringe Anzeichen eines interstitiellen Ödems (1 Quadrant)	225–299	300–375	6–8	60–79	<20%
2	Geringe Anzeichen eines interstitiellen Ödems (2 Quadranten)	175–224	376–450	9–11	40–59	20–40%
3	Fleckige Infiltrationen (3 Quadranten)	100–174	451–525	12–14	20–39	41–70%
4	Ausgedehnte Infiltrationen (4 Quadranten)	<100	>525	>14	<20	>70%

$A_aDO_2 = P_AO_2 - P_aO_2$. A_aDO_2 – Alveolo-arterielle Sauerstoffdifferenz. Die A_aDO_2 ist die Differenz der O_2-Partialdrücke zwischen den Alveolen und dem artriellen Blut. Die Compliance ist ein Maß für die Dehnbarkeit der Lunge und beschreibt die elastischen Eigenschaften des Atmungsapparates. Sie ist definitionsgemäß das Verhältnis von Volumenveränderung zu der damit verbundenen Druckänderung. Die Compliance wird in ml/mbar angegeben.

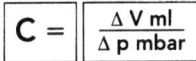

$$C = \frac{\Delta V \; ml}{\Delta p \; mbar}$$

Tendenz: Nach dem Erfahrungswert soll die Wahrscheinlichkeit der pulmonalen Verschlechterung in den nächsten Tagen in % angegeben werden.

Der KT-Score ist der Mittelwert der zu beurteilenden Parameter. Bei einem KT-Score von über 1,5 Punkten ist die kinetische Therapie indiziert.

12.10. Argumente für den Einsatz der kinetischen Therapie

1. **Sekretmobilisation:** Die kontinuierliche Drehbewegung der verfügbaren Bettensysteme erleichtert die Mobilisation des Bronchialsekretes effizienter und vermag dadurch einer Atelektasenbildung präventiv zu begegnen, respektive eventuell bereits vorhandene Atelektasen wieder zu öffnen. Bereits relativ kurz nach Beginn der kinetischen Therapie ist eine Zunahme mobilisierten Sekretmaterials festzustellen, Bronchialtoiletten sind entsprechend häufiger durchzuführen.
2. **Verbesserung der Oxygenation:** Infolge der Sekretmobilisation sowie aufgrund der durch die Rotation induzierten kontinuierlichen Veränderung der Lage der einzelnen Lungenabschnitte resultiert

daraus auch eine Verbesserung der Oxygenation, eine Atelektasenreduktion und damit auch eine Abnahme des Shuntvolumens [11].
3. **Reduktion der Beatmungsdauer:** Infolge der dargestellten Gründe (Reduktion des Shuntvolumens, Sekretmobilisation, verbesserte Oxygenierung) kann in den meisten Fällen die Beatmungs- und Intubationsdauer des Patienten reduziert werden [5].
4. **Kostenersparnis:** Daraus resultiert folglich auch ein ökonomischer Effekt: Rasche Besserung der pathologischen Veränderungen beim ARDS mit konsekutiver Abnahme der Beatmungsdauer und Intubationsdauer führen schließlich auch zu einer Verkürzung der Aufenthaltsdauer in der Intensivstation, möglicherweise auch zu einer rascheren Entlassung aus dem Krankenhaus [4], [5].
5. **Positive Nebeneffekte:** Neben diesen Hauptwirkungen lassen sich auch noch einige günstige Nebeneffekte durch die kinetische Therapie erzielen:

- Prävention von Druckschäden (Tria-Dyne™) [2]
- Verringerung von Harnstauungen [2]
- Reduktion von Thromboembolien [2]
- Förderung der Darmperistaltik
- Computersteuerung (Kontinuität)
- leichter Zugang zum Rückenteil des Patienten (Rotorest®)
- Spitzfußprophylaxe (Rotorest®) [2]
- Prävention des Versulzens der Endolymphe

Der Vestibularapparat ermöglicht uns die Orientierung im Raum und löst Stellreflexe zur Normalhaltung des Kopfes aus. Zum Vestibularapparat gehören:

1. die drei Bogengänge (Ductus semicirulares)
2. das große Vorhofsäckchen (Ultriculus)
3. und das kleine Vorhofsäckchen (Sacculus)

Im Ultriculus und Sacculus befinden sich Sinnesfelder, die auf Geschwindigkeitsveränderungen ansprechen. In den Bogengängen allerdings befinden sich die Sinneszellen in den Erweiterungen (Ampullen). Sie tragen einen gallertartigen Hut (Cupula), in denen die Sinneshaare eingelassen sind. Bei Änderung der Drehgeschwindigkeit gerät die Endolymphe in Strömung, und die Cupula wird nach der Seite abgelenkt. Der Zug der Sinneshaare löst entsprechende Nervenimpulse aus, wodurch wir unsere Stellung im Raum vermittelt bekommen. Bei Intensivpatienten, die lange in derselben Position verweilen (vor allem in Rückenlage) und keine vestibulare Stimulation erhalten, besteht die Gefahr des Versulzens der Endolymphe (Abb. 53) [8].

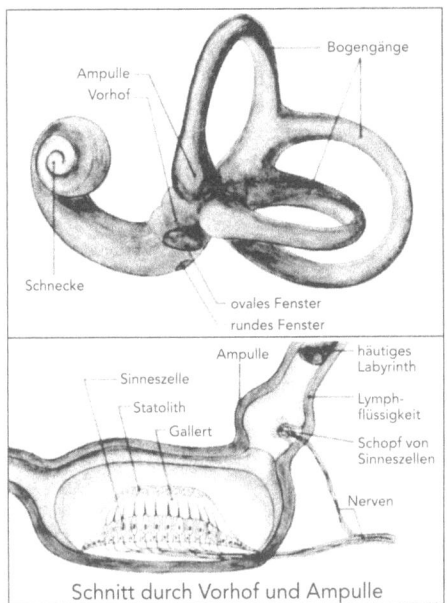

Abb. 53. Bau des Gleichgewichtsorgans mit Schnitt durch Vorhof und Ampulle mit den beweglichen Sinneshaaren [7]

12.11. Kinetische Therapie-Kontras

Die kinetische Therapie im Rotationsbett ist nicht nur mit Vorteilen behaftet; es sind auch einige Punkte zu bedenken, die die zurückhaltende Anwendung dieser Bettensysteme zu erklären vermögen:

1. **Erhöhter Pflegeaufwand/erschwerte Pflegeausführung:** Die Bettenkonstruktion und auch die kontinuierliche Rotation bedeuten für das Pflegepersonal einen erschwerten Zugang zum Patienten und somit auch Probleme bei der Durchführung der Pflegemaßnahmen. Daraus ergibt sich ein zeitlicher Mehraufwand. So muß für jede Pflegetätigkeit das Bett erst aus dem Rotationsbetrieb genommen werden, um an den Patienten herantreten zu können.
2. **Erhöhte Dekubitusgefahr:** Das Rotorest®-Bettensystem mit seinen relativ harten Schaumstoffauflagen bedeutet für den Patienten ein erhöhtes Dekubitalrisiko. Trotz einer exakten Fixation und entsprechender Lagerung ist eine regelmäßige Inspektion der Haut des Patienten unumgänglich. Einem erhöhten Risiko unterliegen vor allem die Ohrmuscheln, Hinterkopf, Fußränder, Beckenkamm und der Schulterbereich.
3. **Kostenintensität:** Der finanzielle Aufwand für die Bereitstellung eines Rotationsbettes wird durch eine Verkürzung der Aufenthaltsdauer auf der ICU möglicherweise wieder wettgemacht.

4. **Platz- und Transportprobleme dieser Systeme:** Ein wesentliches Kriterium für die Verwendung von Drehbetten ist auch das Platzproblem auf der Intensivstation. Zudem erweist sich der Patiententransport mit solchen Bettensystemen zum Zwecke der Diagnostik und Therapie durch deren Gewicht meist als sehr schwierig.
5. **Entfernungs- und Dislokationsgefahr von Zu- und Ableitungen:** Ein besonderes Augenmerk gilt den Zu- und Ableitungen des Patienten, zusätzliche Fixierungen und vor allem eine Verlängerung der Leitungen sind besonders wichtig. Der Transducer einer invasiven Druckmessung muß so lokalisiert werden, daß er während der Rotation immer dieselbe Position behält. Daraus ergibt sich auch der zusätzliche Bedarf einer erhöhten Vigilanz bei der Überwachung des Patienten.
6. **Erschwerte enterale Ernährung:** Durch die flache Lagerung des Patienten kann es bei Durchführung einer enteralen Ernährung zum Erbrechen und zur Regurgitation kommen. Deshalb empfiehlt sich der Einsatz von Duodenalsonden.
7. **Beeinträchtigung des vestibulären Systems** und daraus resultierend **hoher Sedativabedarf:** Patienten im Drehbett empfinden die Rotationen viel stärker, als am System eingestellt. Folgende Übung soll dies demonstrieren: Bitten Sie einen Ihrer Kollegen, sich auf den Boden zu legen, und nehmen Sie seinen Hinterkopf in Ihre Hände. Drehen Sie nun den Kopf sehr langsam leicht auf die rechte Seite und auf die linke Seite, wiederholen Sie diesen Vorgang mehrmals. Achten Sie darauf, den Kopf nicht zu schnell zu schwenken, da es ansonsten bei Ihrem Versuchsobjekt zu Schwindelgefühlen kommen kann. Nach Beendigung der Übung bitten Sie Ihr Versuchsobjekt, durch eine Seitwärtsdrehung des Kopfes Ihnen anzuzeigen, in welche Maximalstellung der Kopf während dieser Übung gebracht wurde. Es wird eine Stellung anzeigen, die weit über die von Ihnen vorgenommene hinausgeht. Aus dieser Übung ist ersichtlich, daß der Intensivpatient die Rotationen in einem Drehbett viel ausgeprägter empfinden wird, und daraus ein hoher Sedierungsbedarf resultiert [6]!

12.12. Kasuistik

Ein 73jähriger Patient wird wegen eines **neuroendokrinen Malignoms** des rechten Oberlappens **lobektomiert** und postoperativ auf unsere Intensivstation aufgenommen. Als Begleiterkrankungen sind bekannt: *Diabetes mellitus, C_2H_5OH-Abusus, Lähmung der rechten unteren Ex-*

tremität durch Status post Kopfschußverletzung sowie eine Läsion des rechten Nervus phrenicus.

Der Patient kommt spontanatmend auf die Intensivstation und kann bereits am 1. postoperativen Tag nach komplikationslosem Verlauf auf die Allgemeinstation transferiert werden. Am folgenden Tag tritt jedoch eine Verschlechterung des Allgemeinzustandes auf, der Patient wird respiratorisch insuffizient und muß intubiert werden, eine neuerliche Aufnahme auf die Intensivstation ist erforderlich. Sehr rasch tritt erneut eine Besserung der respiratorischen Situation auf, sodaß am 5. postoperativen Tag eine Rückverlegung auf die thoraxchirurgische Bettenstation möglich ist. Da der Patient am darauffolgenden Tag wiederum respiratorisch insuffizient wird, ist erneut eine Aufnahme auf unsere Intensivstation erforderlich (Abb. 54).

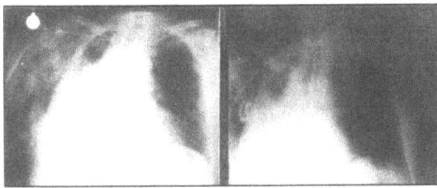

Abb. 54. Bei Aufnahme auf der Intensivstation am 6. postoperativen Tag

Trotz aggressiver Therapiemaßnahmen ist bis zum 11. postoperativen Tag eine Entwöhnung vom Beatmungsgerät nicht möglich und erscheint auch in der Folge, nicht wahrscheinlich zu sein, sodaß eine Tracheotomie angelegt und aufgrund einer weiteren Verschlechterung der respiratorischen Situation additiv zu einer aggressiven Beatmungstherapie eine kinetische Behandlung eingeleitet wird (BIPAP-Beatmung, FIO_2 0,55, I:E-1:1). An den darauffolgenden Tagen tritt eine Verbesserung der pulmonalen Situation ein (Abb. 55–59), so daß die kinetische Behandlung bereits 4 Tage nach Beginn wieder beendet werden kann (Tabelle 17). Im weiteren gelingt eine Reduktion der invasiven Beatmungsverfahren, am 38. postoperativen Tag erfolgt die Transferierung auf die Allgemeinstation, und am 42. postoperativen Tag schließlich kann der Patient in zufriedenstellendem Allgemeinzustand in häusliche Pflege entlassen werden.

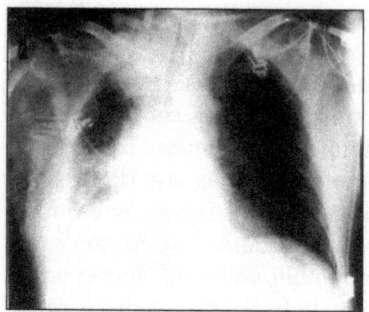

Abb. 55. Vor Beginn der kinetischen Therapie am 11. postoperativen Tag

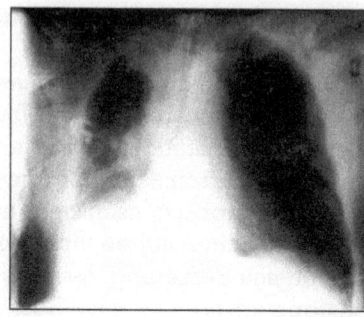

Abb. 56. 12. postoperativer Tag: 12 h nach Therapiebeginn

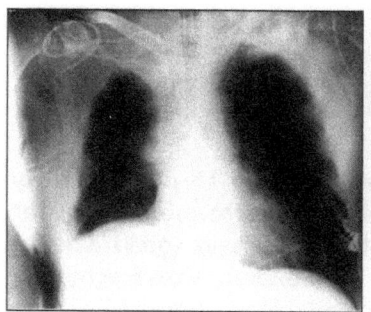

Abb. 57. 13. postoperativer Tag: 36 h nach Therapiebeginn

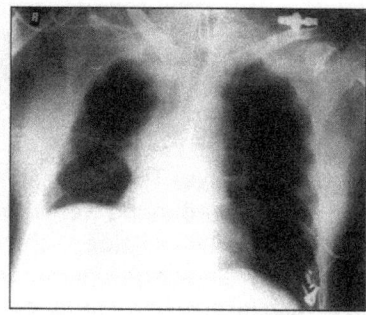

Abb. 58. 14. postoperativer Tag: 60 h nach Therapiebeginn

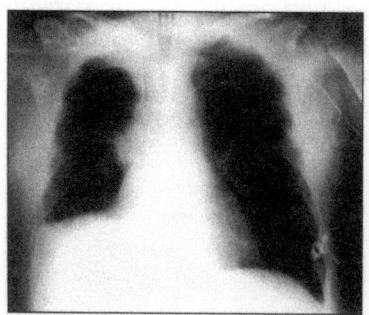

Abb. 59. 15. postoperativer Tag: 20 h nach Beendigung der kinetischen Therapie

Tabelle 17. Verlauf der arteriellen Blutgasanalysen vor, während und nach der kinetischen Therapie

	Aufnahme	nach 6 h	nach 15 h	nach 24 h	nach 36 h	nach 60h	8 h n. Ende	
pH	7,44	7,36	7,5	7,48	7,5	7,4	7,45	
pCO$_2$	37,1	56	33,	35,1	38,7	44	36,6	mm Hg
BE	1,2	4,4	3,8	3,1	6,2	2	1,8	mmol/l
HCO$_3$	24,2	30,9	25,6	25,4	28,7	27	24,8	mmol/l
pO$_2$	53,5	73	102,6	122,1	132,4	107	152,2	mm Hg
O$_2$sat	88,7	94	98,4	99	99,2	98,7	99,4	%
FIO$_2$	21	55	55	55	50	50	35	%

12.13. Pflegerichtlinien

1. **Personalbedarf**
Für die Durchführung der Lagerung und Grundpflege sind zwei diplomierte Pflegekräfte erforderlich. Für die kontinuierliche Überwachung und das Monitoring eine Diplomkraft.

2. **Körper- und Hautpflege**
Sie ist auf die übliche Weise (alle 24 Stunden) inklusive aller Prophylaxen durchzuführen. Für die Dauer der Grundpflege ist das Bett aus dem Rotationsbetrieb zu nehmen. Für den Abbau der Lagerungshilfsmittel (Gurte etc.) sind zwei Pflegepersonen erforderlich, die Grundpflege sollte dann aus Gründen der basalen Stimulation von einer Pflegeperson vorgenommen werden. Die Hautpflege ist durch das Öffnen der Klappen auf der Rückseite des Rotorest®-Bettes sehr einfach durchzuführen. Die Rotationspausen sollten so kurz als möglich gehalten werden, eine genaue Koordinierung aller pflegerischen und therapeutischen Tätigkeiten (Waschung, Mundpflege, Stuhlsorge, Verbandwechsel, Physiotherapie etc.) auch mit anderen Berufsgruppen ist also dringend erforderlich. Die tägliche Inspektion der exponierten Stellen und deren Salbenbehandlung ist unumgänglich.

3. **Mundpflege**
Die Mundpflege umfaßt im Rahmen der Kinetik vor allem die Entfernung des Rachensekretes, um einen eventuellen Ausfluß und damit verbundene Hautmazerationen zu vermeiden. Um einen Zungenvorfall (besonders in Bauchlage ⇒ RotoProne) und somit verbundene Zahndekubiti zu vermeiden, ist das Einlegen eines Gazetupfers oft sehr hilfreich.

4. **Nasenpflege**

Auch hier kann es zu vermehrtem Abfluß von Nasensekret kommen und damit verbundener Hautmazerationsgefahr. Hier bietet sich die Möglichkeit der Reinigung der Nasenschleimhaut mit Kamillentee-Stieltupfern sowie des Einbringens von Coldistop-Nasenöl®, um Austrocknungen zu vermeiden.

5. **Bronchialtoilette**

Die Lungenpflege ist im Rahmen der Kinetik ein Schwerpunktthema. Der Cuffdruck der Tubusmanschette oder Kanüle muß regelmäßig kontrolliert werden und in einem Bereich von 20 bis 30 mmHg liegen. Tubus und Trachealkanüle müssen exakt fixiert und für die Rotation ideal positioniert (kein Zug) werden. Ein striktes Zeitschema für die Durchführung der Bronchialtoilette ist obsolet, da zwischenzeitige Absaugungen durch die vermehrte Sekretmobilisation erforderlich sind. Eine exakte Vorbereitung der erforderlichen Pflegeutensilien für den Absaugvorgang ist selbstverständlich.

Möglichkeiten der Bronchialtoilette

a) *Bronchialtoilette durch Diskonnektion vom Respirator:* Die Präoxigenierung ist vor jedem Absaugvorgang unumgänglich. Der Absaugvorgang sollte nicht länger als 10 Sekunden dauern, und besonders wichtig ist ein gleichzeitiger Blick auf das EKG. Bei extrem hohen PEEP-Werten (> 5 mm Hg) hat eine langsame Reduktion über 3 bis 5 Minuten zu erfolgen. Kurzfristig erforderliche Absaugungen, bedingt durch das Anhusten des Patienten, sind hier nur sehr schwierig vorzunehmen (Verzichtet man auf die PEEP-Reduktion oder wartet man trotz Sekretansammlung in den Lungen und im Tubus 5 Minuten bis zur Reduktion?). Nach Beendigung des Vorganges erfolgt wieder eine schrittweise Anhebung des PEEP-Niveaus. Generell sollte bei Patienten mit hohen PEEP-Werten die Sauerstoffspende mit einem Ambu-Beutel nur mit einem aufgebrachten PEEP-Ventil erfolgen (z. B. Systemwechsel des Respirators).

b) *Bronchialtoilette mit geschlossenen Absaugsystemen:* Besonders im Rahmen der Kinetik ist dieses System zu empfehlen, da PEEP-Verluste vermieden und Superinfektionen minimiert werden. Somit ergibt sich die Möglichkeit, auch während des Rotationsbetriebes die Bronchialtoilette vorzunehmen. In 24- bis 48stündigen Abständen werden die Systeme gewechselt (je nach Verschmutzung auch früher). Als Nachteil zeigt sich der recht starre Absaugkatheter und nach längerem Einsatz die erschwerte Sekretbeurteilung.

c) *Bronchoskopische Absaugung:* Dieser Methode ist natürlich der Vorzug zu geben, da es das einzige System ist, wo unter Sicht abgesaugt werden kann.

6. **Augenpflege**
Um einen verbesserten Lidschluß zu gewährleisten und Entzündungen zu vermeiden, sollten die Augen mit Kamillentee oder physiologischer Kochsalzlösung gereinigt und Vidisic®-Augengel eingebracht werden.

7. **Dekubitusprophylaxe**
Bei Einsatz von Therapiesystemen ohne Luftkissen besteht eine erhöhte Dekubitalgeschwürgefahr (besonders in Bauchlage), deshalb muß auf eine exakte Fixation des Patienten ohne entstehende Reibeflächen vorgenommen werden. Ebenso erwies sich der prophylaktische Einsatz von Hautschutzplatten als besonders sinnvoll.

8. **Spitzfußprophylaxe**
Im Rotorest®-Bett wird die Spitzfußprophyaxe intermittierend an einem Fuß vorgenommen und das Einschubbrett alle 2–3 Stunden gewechselt.

9. **Stuhlsorge**
Durch die Steigerung der Darmperistaltik, bedingt durch die Rotationen, erweist sich die Stuhlsorge im Rahmen der kinetischen Therapie häufig als einfach. Das Einbringen einer Leibschüssel durch die Öffnungsklappen an der Rückseite des Rotorest®-Systems ist möglich.

10. **Ernährung**
Für die enterale Ernährung ist eine Duodenalsonde und zur Magenentlastung eine Magensonde (Heberdrainage) empfehlenswert (Bilumensonden sind empfehlenswert).

11. **Katheterpflege**
Die regelmäßige Reinigung der Eintrittsstelle von transurethralen Kathetern und deren Desinfektion (z. B. Octenisept®) ist selbstverständlich. Um Reizungen durch Zug und Bewegung an der Harnröhre zu vermeiden, empfiehlt sich die Fixation des Katheters am Oberschenkel mit speziellen Katheterfixierungen (Dale®-Foley-Catheter-Holder).

12. **Monitoring**
Die Überwachung erfolgt nach der Schwere des Krankheitsbildes kontinuierlich, invasiv oder non-invasiv (EKG, SaO_2, Blutdruck etc.). Kommt eine invasive Blutdruckmessung zur Anwendung, empfiehlt

es sich, den Transducer am Kopfende und in Höhe des Nullpunktes am Bett zu montieren, somit werden Spitzendrücke am Monitor vermieden.

13. **Hygienemaßnahmen**
Da vor allem Patienten mit schweren Lungenerkrankungen (ARDS), invasiven Leitungen und Abwehrgeschwächte dieser Therapieform zugeführt werden, sind alle Hygienemaßnahmen ständig zu hinterfragen und, wenn notwendig, zu novellieren. Die Pflege mit Handschuhen, Mundschutz und Einmalschürzen ist besonders wichtig.

12.14. Erforderlichkeiten vor Rotationsbeginn

1. Bewußtmachung der Therapiemaßnahme (Bedeutung für den Tagesablauf ⇒ Koordination der Pflegemaßnahmen). Eine adäquate Analgosedierung (z. B. Sufenta® und Dormicum®) muß bereits frühzeitig eingeleitet werden, damit bereits bei Rotationsbeginn eine ausreichende Sedierungstiefe vorhanden ist (Ramsey-Score 5–6 ist anzustreben).

2. Für den Einbau, die Umlagerung und Inbetriebnahme dieser Therapiesysteme kann eine Arbeitszeit von etwa 90 bis 120 Minuten berechnet werden (für 2 Pflegepersonen). Prinzipiell kann diese Therapiemaßnahme zu jeder Tages- und Nachtzeit angewandt werden, aber auf Grund des Arbeitsaufwandes sollte der Einsatz nur in Rücksprache mit dem Pflegepersonal erfolgen.

3. **Umlagerung:** Die Umlagerung kann durch den Patientenlifter (Rotorest®) oder durch Ziehen auf einem Laken (Tria-Dyne™) erfolgen. Eine genaue Koordinierung des Arbeitsablaufes ist sehr wichtig. Sorgen Sie im Umfeld für genügend Platz (besonders im Bereich des Kopfes), entfernen Sie alle unnötigen Kabel und Lines um und vom Patienten. Drainagen, Harnkatheter etc. werden in der Hand gehalten oder am Rahmen des Lifters fixiert. Bringen Sie das Therapiesystem in die waagrechte Position. Bei Luftkissensystemen ist die Pflegestellung zu wählen, beim Rotorest® sind alle Steckelemente zu entfernen, so daß nur eine gerade Liegefläche zur Verfügung steht. Nun wird der Patient in der gewählten Form unter laufendem Monitoring und Beatmung umgelagert. Um Unterschiede in der Körpergröße des Pflegepersonals auszugleichen, werden von der Firma Trittbretter mitgeliefert. Danach wird das leere Krankenbett entfernt und der Patient in die richtige Lagerungsposition gebracht. Anpassungsarbeiten an den Systemen werden in der Regel vom Firmenpersonal vorgenommen. Bei den Luftkissensystemen werden nun

noch die Halterungsgurte/Schaumstoffschienen angebracht, beim Rotorest® die Steckelemente zur Fixierung (die Besonderheiten sind hinten zu entnehmen), sowie auch noch die Halterungsgurte angebracht (sie dienen rein der Sicherheit). Danach muß das Umfeld so konzipiert werden, daß die Schwenkvorgänge des Bettes ungehindert durchgeführt werden können (Beatmungsschläuche, diagnostische und therapeutische Lines, etc.). Die therapeutischen und diagnostischen Lines sollten zusätzlich mit Klemmhalterungen fixiert werden.

4. Ein schrittweiser Beginn der Rotation (bei 30°) ist aus Gründen der Hämodynamik und Tolerierung von Seiten des Patienten indiziert (Vestibularapparat ⇒ Seekrankheit). Nach etwa 2 bis 4 Betriebsstunden sollte man das vorgewählte Therapiemaximum von 40° (TriaDyne™) oder 62° (Rotorest® und RotoProne) erreicht haben. Bei Rotationsbeginn ist im besonderen auf die Hämodynamik zu achten sowie auf die ausreichende Sedierung des Patienten. Ein Schwenkzyklus des Rotorest® dauert 7 Minuten. Die Gradeinstellung der rechten und linken Seite kann je nach Grundkrankheit und Tolerierung von seiten des Patienten unterschiedlich sein; kurze Rotationspausen von 1–2 Minuten sind am System einstellbar.

5. Auf exakte Fixierung des Patienten (Dekubitusgefahr ⇒ Scherkräfte), sowie der Zu- und Ableitungen und deren ausreichende Länge ist aus Sicherheitsgründen sehr wichtig (Dislokationsgefahr).

6. Eine erste manuelle Drehung des Patienten ist empfehlenswert, um alle Umgebungsfaktoren zu überprüfen und notwendige Anpassungen vornehmen zu können.

Rotorest®-Bett:
a) *Thoraxstützen:* Bei rechtwinkeliger Auslagerung des Armes sollte zwischen Arm und Thoraxstütze 3 Finger breit Platz vorhanden sein (Plexusschäden).
b) *Kniehalterung:* Zwischen der Kniehalterung und der Kniescheibe des Patienten sollte eine Handfläche Platz vorhanden sein.
c) *Kopfhalterung:* Die Ohren sollen freigelagert sein, ein zusätzliches Einbringen von Schaumstoff ist möglich.
d) *Fuß- und Handlagerung:* Um pathologische Rotationen zu vermeiden, ist das Einbringen von zusätzlichen Lagerungsmitteln möglich (zusätzliche Lagerungshilfsmittel sollten wohl bedacht und gezielt eingesetzt werden).
e) *Beatmungsschläuche:* Die Beatmungsschläuche werden in der im Bett integrierten Halterung eingehängt (Rotorest®).

f) *Steckelemente:* die Schaumstoffseite der Steckelemente muß immer am Patienten anliegen
g) *Gesäß:* soll richtig positioniert werden (Gesäßplatte)
h) *Schulterfixationen:* sollen nicht anliegen, sie dienen lediglich der Sicherheit
i) *Belastbarkeit:* Patienten mit einem Körpergewicht unter 140 Kilogramm können bis zum Therapiemaximum gedreht werden, bei einem Gewicht über 140 kg sollten geringere Rotationen vorgenommen werden. Vorsicht ist gegeben bei Patienten mit großem Abdomenumfang und vor allem wenn dieser bei den Rotationen zu fließen beginnt.
j) *Gurte:* sie sollen nicht zu straff angezogen werden, sie dienen rein der Sicherheit.

RotoProne:
Mit diesem System wurde die Idee umgesetzt, die kinetische Therapie auch in Bauchlage durchführen zu können, da dadurch beide Gravitationstherapien in einem System summiert werden. Die Richtlinien für den Einbau sind ähnlich dem Rotorest®, Drainagen werden kopf- oder fußseitig ausgeleitet. Besonders problematisch ist bei diesem System die Gesichtsödembildung und die erhöhte Mazerationsgefahr durch den Speichelausfluß. Da sich dieses System noch in der Versuchsphase befindet, sind derzeit keine Erfahrungswerte vorhanden [2].

TriaDyne™:
Hier gelten ebenfalls die allgemeinen Lagerungsrichtlinien der Luftkissensysteme, zusätzlich verfügt dieses System über einen Pulsationsluftstrom (die effektivste Form der Dekubitusprophylaxe) sowie ein Perkussions- und Vibrationssystem. Die Perkussion erfolgt über ein Perkussionsbrett im Thoraxbereich, wobei die Stärke und Frequenz der Perkussion eingestellt werden kann, um besonders zähes Sekret zu lösen. Es sind Gegenrotationen von Oberkörper und Unterkörper, aber auch synchrone Rotationen möglich. Dieses System ist auch für wache Patienten anwendbar. Die Beatmungsschläuche sollten direkt am Therapiesystem fixiert werden.

7. Es ist darauf zu achten, daß ausreichend Platz in der Bettumgebung vorhanden ist; falls erforderlich, Raumanpassungen vornehmen.
8. Motorspritzen und Infusomaten sollen über dem Patientenniveau positioniert werden, um das Zurückstauen und Bolusgaben von Medikamenten (Katecholamine ⇒ hämodynamische Instabilität) zu vermeiden.

12.15. Beendigung der Therapie

1. Bei moderatem Beatmungsregime, $FIO_2 < 0{,}4$, zufriedenstellenden Blutgasen und Röntgenaufnahmen..
2. Besonders wichtig vor Beendigung der kinetischen Therapie ist die stufenweise Reduktion des Rotationswinkels über etwa 12 Stunden auf 30°, danach kann das Therapiesystem abgebaut werden.
3. Die Abbau- und Umlagerungszeit kann mit etwa 45 bis 60 Minuten berechnet werden.

12.16. Administrative Arbeiten

Je nach Krankenanstalt müssen die Lieferscheine der Leasingfirma an die erforderlichen Stellen weitergeleitet werden.

12.17. Angehörige

Die Angehörigen müssen ausreichend über die Notwendigkeit der Therapiesysteme sowie mit deren Umgang aufgeklärt und informiert werden, vor allem um unnötige Schockmomente zu vermeiden.

12.18. Schlußfolgerung

Zahlreiche, wenn auch nicht immer wissenschaftlich dokumentierte Vorteile würden für den häufiger verwendeten und gezielten Einsatz der kinetischen Therapie sprechen. Warum wird diese additive Behandlungsmethode dennoch selten verwendet? Neben fehlender Kenntnis der entsprechenden Bettensysteme ist wahrscheinlich das Festhalten an konventionellen Behandlungstechniken die häufigste Ursache für die Nichtverwendung der kinetischen Therapie. Eine derzeitige ablehnende Haltung des betreuenden Personals scheint meiner Meinung nach jedoch insofern nicht gerechtfertigt, als es sich einerseits nur um eine zusätzliche Therapievariante handelt, die alle anderen Therapieschritte in der Behandlung des ARDS nicht ersetzen kann und will. Zudem werden die relativ hohen Kosten für die Anschaffung respektive das Leasing dieser Bettensysteme durch die Versicherungsträger getragen. Schlußendlich können durch eine Reduktion der Aufenthaltsdauer der Patienten auf der Intensivstation und im Krankenhaus die hohen Kosten kompensiert werden. SALUS AEGROTI SUPREMA LEX – das Heil des Patienten ist das höchste Ziel unserer therapeutischen und pflegerischen Maßnahmen. Sollte dies nicht auch beim Einsatz solcher Therapiemaßnahmen bedacht werden?

*

Literatur

[1] Steinbereithner K, Bergmann H (1984) Intensiv-station, -pflege, -therapie, 2. Aufl. Thieme, Stuttgart New York, S 267–342
[2] Produktunterlagen der Firma KCI-Mediscus: KCI-Times 1996, KCI-Times 1997, KCI-Times 1999
[3] Niemer M et al. (1992) Datenbuch der Intensivmedizin, 3. Aufl. G. Fischer, Stuttgart Jena New York, S 131–167
[4] Summer WR et al. (1989) Journal of Critical Care, 1: 45–53
[5] Fink MP et al. (1990) Chest 97: 132–137
[6] Rannegger J (1997) Basale Stimulation in der Pflege, Schulungsunterlagen
[7] Lange F et al. (1974) Biologie. Schroedel, Hannover, S 118, Abb. 118.2
[8] Faller A (1995) Der Körper des Menschen, 12. Aufl. Springer, Wien New York, S 391–400
[9] Hedley-White J et al. (1976) Applied physiology of respiratory care. Little, Brown & Co., Boston
[10] Hell D, Trautmann G, Weber W (Hrsg) (1993) Care – Das Magazin für Funktionsdienste und Fachweiterbildung. 1. Jahrgang

13. Offene Tuberkulose

Tuberkulose ist eine weltweit verbreitete bakteriologische Infektionskrankheit, die chronisch verläuft, aber auch akut auftreten kann und bevorzugt in den Atemorganen lokalisiert ist. Grundsätzlich kann sie alle Organe befallen (Darm, Leber, Nieren, Knochen etc.). Der Erreger der Tuberkulose wurde 1882 von R. Koch entdeckt. Geradezu dramatisch erscheint die Situation in Anbetracht der WHO-Angaben zur Gesamtzahl der an Infektionen Erkrankten oder gar der Infizierten ohne aktuelle Krankheitssymptome. So ist ein Drittel der Weltbevölkerung latent mit **Mycobacterium tuberculosis**, dem Erreger der Tuberkulose, infiziert. 8 bis 10 Millionen Menschen erkranken jährlich neu an der Tuberkulose; 1995 fielen dieser Erkrankung etwa 3,1 Millionen Menschen zum Opfer – das sind mehr als 5 Prozent aller Sterbefälle weltweit. 95 Prozent der an Tuberkulose Erkrankten leben in den Entwicklungsländern. Aber auch in den Industrienationen hat sich die in der Tendenz abnehmende Häufigkeit der Tuberkuloseerkrankungen abgeschwächt und sich zum Teil sogar umgekehrt. Von 1985 bis 1994 hat die Zahl der Tuberkuloseneuerkrankungen in den USA um 9,7 Prozent zugenommen. In Schweden, Dänemark, Österreich, der Schweiz und den Niederlanden zeichnet sich ebenfalls eine Zunahme der Krankheitsfälle ab. Ein neues, bedrohliches Tuberkulose-Problemgebiet sind die ehemaligen Ostblockstaaten. All dies hat die WHO dazu bewogen, die Tuberkuloseerkrankungen zum internationalen Katastrophenfall zu erklären [4]! Paradoxerweise liegt auch im bisherigen Rückgang der Tuberkulose durchaus die Gefahr eines erneuten Anstiegs, weil die entsprechenden Kenntnisse, insbesondere der jüngeren Ärztegeneration, in Diagnostik, Therapie und Prävention abnehmen. Es empfiehlt sich besonders, die gefährdeten Gruppen regelmäßig zu untersuchen [3]. Jede Form der Tuberkulose ist **meldepflichtig!**

13.1. Erreger

Vom *Mycobacterium tuberculosis* werden 3 Arten unterschieden:
- *Typus humanus* 96%, Erreger der Tuberkulose beim Menschen.
- *Typus bovinus*, Erreger der Rindertuberkulose.
- *Typus gallinaceus*, Erreger der Hühnertuberkulose [1].

13.2. Übertragung

Tröpfcheninfektion und **Staubinfektion** über die *Atemwege* sowie über den *Verdauungstrakt* [1]. Die größte Ansteckungsgefahr geht vom hustenden Kranken mit offener Lungentuberkulose aus, bei dem die Erkrankung noch nicht erkannt wurde. Seltener erfolgt die Übertragung oral (Milch), noch seltener über die Haut und Augen. Der Ausbruch der Erkrankung ist abhängig von [2]:

- Alter
- Psyche
- herabgesetzter Immunabwehr (transplantierte Patienten)
- allg. Lebensverhältnisse (starke Belastungen)
- gesundheitsschädliche Umgebung (z. B. Staubinhalation)
- Erhöhtes Risiko haben Patienten mit: Diabetes mellitus, Magenleiden, eingeschränkter Leber- und Nierenfunktion, immunsupremierte Patienten [3], Patienten mit Steinstaublungen, HIV[1] und der Bereich des Sandlertums
- Mit eine Ursache der Tuberkuloseinfektionen ist die nicht sachgerechte Isolation der Patienten

13.3. Inkubationszeit

In der Regel beträgt die Inkubationszeit 4 bis 6 Wochen [1].

13.4. TBC-Arten allgemein

1. Primär-TBC, die nach einer Erstinfektion entsteht.
2. Postprimäre TBC, die als Reinfektions-TBC nach Abheilung der Primär-TBC auftreten kann oder als Superinfektions-TBC (hämatogene Streuung) durch erneute exogene Infektion und bei noch nicht abgeheilter Primär-TBC [1].

---

[1] Die Tuberkulose-Infektion ist oft der erste Krankheitshinweis bei HIV-Infizierten, bedingt durch die massive Beeinträchtigung des Immunsystems [5], [6].

13.5. Lungen-TBC-Arten

1. **Chronisch**
   - Primär-TBC, 90% aller Primär-Tuberkulosen laufen pulmonal ab [1]
   - Bei schlechter Abwehrlage des Organismus und ungünstigen äußeren Einflüssen (Arbeit etc.)
   - Heilt die Primärinfektion nicht ab ⇒ fortschreitende Lungentuberkulose
   - Durch erneute Infektion ⇒ Sekundärinfektion
   - Nach abgeheilter Primärinfektion ⇒ Reinfektion
   - Oder bei noch nicht abgeheilter Primärinfektion ⇒ Superinfektion.
   - Knötchenform = geschlossene Tuberkulose
   - Produktive Form: Entsteht durch Bildung und Zusammenwachsen vieler Tuberkel
   - Exsudative Form: Hier steht der Untergang des tuberkulösen Lungengewebes durch **Verkäsung** im Vordergrund. Das verkäste Lungengewebe wird ausgehustet, und dadurch entstehen Hohlräume in der Lunge **(Kavernen)**, die aber für den Verlauf der Erkrankung eine entscheidende Rolle spielen
   - Aktive fortschreitende Form
   - Galoppierende Form [1]
   - Konnatale Tuberkulose: Hier können die Erreger von der infizierten Mutter über das Nabelblut in die fetale Leber oder während der Geburt über das Fruchtwasser in die Neugeborenenlunge gelangen [1]

2. **Akut**
   - Geschlossene Form
   - Die offene Form der Tuberkulose ist durch die bakterielle Ausscheidung im Sputum hoch infektiös und dadurch für die Pflege von besonderer Bedeutung [1].

3. **Pleuritis tuberculosa**
   Es besteht ein massiver Erguß, der sich in ca. 4–6 Wochen zurückbildet. Selten bilden sich daraus Empyeme, häufiger Verklebungen [2].

13.6. Pathogenese

Die **Tuberkulose** ist eine **typische Lungenerkrankung**. Die Lunge stellt sowohl die Haupteintrittspforte dar, sowie auch das vorrangig manifest erkrankende Organ. Die Infektion mit dem *Mycobacterium tuberculosis* bzw. die Inkubationszeit dauern sehr lange, während dieser Zeit bleibt die Infektion ohne klinische Symptome. Die Krankheit selbst ist oft chronischer Natur. In der Mehrzahl der Fälle geht das Mycobacterium tuberculosis eine Art opportunistische Beziehung mit dem Wirt/Patienten ein, d. h. es gibt etwa 1,5 bis 2 Milliarden *Infizierte ohne klinische Probleme.* Das Risiko jedoch, diese Krankheit zu entwickeln, bleibt in den meisten Fällen bestehen, da das *Pathogen in der Regel nicht ausgeschaltet* wird. Es bildet sich in den meisten Fällen ein labiles Gleichgewicht zwischen Mikroorganismus und Immunantwort, dadurch wird bei einem gestärkten Immunsystem versucht, eine unkontrollierte Vermehrung des Mikroorganismus zu verhindern. Infizierte mit einem geschwächten Immunsystem werden mit größter Wahrscheinlichkeit erkranken. Wie bereits erwähnt, erfolgt die Infektion durch Einatmung, wobei größere Partikel in der Regel wieder ausgestoßen werden. Bevor sie die Lunge erreichen, dringen Mikrotröpfchen in die tieferen Alveolen ein. Dort werden sie von alveolären Makrophagen umschlossen, und diese Zellen bringen das Mycobacterium in das Interstitium der Lunge [6]. Die **Ausbreitung** einer Infektion kann grundsätzlich *hämatogen, lymphogen oder kanalikulär* (z.B. bronchogen) zustande kommen. Das typisch morphologische Substrat ist der *Tuberkel*. Im Zentrum ist er nekrotisch (sog. tuberkulöser Käse), ringsum befinden sich Epitheloidzellen, die von Langhans-Riesenzellen ergänzt werden. Außen wird der Tuberkel von Bindegewebe umgeben, das mit Lymphozyten durchsetzt ist. Plasmazellen und Gefäße fehlen. Im Abheilungsstadium beginnt etwa nach 8 – 9 Monaten die Verkalkung im Zentrum. TBC-Bakterien können sich über Jahre lebensfähig halten [1]. Beispiele für **Spätformen** der Tuberkulose (zwischen Erstinfektion und Spätmanifestation können Jahre liegen): Knochen- und Gelenkstuberkulose, wobei bevorzugt Wirbelsäule, Hüft- und Kniegelenke befallen sind. Kinder weisen nicht selten kleinere Herde an Hand- und Fußknochen (Spina ventosa) auf. Schwellung, Schmerzen, Bewegungseinschränkung sind typische Symptome für diese Form. Häufig treten auch Spätschäden wie Phthise auf. Sie tritt vorwiegend in der Präpubertät, Pubertät und bei alten Menschen auf. Früher war der Verlauf meist hochakut, heutzutage ist überwiegend ein schleichender Verlauf mit Husten, Mattigkeit, subfebriler Temperatur und Hämoptoe bekannt. Die **Diagnose** wird durch das *Thoraxröntgen* mit Nachweis infraklavikulärer Herdschatten gestellt. Nicht selten treten Kavernenbildungen auf. Die Alters-Tuberkulose galt als wichtige Ansteckungsquelle. Die Urogenital-Tuberkulose weist meist einen schleichenden symptomarmen Verlauf auf, der unbehandelt über eine tuberkulöse

Pyelonephritis zur Niereninsuffizienz, sowie beim Mann über die tuberkulöse Epididymitis und bei der Frau über die tuberkulöse Adnexitis zur Sterilität führen kann [1].

13.7. Symptome

1. Nächtlicher Husten
2. Fieber (subfebrile Temperaturen bei Primär-TBC)
3. Kopfschmerzen
4. Schweißausbrüche
5. Müdigkeit und Mattigkeit
6. Blässe und Appetitlosigkeit
7. Abmagerung
8. Durchfälle [2]
9. Schwellung der Lymphknoten
10. Bluthusten bei offener Lungentuberkulose (Hämoptoe) [1]
11. Evtl. Erythema nodosum [1]

13.8. Diagnose

1. Klinische Untersuchung (Fieber, Perkussion, Auskultation etc.)
2. Genaue Röntgenuntersuchung
3. Direkter mikroskopischer Erregernachweis **(Ziehl-Neelsen-Färbung)**
4. Bakteriologische Kultur von Sputum oder Bronchialsekret
5. TBC-spezifische Immunreaktion ⇒ Tuberkulinreaktion[2] (neue Testform: Mendel-Mantoux-Test)
6. Histologische (und bakteriologische) Untersuchung von Biopsiematerial [1], [2]

Ziehl-Neelsen-Färbung

Kontrastfärbung für Alkohol- und säurefeste Bakterien. Präparat lufttrocknen und hitzefixieren, anschließend mit Karbolfuchsinlösung bedecken und 3mal bis zur Dampfbildung von unten erhitzen. Farbe abgießen. Entfärbung mit Salzsäure-Alkohol, mit Wasser abspülen, ca. 1 Minute mit Methylenblau nachfärben, erneut abspülen und trocknen. **Ergebnis:** Säurefeste Bakterien, z. B. **Tuberkelbakterien**, erscheinen **rot** auf zartblauem Untergrund!

---

[2] Reaktion des Körpers nach einer Impfung mit Tuberkulin: a) allgemeine Reaktion (Fieber, Abgeschlagenheit), b) lokale Reaktion (Rötung, Quaddel etc.), c) Herdreaktion.

> Nach Versand eines bakteriologischen Abstriches auf Ziehl-Neelsen-Färbung, ist die erste Auskunft nach 3 Tagen möglich. Zusätzlich werden TBC-Kulturen angelegt, Dauer ca. 4–6 Wochen!

Dank moderner Techniken kann das kulturelle Wachstum mittels einer radiometrischen Methode bereits nach acht bis zehn Tagen festgestellt werden. Wird die Diagnose der offenen TBC auf der Pflegestation gestellt, müssen an drei aufeinanderfolgenden Tagen, bakteriologische Untersuchungen (Sputum) auf die Ziehl-Neelsen-Färbung eingesandt werden.

13.9. Administrative Arbeiten bei Diagnosestellung auf der Station

1. Da die Tuberkulose meldepflichtig (anzeigepflichtig) ist, muß durch den Arzt das Formular für die **Meldung** der Tuberkuloseerkrankung ausgefüllt werden.
2. Eine Kopie dieser Meldung sollte in den Krankenunterlagen abgeheftet werden.
3. Das Original wird über die Verwaltung an die zuständige Bezirkshauptmannschaft gesandt. Diese wiederum setzt sich mit den Angehörigen in Verbindungen, um eventuelle Erkrankungen in der Familie abzuklären.
4. Es empfiehlt sich, für die Abgabe des Anzeigeformulars eine schriftliche Bestätigung auf dem Pflegestammblatt einzuholen (Datum, Stempel).
5. Bei **Entlassung** des Patienten muß vom behandelnden Arzt eine **Schlußanzeige** ausgefüllt werden, welche wiederum an die Bezirkshauptmannschaft gesandt wird (siehe oben).

13.10. Behandlung

1. In der Behandlung stehen bestimmte Chemotherapeutika (Tuberkulostatika) im Vordergrund, welche vom Lungenfacharzt verordnet werden[3]. Chemotherapeutika finden wegen ihrer bakteriostatischen Wirkung auf Tuberkelbakterien in einer TBC-Therapie Verwendung. Die alte Einteilung in Erst-, Zweit- und Drittrangmittel ist überholt.

---

[3] Auch bei Tuberkulostatika sind Resistenzen bekannt, deshalb werden heute anstatt einer Monotherapie Kombinationstherapien verwendet [1]. Die Primärresistenz gegen Tuberkulostatika beträgt etwa 5%, bei Ausländern sogar 10% [3].

Als führende Tuberkulostatika gelten heute: Isoniazid, Rifampicin, Streptomycin® und Ethambutol [1].

2. Die Behandlungsdauer beträgt in der Regel etwa **2 Jahre**.
   a) Medikamentöse Therapie (Tuberkulostatika) und zusätzliche symptomatische Therapie.
   - *Initialphase:* In den ersten Monaten wird in der Regel eine **Dreierkombination** von Medikamenten appliziert, wie z.B.:
     - Isoniazid **(INH®)**
     - **Streptomycin®** (SM)
     - Ethambutol **(Etibi®)**
     oder bei sehr schweren Verläufen z. B.:
     - Isoniazid **(INH®)**
     - Rifampicin (Rmp/**Rimactan®**)
     - Ethambutol **(Etibi®)**
   - *Stabilisierungsphase:* Ab dem vierten bis sechsten Behandlungsmonat kann meist auf eine **Zweierkombination** reduziert werden, z. B.:
     - Isoniazid **(INH®)**
     - Ethambutol **(Etibi®)**
   - *Sicherungsphase:* Ab dem siebten Monat braucht in der Regel dann nur mehr **ein** Präparat verabreicht werden, z. B.:
     - Ethambutol **(Etibi®)**
   b) Chirurgisch (z. B. Lappenresektion) [2]
   c) Isolierung des Patienten[4]
   d) **Prophylaxe:** Die Expositionsprophylaxe verhindert den Kontakt mit TBC-Kranken und anderen möglichen Infektionsquellen. Die Dispositionsprophylaxe sichert hygienische Lebensbedingungen und fördert die allgemeine (Ernährung) und spezifische Abwehrlage (eine Impfung steht nur mehr in Ausnahmefällen zur Verfügung).[5] Bei Kindern die noch nicht infiziert, aber einer Infektion ausgesetzt sind, wird z. B. eine Chemotherapie mit INH® über mindestens 12 Monate durchgeführt [1].

---

4 Da die Übertragungsquellen der Tuberkulose vor allem Tröpfchen- und Staubinfektionen sind, empfiehlt sich hier der Einsatz des GORE-TEX®-Hepa-0,1-Mikron-Filters zur Luftreinigung. Dieser Filter vermag die Luft zu 95% bzw. 99% von 0,5 und 0,1 Mikron großen Teilchen innerhalb einer Betriebsstunde in einem standardisierten Raum zu reinigen. Dieser Filter kann nur in Verbindung mit Bettensystemen der Leasingfirma KCI-Mediscus angewandt werden.

5 Die Tuberkuloseimpfung wird nur für Personen empfohlen, die einer erhöhten Ansteckungsgefahr ausgesetzt sind und bei denen die Tuberkulinprobe negativ ausgefallen ist. Derzeit gibt es allerdings kein wirksames Serum.

13.11. Pflegerichtlinien

1. Isolierung des Patienten (der Lungenfacharzt legt fest, wann die Erkrankung nicht mehr infektiös ist, und somit auch die Dauer der Isolierung ⇒ in der Regel etwa 4 Wochen)
2. Mantelpflege (für Pflegepersonal, Ärzte, Laborpersonal, Physiotherapeuten etc.)
3. Nach Möglichkeit sollten Pflegepersonen den Patienten versorgen, die einen positiven Tuberkulintest vorweisen können
4. Handschuhe
5. Mundschutz bei allen Tätigkeiten am Patienten bzw. bei Betreten des Zimmers
6. Zubereitung der Tuberkulostatika mit Handschuhen und Mundschutz unter einer Laminar-Air-Flow-Einheit
7. Standardisierte Mundpflege mit **Betaisodona®-Mundantiseptikum**
8. Händedesinfektion vor und nach Betreten des Patientenzimmers

13.12. Müll- und Wäscheentsorgung

1. Der gesamte anfallende Müll wird in einem **Sondermüllkübel** entsorgt (Drainagesackerl, Magensackerl, Absaugsysteme (z. B. Receptal®), Verbandstoffe, Blutreste, leere Erythrozytenkonzentrate, Kondenswasser der Beatmungsmaschinenwasserfallen etc.). Der volle Kübel wird mit fest haftendem Pflaster verschlossen und der **Hinweis** *„infektiös"* darauf vermerkt.
2. Patientenwäsche wird in einen Schmutzwäschesack, der sich in einem Müllsack befindet abgeworfen. Die vollen Schmutzwäsche-Säcke werden dann auf anstaltsübliche Vorgehensweise entsorgt (darauf wird der **Hinweis** *„infektiöse Wäsche"* vermerkt).
3. Die Bettlaken/Lagerungshilfsmittel von Leasingfirmen werden in einem von der Firma zur Verfügung gestellten Behälter gesammelt und abgeholt.
4. Geschirr und Besteck werden in einem eigenen Behälter gesammelt und in einer 2%igen Lösung desinfiziert.

13.13. Reinigungsmaßnahmen

1. Tägliche Wischdesinfektion der horizontalen Flächen
2. Tägliche Wischdesinfektion der Böden mit einem Tuberkelbazilluswirksamen Reinigungsmittel (z. B. Perform®)

13.14. Entlassung des Patienten

1. Flächendesinfektion (Boden, Einrichtung, Bett etc.)
2. Textilienversorgung (Bettwäsche, Handtücher, Nachthemden etc.) wie bereits genannt
3. Gebrauchsgegenstände (Gläser, Besteck etc.) wie bereits genannt
4. Matratzen und Pölster kommen, in einem Leintuch eingeschlagen, zum **Desinfektor**
5. **Schlußanzeige** ⇒ siehe unter Punkt 13.9.

13.15. Angehörige

1. Müssen vom Arzt ausreichend informiert und aufgeklärt werden
2. Besuche nur mit Mantel, Mundschutz und Handschuhen
3. Vor und nach Eintritt in das Patientenzimmer **Händedesinfektion**
4. Besucherinformationsmaterial aushändigen und evtl. Patientendaten einholen

13.16. Statistiken

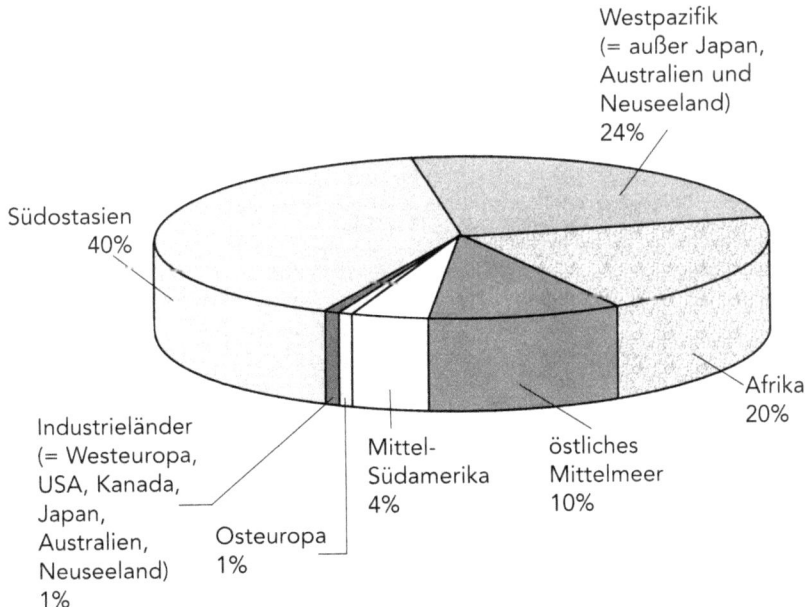

Abb. 60. Prozentuelle Verteilung der TBC-Fälle 1995 weltweit (WHO-Schätzungen) [3]

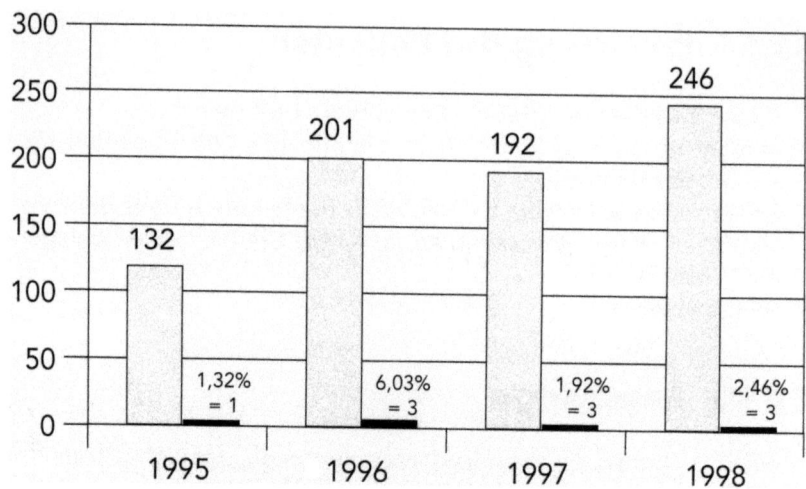

Abb. 61. Graphische Darstellung von den jährlichen Tuberkulosefällen im Vergleich zur Gesamtpatientenzahl der Septischen Intensivstation, Universitätsklinik für Chirurgie, Klinikum Graz.

*

Literatur

[1] Pschyrembel – Klinisches Wörterbuch mit klinischen Syndromen und Nomina Anatomica, 257. Aufl. Walter de Gruyter, Berlin New York
[2] Schweiger (1989/90) Chirurgie für Krankenpflegeberufe. Skriptum für Krankenpflegepersonal, Universitätsklinik für Chirurgie, Klinikum Graz
[3] Spektrum der Wissenschaft, Dossier: Seuchen (1997) 1: 106–107
[4] Lit. [3], S 110–113
[5] Edlin BR, Tokars JI, Griego MH (1992) An outbreak of multidrug-resistant tuberculosis among hospital patients with the acquired immunodeficiency syndrome. New England Journal of Medicine 326: 1514–1521
[6] Aspekte im Gespräch, Extracta aus Wissenschaft und Klinik, Nr. 3/95 hrsg. von Biotest Pharma GmbH, Dreieich; Kaufman SHE (1995) Die Immunantwort der Tuberkulose. Institut für Mikrobiologie und Immunologie, Universität Ulm, S 9–15

14. Patienten mit MRSA

Die Abkürzung MRSA bedeutet: **Methicillin/Oxacillin-Resistenter-Staphylokokkus-Aureus.** Der britische Bakteriologe Sir Alexander Fleming (1881–1955) entdeckte per Zufall das Penicillium notatum aus der Gattung der Pinselschimmel, welches eine Substanz absondert, die durch Zerstörung der Zellwand Bakterien abtötet. Somit begann vor etwa 50 Jahren das Antibiotikazeitalter. Nach der Einführung der Antibiotika auf dem medizinischen Sektor sah es eine Zeitlang so aus, als ob nur noch Viren die letzten gefährlichen Krankheitserreger wären. Aber die Freude über die vermeintliche Neuentdeckung eines Bakterienbekämpfungsmittel war bald getrübt, da ein Rennen zwischen Resistenzen und neuen Antibiotika begonnen hatte. Im Zytoplasma von Bakterien befinden sich freie genetische Strukturen (Plasmide), die unter anderem die Ausbildung von bestimmten Enzymen kodieren können. Solche Enzyme können dann zum Beispiel die Wirkung von Antibiotika neutralisieren, indem sie deren Wirkkomponenten spalten. Das Besondere an diesen Plasmiden ist, daß sie von Bakterium zu Bakterium weitergegeben werden können. Es kann also über einen solchen Transfer eine Antibiotikaresistenz von zuvor sensiblen Erregern erworben werden [1]. Die erschreckendste Hiobsbotschaft ereilte uns, als Vera Webb und Julian Davis der Universität von Britisch Kolumbien in Vancouver (Kanada) 1993 entdeckten, daß in vielen Fällen mit dem Antibiotikum offenbar gleich die Resistenzgene mitgeliefert werden (Antimicrobial Agents and Chemotherapy 37 (11), 2379) [4]. Staphylokokken sind grampositive-haufenförmige Kokken (unter dem Mikroskop weintraubenförmiges Aussehen). *Pathogen* ist der **Staphylococcus aureus,** apathogen ist der Staphylococcus epidermidis, fakultativpathogen ist der Staphylococcus saprophyticus. Der Staphylococcus aureus ist *ein Bestandteil der normalen Haut- und Schleimhautflora* (Neugeborene 40–90% ⇒ vordere Nase), ist *außerhalb des Organismus bis 400 Tage überlebensfähig* und ist trotz Trockenheit und Wärme sehr widerstandsfähig (bis 15 min bei 80°C, in eingetrocknetem Blut und Eiter 15 min bei 100°C). Methicillin-(=Oxacillin)-resistente Staphylokokken, die oftmals auch gegen Aminoglykoside und andere Wirkstoffgruppen unempflindlich sind, treten seit vielen Jahren weltweit auf. In Österreich liegt der Anteil der MRSA an allen Staphylokokkenisolaten mit über 20% sehr hoch und ist scheinbar weiter im Ansteigen begriffen. Um Kreuzinfektionen mit MRSA zu vermeiden, und da diese Infektion oft nur mit hochpotenten und sehr teuren Antibiotika (Vancomycin®, Teicoplanin) behandelt werden kann, hat das Bundesministerium für Gesundheit und Konsumentenschutz 1994 Richtlinien zur Vorgangsweise beim Auftreten von MRSA herausgegeben. Hierbei wurden auch die Empfehlungen der englischen Hospital Infection Society und der British Society for Antimicrobial Chemotherapie miteinbezogen [7]. Die *Ursache* für solche **Resistenzen** ist *im unkontrollierten und inadäquaten Antibiotikaeinsatz* zu finden.[1] Das führt auch dazu, daß resistente Bakterienpopulationen vor allem in Krankenhäusern die nosokomialen Infektionen fördern! Die Problematik bei MRSA ist bereits seit Jahren bekannt und hat auch international bereits Gegenmaßnahmen hervorgerufen. Betroffen sind vor allem Patienten mit *schweren Grunderkrankungen (Leukämie, Verbrennungen, Aids, Transplantationen), Immunsuppression, Dauerkathetern, invasivem Monitoring sowie mit intraabdominellen oder Herz- und Thoraxoperationen;* zudem Patienten, die sich einem längeren Klinikaufenthalt, einer vielgestaltigen antibakteriellen *Chemotherapie* oder Vancomycin®-Therapie unterziehen müssen. Um einer weiteren Resistenzentwicklung von Infektionserregern entgegenzuwirken, sollten Antibiotika nur dann eingesetzt werden, wenn sie wirklich notwendig sind. Im Falle eines Ausbruchs resistenter Infektionserreger sind die Hygieneregimes zu überprüfen und Maßnahmen zur Verhinderung der Verbreitung zu treffen. Welch großen Stellenwert dabei die Desinfektion der Hände mit alkoholischen Präparaten hat, soll das folgende Beispiel zeigen:

Die *Hände einer Versuchsperson* wurden mit harmlosen Erregern des Mikrocokkusstammes kontaminiert, danach wurde ein Abdruck der Hände auf einer Agarplatte gemacht. Sodann gab diese Versuchsperson einer zweiten die Hand, und auch von dieser Hand wurde ein Abdruck auf einer Agarplatte gemacht. Die zweite Versuchsperson gab wiederum einer dritten die Hand, die dritte einer vierten und die vierte einer fünften, und jeweils wurde ein Abdruck gemacht. Das Er-

---

[1] Ein weiterer Grund für Resistenzentwicklungen ist die unzureichende Kontrolle beim Trinkwasser, Bade- und Abwasser sowie bei Wasser, das für medizinische Zwecke genutzt wird. Auch unzureichende Kontrollen bei der Fleisch- und Lebensmittelproduktion und deren Weiterverarbeitung spielen eine große Rolle, sowie der Einsatz von Antibiotika in der Massentierhaltung als Leistungsförderer und Aufwuchszusatz [1].

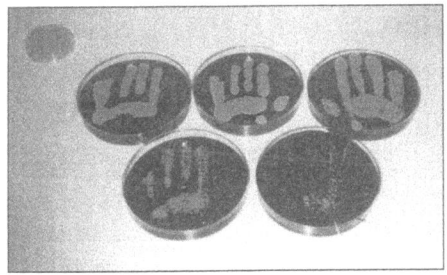

Abb. 62. Übertragung eines Erregers von Hand zu Hand über 5 Stationen [4]

gebnis ist beeindruckend. Auch auf der fünften Hand ließen sich die Mikroorganismen der Erstkontaminierten noch in reichlicher Zahl nachweisen [1]!

Alle Bemühungen um die Entwicklung immer neuerer synthetischer Varianten der klassischen Antibiotika, um die Erforschung von Hemmstoffen gegen Resistenz-vermittelnde Enzyme und um die Erschließung völlig neuer Substanzklassen zur Bekämpfung der Krankheitserreger dürften allerdings letztlich zum Scheitern verurteilt sein, wenn unsere Gesellschaft nicht lernt, endlich verantwortlich mit dem Arsenal der antimikrobiellen Wirkstoffe umzugehen. Jede überflüssige oder nicht zu Ende geführte Anwendung kann den Gen-Pool mit Antibiotika-Resistenzen in der Natur vergrößern. Damit aber erhöht sich die Wahrscheinlichkeit, daß längst vergessene Seuchen zurückkehren und die Mikroben ihrerseits wieder erfolgreich Jagd auf den Menschen machen [4].

> Die Mitteilung über das Vorhandensein von MRSA in einem Patientenabstrich erfolgt in der Regel bereits telefonisch, die schriftliche Befundinformation erfolgt meist kurz darauf. Wichtig dabei ist der rasche Probentransport. Erste Auskünfte sind in der Regel nach etwa 24 Stunden möglich.

14.1. Übertragung

1. Kontakt über Hände und Kleidung
2. Schmierinfektion (Wunde, Mundpflege)
3. Beim Hantieren mit kontaminierten Gegenständen
4. Aerogen mittels Tröpfchen (Niesen, Husten) und insbesondere bei infizierten Hautläsionen

14.2. Prädilektionsstellen

- Nase
- Rachen
- Achselhöhle
- Perineum
- Stirn-Haar-Grenze
- Dekubitus
- eitrige Wunden
- liegende Katheter

14.3. MRSA-Arten [7]

MRSA	EMRSA	BORSA
resistent gegen: Penicillin Oxacillin Amoxycillin + Clavulansäure	E=epidemisch	Entstehen im Labor durch Produktion von großen Mengen von Penicillinase. Haben keine klinische Bedeutung.

14.4. Administrative Arbeiten

1. Jedes Auftreten von MRSA sollte dem Krankenhaushygieniker bzw. dem hygienebeauftragten Arzt gemeldet werden [7].
2. Weiters wird empfohlen, ein hausinternes Meldesystem aufzubauen (z. B. durch Protokollblätter ⇒ eine Kopie sollte in der Krankengeschichte abgeheftet werden), um die Epidemiologie im Auge behalten zu können [7].
3. Ein Protokollblatt für die Anwendung von **speziellen Hygienemaßnahmen** (Mantelpflege, Handschuhpflege etc.) wird ebenfalls vom behandelnden Arzt ausgefüllt und in der Krankengeschichte abgeheftet [2].

14.5. Organisatorische Maßnahmen

1. Möglichst keine Neuzugänge, wenn eine Isolierung des Patienten nicht möglich ist [2].

2. *Patienten*[2] in unmittelbarer Nachbarschaft oder mit Patientenkontakt, **auf Trägertum screenen** (Nasenabstrich). Das *Personal* sollte nur nach *Rücksprache* mit dem Mikrobiologen gescreent werden [2], [6].
3. Patient informieren und nach Möglichkeit entlassen, ebenso müssen die Angehörigen ausreichend informiert werden (es besteht keine Gefahr für gesunde Kontaktpersonen) [2].
4. Information sämtlicher Berufsgruppen, die Patientenkontakt haben.
5. Markierung der Krankengeschichte und Befundanforderungen.
6. Bei folgenden Tätigkeiten sollten die Patienten nach Möglichkeit an den Schluß gereiht werden [2]:
   a) beim Tagesablauf
      – Pflege (Ganzwaschung, Mundpflege etc.)
      – Visite (Verbandwechsel)
      – Betten
      – Essenverteilung etc.
   b) Operationen (Lavage etc.)
   c) Untersuchungen
   d) Ambulanzbesuche
7. Bei Besuch von anderen Einrichtungen zu diagnostischen oder therapeutischen Zwecken sollte der Transport wie angeführt erfolgen [2]:
   a) Nur auf strenge Indikation
   b) Ankündigung des MRSA-Patienten
   c) Nicht zusammen mit anderen Patienten warten lassen
   d) Besiedelte Wunden möglichst dicht verbinden
   e) Begleitpersonen müssen Übermäntel und Handschuhe tragen
   f) Transportgeräte nach Transport desinfizieren (Transportmotorsauger, -monitor etc.)

14.6. Isolierung

1. Wenn eine Entlassung nicht möglich ist, muß der Patient je nach Lokalisation der Infektion in einem Einzelzimmer isoliert werden. Da in vielen Fällen Einzelzimmer mit Schleuse nicht zur Verfügung stehen, muß auf normale Einzelzimmer zurückgegriffen werden [6].
2. Die Isolierung in einem Einzelzimmer ist **notwendig bei MRSA-Nachweis im Nasen-Rachenraum und in der Trachea!** Bei einem Nachweis auf der Haut, in der Wunde und tracheal bei Intubationspatienten ist die Isolierung umstritten.

---

[2] Der prozentuelle Teil der nosokomialen Infektionen bei MRSA lag bei 1000 Patienten bei 2,8% in Belgien in den Jahren 1994 und 1995 [5].

3. **Gesicherte Isolierung:** Wenn der Patient die Keime stark an die Luft absondert ⇒ MRSA-Pneumonie, starke Besiedelung der Atemwege, MRSA-besiedelte Dermatosen, MRSA-positive offene Wunden [6].

14.7. Pflegerichtlinien

1. Mantelpflege oder Pflege mit Einmalschürzen (dies gilt für Pflegepersonen, Ärzte, Laborpersonal und Physiotherapeuten).
2. Die patientengebundenen Übermäntel sollten bei Einzelzimmern mit Schleuse 3x täglich und bei normalen Einzelzimmern 2x täglich gewechsel werden [6].
3. Handschuhe sind bei allen pflegerischen und ärztlichen Tätigkeiten am Patienten zu tragen [6].
4. Das Händeschütteln sollte vermieden werden [6].
5. Händedesinfektion vor und nach Betreten des Zimmers. Der Desinfektionsmittelspender sollte am Krankenbett montiert sein, und der Patient sollte immer wieder angehalten werden sich die Hände selbst zu desinfizieren [6].
6. Ganzwaschung[3] mit Mitteln auf Chlorhexidinbasis, z. B. **Hibiscrub®** oder **Betaisodona®** (1:100 = 10 ml auf 1 Liter Wasser), mobile Patienten können mit Seifen duschen (anschließende Flächendesinfektion der Dusche) [6]. Besonders wichtig ist die Pflege der äußeren Gehörgänge, des Nasen-, Nacken-, Leisten- und Axillabereichs sowie der Intertrigostellen. Reihenfolge für die Ganzkörperwaschung. Gesicht, Hals, Nacken, Rumpf, Extremitäten und Genitalbereich. Mindestens ein Wasserwechsel ist durchzuführen, und jeder Hautabschnitt sollte mit einem frischen Teil des Handtuches abgetrocknet werden. Nach Abschluß des gesamten Waschvorganges wird die kontaminierte Schutzkleidung abgelegt, eine hygienische Händedesinfektion durchgeführt und wieder frische Schutzkleidung angelegt.
7. Standardisierte Mundpflege mit **Betaisodona®-Mundantiseptikum** [6].
8. Haarwäsche mit **Betaisodona®-Haarantiseptikum** oder **Hibiscrub®** für die ersten 3 Tage täglich (bei nachgewiesener Kontamination), danach jeden 2. Tag [6]. Sie kann im Rahmen eines Dusch- und Wannenbades oder als Einzelmaßnahme erfolgen. Nach dem Anfeuchten der Haare erfolgt eine intensive mechanische Dekon-

---

[3] Die Ganzwaschung/Haarwäsche mit desinfizierenden Seifen ist erforderlich bei positivem Keimnachweis auf der Haut und bei stark aerosolenden Prozeduren (Husten, starke Sputumabsonderungen, Dermatosen) [6].

tamination mit dem jeweiligen Pflegemittel. Der Waschvorgang muß insgesamt 2x durchgeführt werden, abschließend werden die Haare mit einem frischen Handtuch getrocknet und der Hinterkopf ebenso auf einem solchen abgelegt. Ein erneuter Kontakt mit der kontaminierten Bettwäsche ist unbedingt zu vermeiden. Das Fönen der Haare sollte nach Möglichkeit vermieden werden, des weiteren sollte der Kamm täglich gewechselt werden.

9. Ein täglicher Bettwäschewechsel ist durchzuführen [6] und vor dem Einbringen der frischen Wäsche sollte der Mantel oder die Einmalschürze gewechselt werden.
10. An Wäsche und Verbandartikel soll nur so viel in das Patientenzimmer mitgenommen werden, was auch tatsächlich benötigt wird.
11. Mundmaske ⇒ bei Prozeduren mit Aerosolbildung (endotracheales Absaugen oder bei Manipulation an Patienten mit Dermatitis jeglicher Art) [2]. Die Maske ist unumgänglich bei isolierungspflichtigen Patienten.
12. Patientengebundene Pflegeutensilien und Toilette oder Leibstuhl. Die privaten Gegenstände sollten desinfizierbar sein (Brille, Hörgerät etc.).
13. Geschlossene Urindrainagesysteme nicht dekonnektieren.
14. Für die endotracheale Absaugung sind geschlossene Systeme empfehlenswert.
15. Zur Rasur sind ausschließlich Einwegrasierer (1x) zu verwenden.
16. Verwenden Sie keine Mundduschen oder elektrische Zahnbürsten (Aersolbildung) ⇒ ausschließlich Einmalzahnbürsten verwenden (1x).
17. Die Röntgenplatten sollten in einem Kopfkissen eingewickelt beim Patienten verwendet werden.
18. Eine Kopfhaube sollte getragen werden, wenn ein Körperkontakt mit dem Patienten zu erwarten ist (z. B. Mobilisation, Haarwäsche, Duschbad etc.).
19. Utensilien mit Mundkontakt sind durch desinfizierte/sterilisierte Produkte zu ersetzen (z. B. Giebelrohr, etwaige Mundstücke etc.).

14.8. Behandlungsmaßnahmen

1. **Nase:** Bactroban®-Salbe-nasal[4] 2%, 3x täglich über 5–7 Tage, aber auch Lavasept® oder Betaisodona® [6].

---

[4] Die Mupirocin-Behandlung des Nasenvorhofbereiches wird aufgrund der lediglich bakteriostatisch-antibiotischen Wirkung im Vergleich zu den bakteriostatisch wirkenden Antiseptika kontrovers diskutiert [8].

2. **Wunden:** Betaisodona®-Wund-Gel äußerlich zur lokalen Therapie (Wundränder, Tracheostoma).
3. **Haut:** Ganzwaschung und zwischenzeitliche Reinigung des Patienten mit chlorhexidinhältigen Mitteln, z. B. Hibiscrub® oder Betaisodona®.
4. **Systemisch:** Vancomycin® oder Teicoplanin (= Targocid®). Bei Auftreten von MRSA soll eine Antibiotikatherapie nur dann durchgeführt werden, wenn klinische Zeichen einer Infektion vorliegen [6].

Entsprechend den Herstellerangaben soll Mupirocin-Nasensalbe dreimal täglich über einen Zeitraum von 5 bis 7 Tagen appliziert werden, wobei allerdings **Antiseptika** (z. B. Lavasept® und Betaisodona®) ihre **Wirkung innerhalb weniger Minuten** und ohne Gefahr der Resistenzentwicklung erreichen. Aufgrund einer möglichen Resistenzentwicklung koagulasenegativer Staphylokokken, deren Mupirocinresistenz auch auf Staphylokokkus aureus übertragbar ist, soll entsprechend den Vorgaben des Robert-Koch-Institutes im Bereich von Hautflächen nicht appliziert werden. Der Nasenvorhofbereich wird ausschließlich von Hautflächen bedeckt, da die Nasenschleimhaut erst weiter distal beginnt. Nicht sinnvoll erscheint es, Chlorhexidin zur Ganzkörperwaschung zu verwenden, da zu berücksichtigen ist, daß MRSA gegenüber Chlorhexidin resistenter als Methicillin-empfindlicher Staphylococcus aureus reagieren kann. Andererseits allerdings können die Präparate in der herkömmlichen Anwendungskonzentration lediglich bakteriostatisch wirken [8].

14.9. Müll- und Wäscheentsorgung

1. Kontaminierte Abfälle (Handschuhe, Verbandartikel, Taschentücher, Handtücher) werden auf die stationsübliche Vorgehensweise entsorgt. **Richtige Müllentsorgung ⇒ Entsorgungsweg** [6].
2. Kein Sondermüll [2]! Abfallsack während dem Abwurf nicht stauchen ⇒ Staubentwicklung.
3. Durchfeuchtete Wäschesäcke sollten unmittelbar nach dem Verschließen zusätzlich in Kunststoffsäcken verpackt in die Wäscherei entsandt werden.
4. Der Entsorgungsweg von Wäsche, Müll, Essenstablett und jeglicher Utensilien sollte so kurz wie möglich sein und dabei die Bedienung von Türklinken vermieden werden.

14.10. Reinigungsmaßnahmen

1. Händedesinfektion vor und nach Betreten des Patientenzimmers bei Kontakt mit dem Patienten und von Gebrauchsgegenständen ⇒ Besucher, Ärzte, Pflegepersonal etc.
2. Mehrmals täglich Wischdesinfektion der horizontalen Flächen (Türklinke, Nachtkästchen, Waschbecken etc.) und mehrmals täglich Wischdesinfektion des Bodens (Reinigungsutensilien zimmergebunden verwenden). Die Desinfektionsmittel sollten in ausreichender Menge aufgetragen werden und die Einwirkzeit laut Desinfektionsplan eingehalten werden.
3. Regelmäßige Desinfektion der Stethoskope. Sie stellen eine häufige Überträgerquelle dar.
4. Instrumente, Trinkgläser und Eßbestecke werden auf stationsübliche Weise versorgt [2].
5. Die Schlauchsysteme der Respiratoren alle 24 Stunden wechseln.

14.11. Angehörige

1. Die Angehörigen müssen vom Arzt ausreichend informiert und aufgeklärt werden
2. Besuche nur mit Mantel und Handschuhen (evtl. Mundschutz)
3. Vor und nach Betreten des Patientenzimmers **Händedesinfektion**
4. Besucherinformationen aushändigen und evtl. notwendige Daten des Patienten einholen

14.12. Entlassung des Patienten

1. Flächendesinfektion (Boden, Wände, Fliesen, Einrichtung, Patientenbett etc.)
2. Textilienversorgung (Bettwäsche, Handtücher, Nachthemden etc.), wie unter Punkt 14.9. genannt
3. Gebrauchsgegenstände (Zahnputzbecher, Besteck etc.) auf stationsübliche Weise (Desinfektion in einer 2%igen Lösung) versorgen
4. Wischdesinfektion der Blutdruckmanschette

14.13. Verstorbene Patienten

1. MRSA-behaftete Areale mit impermeablem (undurchlässigem) Verband bedecken

2. Wischdesinfektion des Zimmers, der Einrichtungsgegenstände und Böden etc.
3. Matratzen und Pölster kommen zu einer allgemeinen Desinfektion

14.14. Überprüfung auf Freisein von MRSA

1. **Patienten:** Abstriche (Nase,[5] Rachen, Axilla, Perineum, Wunden) wöchentlich bei besiedelten und infizierten Patienten, bis 2 (evtl. 3) negative bakteriologische Kulturen im Abstand von 1 Woche vorliegen. Danach sind weitere **wöchentliche Kontrollen** erforderlich, da Rückfälle bis zu 12 Monaten beobachtet wurden [2]. Die hygienischen Maßnahmen können bei Vorliegen von 2 (je nach Krankenanstalt) negativen Proben im Abstand von 1 Woche eingestellt werden.
2. **Personal:** Keine Gefahr für Gesunde. Mit MRSA besiedeltes Personal kann als Überträger fungieren.

   a) Personal auf betroffenen Stationen muß nach Rücksprache mit dem Mikrobiologe untersucht werden. Achten auf Dermatitiden und Ekzeme ⇒ **Abstriche!**

   b) Nasale Träger werden mit Bactroban-Salbe® lokal und durch das Tragen einer Mundmaske für etwa 24 Stunden[6] behandelt, oder mit Antiseptika, wie z. B. Betaisodona® ⇒ durch die Sofortwirkung kann auf die Mundmaske verzichtet werden [8].

   c) **Bei ausgedehnter Besiedelung:** Freistellung, Behandlung wie oben; zusätzlich antiseptische Duschdekontamination inklusive der Haare sowie bakteriologische Kontrollen [2].

14.15. Unbegründeten Ängsten begegnen

Gesunde Personen, medizinisches Personal und deren Angehörige sind ungefährdet! Beachtenswert ist allerdings, ob im Haushalt ein Angehöriger des Pflegedienstes lebt, der auf diese Weise zum MRSA-Träger werden könnte, oder ob ein naher Angehöriger gerade einem medizinischen Eingriff entgegensieht, der durch einen multiresistenten Hospitalkeim verkompliziert werden könnte (z. B. große orthopädische Operation, stark immunsuppressive Behandlung) [7].

---

[5] Nasenabstriche haben eine größere Aussagekraft als Rachenabstriche.
[6] 24 Stunden nach Therapiebeginn besteht keine Ansteckungsgefahr mehr [7].

14.16. Statistiken

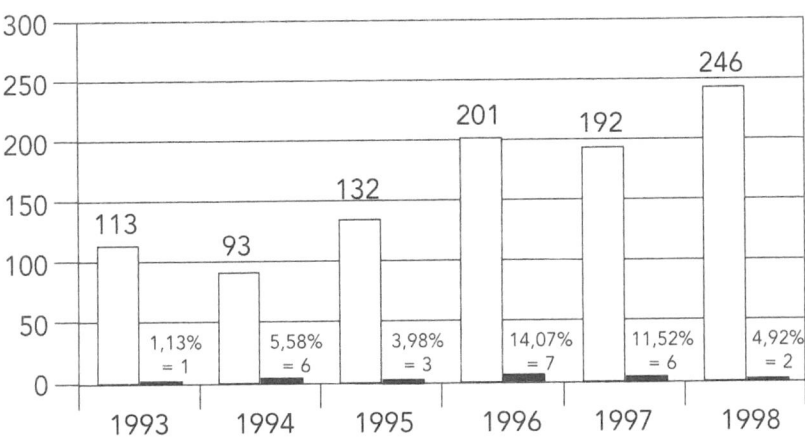

Abb. 63. Graphische Darstellung der jährlichen MRSA-Fälle bezogen auf die Gesamtpatientenzahl der Septischen Intensivstation, Universitätsklinik für Chirurgie, Klinikum Graz

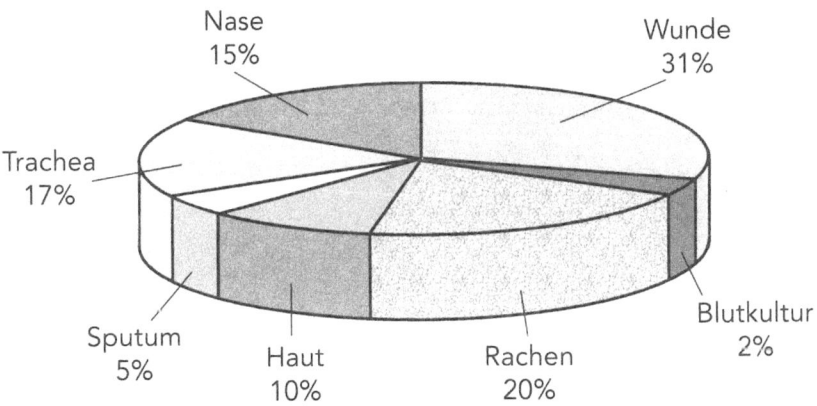

Abb. 64. Graphische Darstellung der MRSA-Nachweise (durch die Bakteriologie verifiziert) in den Jahren 1993 bis 1998 der Septischen Intensivstation, Universitätsklinik für Chirurgie, Klinikum Graz

*

Literatur

[1] Spektrum der Wissenschaft, Dossier: Seuchen (1997) 1: 110–114
[2] Merkblätter des Bundesministeriums für Gesundheit und Soziales (1994)
[3] Lit. [1], Abb. a–d, S 109

[4] Lit. [1], Abb. 2, S. 112
[5] Struelens MJ et al. (1996) The Grougement pour le Depistage, l'Etude et la Prevention des Infections Hospitalieres. Methicillin-Resistant Stapylococcus aureus Epidemiology and Control in Belgian Hospitals, 1991 to 1995. Infect Control Hops Epidmiol 17: 503–508
[6] MRSA – Vermeidung – Behandlung – Riskmanagement. Univ.-Klinikum Graz (Abstracts)
[7] Fachrichtlinien Krankenhaushygiene, MRSA-Erläuterungen zum MRSA-Merkblatt 1994. Medizinische Direktion/M2, Dr. Gehrer
[8] Hygiene und Medizin, Fragen aus der Praxis (1998) 23, Heft 10; Seipp HM: MRSA-Täger beim Krankenhauspersonal, S 427–428

Sachverzeichnis

Abdominelle Eingriffe bzw. offenes Abdomen/Peritonitis 27
- Behandlungsstrategien 33
  - Etappenlavage 35
  - geschlossene kontinuierliche Spülung 34
  - offene kontinuierliche Spülung 34
- Drainkürzung bzw. -entfernung 41
- Hauptursachen für eine postoperative intraabdominelle Sepsis (Peritonitis) 27
- Herdsanierung 32
- Intensivtherapie 36
- Naht- bzw. Klammernentfernung 40
- Peritonitisarten 29
- Pflegebesonderheiten für Patienten mit offenem Abdomen (Ethizipp) 39
- Pflegerichtlinien 38
- Postoperative Übernahme 36
- Reexploration/Relaparotomie 28
  - Explorative Laparotomie (Ultima-ratio) 29
  - Laborchemische Evaluation 28
  - Klinischer Aspekt und Verlauf 28
  - Studie des Lokalbefundes mittels bildgebender Verfahren 29
- Vorbereitung des Patientenplatzes 35
- Vorbereitungen zur postoperativen Übernahme 35

Abstrichpräparate 32, 104, 153, 158f., 165, 212, 219, 221, 226
Acroleinvergiftung 117
Administrative Arbeiten 36, 55, 132, 205, 212, 220
Allergische Reaktionen 48, 49
Allogene Transplantation 112
Amputation 44, 90, 109, 160, 166, 180
Anaerobe Wundinfektionen 153
- Wundinfektionen durch nicht sporenbildende Anaerobier 154
- Wundinfektionen durch sporenbildende Anaerobier 155, 160–166
Anaerobier 153
Analgesierung 26, 28, 38, 59, 62, 130, 136, 138, 190
Anastomosendichtigkeitskontrolle 64f.
Angehörige 15, 46, 112, 144, 149, 183, 205, 215, 225
Anus praeter
- Anwendungsgebiete 43
- Arten 44
- Endständiges Stoma 44
  - Nicht endständiges Stoma 44
- Beutelarten
- Präoperative Pflege 43
  - Nahrungsabbau 43
  - Darmentleerung 43
- Patientengruppen 45
- Ernährung 48
  - Ileostomie 48
  - Colostomie 48

- Erstversorgung 45
- Komplikationen 48f.
  - Chirurgisch/medizinische 48
  - Pflegerische 48
- Pflegerichtlinien 46
- Postoperative Kontrolle 46
  - Tägliche Durchblutungskontrolle 46
  - Kontrolle der peristomalen Haut 46
  - Ausscheidungen 46
- Stomata 50
- Verfahren 44
Apathie 162
ARDS
- durch direkte und indirekte Lungenschädigung (Tabelle 14) 188
- ARDS-Trias 191
- Nicht gesicherte Therapieformen 192
- Pharmakologische Interventionen 191
- Prophylaxe 190
Atelektasenprophylaxe 59, 141
Auftauchphase 174f.
Autogene Transplantation 110
Autologe Transplantation 110

Barotrauma 175
Bauchlagerung 140, 144, 191
Baxter/Parkland-Formel 96, 128
Beatmungsdauerreduktion 194
Behandlungsmaßnahmen bei MRSA 223
Bekleidung entfernen 94
Biphasisches Fieber (undulierendes) 22
Blausäurevergiftung 117
Blutgasanalysen 6, 116, 128, 192, 199
Bradykinin 102
Brautschleier 113
Bronchialtoilette 13, 37, 40, 83, 140f., 144, 193, 200
Bronchoskopie 83

- Indikationen 83
- Durchführung 84
- Komplikationen 85
- Kontraindikationen 85
- Utensilien 83
Bülau-Drainage 68–70, 72
Burn Toxin 100

Caissonkrankheit 175
Chemisch gebundener Sauerstoff 168–170
Chylothorax 70
Clostridium novyi 154, 157
Clostridium perfringens 154, 157
Clostridium septicum 154, 157
Colostomie: Ernährung 48
Crepitation 161
Cytholyse 158

Dekompressionsphase 172, 174, 178
Dekortikation 53, 61
Dekubitusgefahr 126, 195
Dekubitusprophylaxe 139f.
Diffuse Peritonitis 28–30
Direkte Lungenschädigung 187f.
Dislokationsgefahr 177, 196, 203
Diurese 9, 38, 128, 131
Drainage 64, 65, 72, 74
Drainentfernung: Vorbereitungen bzw. deren Durchführung 41, 79
Drainklemmung 78
Drainkürzung bzw. -entfernung 41
Drei-Flaschen-System 75

Ein-Flaschen-System 74
Eintrittspforten des Gasbrandes 158
Eiweißbedarf 120
Elektrolytbedarf 120
Endständiges Stoma 44
Energiebedarf 119
Energiereiche Strahlung 92
Entlassung des Patienten 149, 183, 212, 215, 225
Entnahmestellenpflege 134
Ergotherapie 147, 148

Ernährung 10, 25, 37, 43, 48, 65, 118–121, 144, 196, 201
Erregernachweis 58, 159
Erstbehandlung 98, 104
Erste Hilfe bei Verbrennungen 93
Erstversorgung am Unfallort 96
Erstversorgung des Anus praeter 45
Escharotomie 99, 105, 106
Etappenlavage 35
Exartikulation 166, 180f.
Exotoxine 8, 158f.
Explorative Laparotomie 29
Exsudative Frühphase 190
Exsudative Spätphase 190

Fasziotomie 99, 105
Fieber 17
- Allgemeines 17
- Definition 17
- Fiebertypen 22
  - Intermittierendes Fieber 22
  - Kontinuierliches Fieber 22
  - Periodisches Fieber 22
  - Remittierendes Fieber 22
  - Undulierendes Fieber 22
- Pathogenese 19
- Pflegerichtlinien 24
- Positionen für die Messung der Körpertemperatur 20
- Temperaturregulation 18
- Therapie 24
- Ursachen 20
Fieberschub 24
Fiebertherapie 24
Flüssigkeitsbilanz 129
Follikulitis 48f.
Fördermengen 73

Ganzwaschung bei MRSA 222
Gasabszeß 160
Gasbildung 154f., 161
Gasbrandinfektion 157
- Allgemeine Symptome 162
- Ätiologie/Pathogenese 157
- Begünstigende Faktoren für die Infektion 164

- Behandlung 164
  - Hyperbare Oxygenation 166
  - Intensivtherapie 164
  - Wundbehandlung 166
- Behandlungsschema 175
- Diagnose 162
- Differentialdiagnose 163
- Erregernachweis 159
- Inkubationszeit 159
- Klinische Erscheinungsformen/ Schweregrad der Klostridieninfektion 160
  - Einfache Wundinfektion 160
  - Klostridienmyonekrose (Synonyma: echter Gasbrand, Gasödem) 160
  - Klostridienzellulitis (Synonyma: lokaler Gasbrand, Gasphlegmone und Gasabszeß) 160
- Prognose 163
- Symptome 161
  - Allgemeine Symptome 162
  - Lokale Symptome 161
Gasödem 157
Gasphlegmone 160
Gerbungsbehandlung 104
Geschlossene Absaugsysteme 140, 144, 200
Geschlossene kontinuierliche Spülung 34
Geschlossene Wundbehandlung 104, 108
Gesicherte Indikationen für die HBO 170f.
Gesichtsverbrennungen 99, 101, 136
Graf-Heller-Drainage 72, 73
Große Überdruckkammer 172f.
Großflächige Verbrennungen 18, 102, 106, 127
Grund- und Behandlungspflege 26, 132

Haarbalgentzündung 49
Hämatothorax 53, 70

Sachverzeichnis

Hämoglobinurie 162
Hämolyse 21, 123, 131, 158
Hautirritationen 48f.
Hautpflege 14, 40, 133, 146f., 199
Hauttransplantationen 107–109, 113, 118, 126, 133, 139
– Vorbereitung des Patienten 109
Hauttransplantatpflege 133
HBO 123
– Anerkannte Indikationen 170f.
– Begriffsbestimmung 167
– Betreuung nach HBO 180
– Klinische Probleme 177
– Physikalische Grundlagen 168
– Physiologische Grundlagen 168
– Physiologische Konsequenzen
– Physiologischer und pathophysiologischer Funktionskreis des hohen Sauerstoffdrucks 172
– Umstrittene Indikationen 170f.
– Vorbereitungen für den Transport in die Druckkammer 179
– Wirkungen 124
– Wirkungshypothese 169
Heberdrainage 36, 54, 64, 179
Heimlich-Ventil und Ein-Flaschen-System 63, 76
Herdsanierung 32
Heterogene Transplantation 112
Heterologe Transplantation 112
Histamin 93, 101
Histolyse 158
Homogene Transplantation 112
Homologe Transplantation 112
Hornhautverbrennungen 137
HPNS (High pressure nervous Syndrome) 177
Hydrotherapie 103f., 143
Hygienemaßnahmen 13, 115, 202, 220
Hyperbare Kammern in Österreich (Verzeichnis) 180
Hyperbare Oxygenation 167
– Angehörige 183
– Begriffsbestimmung 167
– Behandlungsschema 174

– Betreuung des Patienten nach einer erfolgten HBO 180
– Entlassung des Patienten 183
– Indikationen für die hyperbare Oxygenation 170
– Klinisch-technische Probleme 177
– Müll-Wäscheentsorgung und Reinigungsmaßnahmen 183
– Nebenwirkungen/Komplikationen 175
– Pflegerichtlinien 180
– Physikalische und physiologische Grundlagen der hyperbaren Sauerstoffbehandlung 168
– Physiologische Konsequenzen der hyperbaren Sauerstofftherapie 171
– Physiologischer und pathophysiologischer Funktionskreis des hohen Sauerstoffdrucks 172
– Sauerstofftransport im Blut 168
– Typen der hyperbaren Kammern 172
– Verzeichnis der hyperbaren Kammern in Österreich 180
– Vorbereitungen für den Patiententransport in die Druckkammer 179
Hypovolämischer Schock 97, 100, 103

Ileostomie-Ernährung 48
Indirekte Lungenschädigung 187, 188
Infektionsprophylaxe 83, 121, 143
Infusionslösungen 25, 97, 119
Infusionstherapie
– Behandlungsziele 129
Infusionstherapie 12, 30f., 128f.
Inhalationstrauma 93f., 96, 99, 115f., 122f., 136f.
– Therapie 116
Initialphase 116, 213
Inkubationszeit 159, 208
Intensivtherapie 13, 28, 36, 55, 118, 164

Sachverzeichnis

Intermittierendes Fieber 22
Intraoperative Risiken 187
Isolierung 115, 133, 143, 214, 220f.,
Isopressionsphase 174, 176

Jobstbandage 141, 146f.

Kammertypen 172
Kanülenmanschette 200
Kardiakarzinom 64
Kasuistik 196
Katabolie 118f., 131
Kataboliereduktion 119
Katheterpflege 201
Kavernen 209
Keime in Brandwunden 115
Keloidbildung 90f., 141, 146
Keratinozyten 113, 134, 139
Kinetic-Therapie-Score 192f.
Kinetik im Rahmen der ARDS-
  Therapie
- Administrative Arbeiten 205
- Analgesierung 202
- Angehörige 205
- Argumente für den Einsatz
  der Kinetischen Therapie 193
- Argumente gegen den Einsatz der
  Kinetischen Therapie
  (Kontras) 195
- Beendigung der Therapie 205
- Diagnostische Kriterien des ARDS
  188
- Diskussion 185
  - Grundsatzliche Überlegungen
    zur kinetischen Therapie 186
  - Indikationsspektrum 187
  - Erforderlichkeiten vor Rotations-
    beginn 202
- Indikationsstellung 192
- Kasuistik 196
  - Thoraxröntgenverlauf 198
  - Blutgasanalysen 199
- Kinetische Therapie: Kontras 195
- Pathophysiologie des ARDS 189
- Pflegerichtlinien 199
  - Augenpflege 201
  - Bronchialtoilette 200

- Dekubitusprophylaxe 201
- Ernährung 201
- Hygienemaßnahmen 202
- Katheterpflege 201
- Körper- und Hautpflege 199
- Monitoring 201
- Mundpflege 199
- Nasenpflege 200
- Personalbedarf 199
- Spitzfußprophylaxe 201
- Stuhlsorge 201
- Prädisponierende Faktoren des
  ARDS 188
- Präoperative Risiken 187
- Prophylaxe des ARDS 190
- Schlußfolgerung 205
- Stadieneinteilung des ARDS 190
- Störungen der perioperativen
  respiratorischen Funktion 185
- Therapieansätze des ARDS 191
Kinetiksysteme 203
- Einbaurichtlinien 202, 204
Kinetische Therapie 116, 122, 137,
  139, 186, 191–194
- Beendigung 205
- Kontras 195
Klammerentfernung: Vorbereitun-
  gen, Durchführung 40
Kleine Überdruckkammer 173
Klostridienmyonekrose 160
Klostridienzellulitis 160
Koagulationsnekrose 88
Kohlendioxidvergiftung 117, 124
Kohlenmonoxidvergiftung 117, 124
Kolloide Lösungen 118
Kompressionsphase 174, 178
Konnatale Tuberkulose 209
Konservative Behandlung 104
Kontinuierliches Fieber 22
Kontrakturenprophylaxe 139, 140
Körperpflege 13
Körpertemperatur 2, 5, 11, 17–20
Kostenersparnis 194
Kreislauftherapie 36
Kristallbildung 48, 49
Künstlicher Hautersatz 112

Laborchemische Evaluation 28
Lagerung 79f., 127, 134, 139, 140
Lagerungsrichtlinien 139
Landkartenähnliche Hautverfärbung 161
Lappenplastik 63, 112
Latenzphase 190
Lecithin 158
Liquefaktionsnekrose 161
Lokale Peritonitis 31
Lokale Symptome des Gasbrandes 161f.
Lokaler Gasbrand 160
Lorraine-Smith-Effekt 176
Lungen-TBC-Arten 209
Lungentuberkulose
– akut 207, 209f.
– chronisch 209

Magensonde 38, 54, 64, 131, 179, 201
Maschentransplantat 111
Maximalsog 60
Mechanische Reinigung 107
Medikamentöse Fiebersenkung 24
Mesh-graft 111, 133f.
Mesh-graft-Dermatom 111f.
Mesh-graft-Transplantate 111f., 133
Methicillin/Oxacillin-Resistenter-Staphylokokkus-Aureus 217f.
Mikroglaskugelbett 126
Mobilisation 26, 39, 56, 59, 61, 127
Monitoring 3, 17, 35, 37, 115, 122, 145, 164, 179, 181, 201
Motorspritzen 35, 55, 180, 204
MRSA 217
– Allgemeines 215, 217f.
– Administrative Arbeiten 220
– Angehörige 225
– Arten 220
– Behandlungsmaßnahmen 223
– Entlassung des Patienten 225
– Isolierung 221
– Müll- und Wäscheentsorgung 224
– Organisatorische Maßnahmen 220

– Prädilektionsstellen 220
– Pflegerichtlinien 222
– Reinigungsmaßnahmen 225
– Statistiken 227
– Überprüfung auf Freisein von MRSA 226
– Patient 226
– Personal 226
– Übertragung 219
– Unbegründeten Ängsten begegnen 226
– Verstorbene Patienten 225
– Wundbehandlung 224
Müllentsorgung 149, 183, 214, 224
Multiorganversagen 3, 7f., 190
Mundpflege 26, 40, 199, 214, 219, 222
Mycobacterium tuberculosis 207f., 210
Myoglobinurie 92, 97, 123, 162

Nahrungsaufbau 37, 39
Nahtentfernung 40f.
Narbenhypertrophieprophylaxe 141
Narbenkorrektur 146
Nasale Träger 226
Nasenpflege 137, 200
Nebenwirkungen der HBO 175
Nekrektomie 24, 99, 105–108, 166
Nicht endständiges Stoma 44
Notfalleingriffe 99
Noxe ausschalten 37, 70, 93

Offene kontinuierliche Spülung 34
Offene Tuberkulose 207
Offene Wundbehandlung 104, 107, 132, 166, 222
Operative Behandlung 105
Oesophaguskarzinom 55, 64
Otobaric-Schwindelsyndrom 177
Oxydationswasser 120, 129
Oxygenierungsverbesserung 193

P_aO_2-Erhöhung im Blut 168ff., 171
P_cO_2-Erhöhung im venösen Blut 171

Sachverzeichnis

Parazentese 179
Parenterale Ernährung: Verbrennung 118
Parkland/Baxter-Formel 96
Patientenscreening 221
Paul-Bert-Effekt 176
Periodisches Fieber 22
Peritonitis 27
- Arten 29
- Klinischer Aspekt und Verlauf 28
- Ursachen 27
Personalbedarf 199
Personalscreening 222
Perspiratio insensibilis 129, 130
Perspiratio-insensibilis-Formel 130
Physikalisch gelöster Sauerstoff 168
Physiotherapie 59, 61, 122, 134, 148, 165, 182
Pilzinfekte 48, 50
Plasmasubstitution 118
Pleuraempyem 53, 61, 74
Pleuraerguß 70, 74
Pleuritis tuberculosa 209
Pneumonektomie 53, 63
Pneumonie 56–58, 116, 189
- Diagnose 58
- Prädisponierende Faktoren 57
- Ursachen
Pneumonieprophylaxe 141
Pneumothorax 53f., 65f.
- geschlossener/innerer 53, 66, 67
- offener/äußerer 67
Postoperative Änderung des Gasaustausches 56
Postoperative Änderungen der Atemmechanik 55
Postoperative Kontrolle des Anus praeter 46
Postoperative Peritonitis 31
Postoperative respiratorische Komplikationen 55
Postoperative Risiken 187
Postoperative Übernahme 35f., 53, 55
Prädilektionsstellen 220
Primäre Peritonitis 29

Prinzip der Thoraxdrainage 69
Procalcitonin 9, 114
Prophylaxen 14, 26, 49f., 56, 59, 133, 140, 141, 143, 180, 201
Prostaglandine 4, 102
Proteasen 4, 100
Pseudoepitheliale Hyperplasie 50
Psychische Betreuung 26, 108, 144, 181
Pulmonale Symptomatik der Sauerstoffintoxikation 176

Redoxpotential 153, 158, 164
Reexploration/Relaparotomie 28
Rehabilitation aus Sicht der Pflege 147
Reinigungsmaßnahmen 149, 183, 214, 225
Remittierendes Fieber 22
Restitutionsphase 190
Rotationsbeginn 202
RotoProne 199, 204
Rotorest®-Bett 186, 194f., 199, 201, 203

Sauerstoffangeboterhöhende Maßnahmen 12
Sauerstoffbedarfsenkende Maßnahmen 11
Sauerstoffintoxikation 176
Sauerstofftransport im Blut 168
Schadensausmaß abschätzen 94
Schaumstoffbett 125
Schockbekämpfung 95, 165, 190
Sedativabedarf im Rahmen der Kinetik 196, 202
Sekretmobilisation 193f., 200
Sekundäre Peritonitis 29
Sepsis
- Abdominelle Sepsis 33
- Angehörige 15
- Behandlungsstrategien 9
- Funktioneller Organersatz 10
- Intensivtherapie 13

- Kausalbehandlung 10
- Parenterale Ernährung 10
- Verhinderung metabolischer Entgleisungen 10
- Verringerung der Sauerstoffschuld 11
- Definition nach Roger C. Bone 1
- Definition nach VASS Cooperative Study Group 2
- Diagnostische Kriterien 8
- Einleitung 1
- Klinische Bild 5
  - Der septische Schock 7
  - Hämodynamik 5
  - Multiorganversagen 7
  - Störung der Organsysteme 6
- Pathophysiologie 2
  - Aktivierung biologischer Systeme 4
  - Ausgangspunkte 3
  - Begünstigende Faktoren 3
  - Erreger 3
  - Zielorgan Endothel 4
- Pflegerichtlinien 13
- Stadieneinteilung 5
- Überwachung 9
Septischer Schock 7
Sheet 113
Sicherungsphase 213
Sofortkühlung 93
Sog an der zentralen Vakuumanlage 54, 75
Sog der Thoraxdrainage 68–79
Somnolenz 162
Spalthauttransplantate 111, 133f.
Spalthauttransplantation 105, 111
Spannungspneumothorax 54, 67
Spätkomplikationen 123
Stabilisierungsphase 213
Stadieneinteilung der Sepsis 5
Stadieneinteilung des ARDS 190
Stasezone 88
Statistiken 215, 227
Staubinfektion 208
Stomalokalisationen 50f.
Stomata 43

- Lokalisation 50
- nicht endständiges Stoma 44
Störung der Organsysteme 6
Störung der perioperativen respiratorischen Funktion 185
Stromverbrennungen 108
Studie des Lokalbefundes 29
Stuhlgang 25, 38, 47, 65, 138, 181, 201
Swan-Ganz-Katheter 20, 37
Symptome der TBC 211
Symptome des Gasbrandes 161
Symptome einer Pneumonie 58
Systemeinbau – Kinetik 202
Systemische Therapie bei MRSA 224

Tabakbeutelnaht 80
Take down 113
Tangentiale Nekrektomie 106
Tanningerbung 105
TBC
- Arten 208
- Behandlung 212
- Prädisponierende Faktoren 208
Technik der Thoraxdrainage 71
Temperaturregulation 18
Therapie des Fiebers 24
Therapie einer Pneumonie 58
Therapieansätze des ARDS 191
Therapiebad 143
Thermische Einflüsse 92
Thorakotomie 60
Thorax- bzw. Oesophagusoperationen 53
- Intensivtherapie 55
  - Pneumonie und nosokomiale Infektionen 56
  - Postoperative Änderung der Atemmechanik 55
  - Postoperative Änderung des Gasaustausches 56
  - Postoperative respiratorische Komplikationen 55
- Operationsarten und Erkrankungen 53

Sachverzeichnis

- Postoperative Übernahme 55
- Pflegerichtlinien 39
- Pflegespezifitäten auf diagnostischer und operationstechnischer Ebene 60
  - Ösophagus-/Kardiakarzinom 64
  - Pleuraempyem/Dekortikation 61
  - Pneumonektomie 63
  - Pneumothorax 65
  - Pneumothoraxarten 66
  - Thorakotomie 60
  - Thoraxwandfenster 61
- Probleme 55
- Vorbereitungen zur postoperativen Übernahme 53
- Wundheilung in der Thoraxchirurgie 61

Thoraxdrainage 69
- Arten der Drainagesysteme 74
  - Drei-Flaschen-System 76
  - Ein-Flaschen-System 74
  - Ein-Flaschen-System mit *Heimlich*-Ventil 76
  - Zwei-Flaschen-System 75
- Entfernen eines Thoraxdrains 79
- Fördermengen 73
- Indikationen 70
- Liegedauer 74
- Pflegerichtlinien und Richtlinien zur Überwachung 77
- Prinzip 69
- Setzen eines Thoraxdrains 79
- Technik 71
- Transport mit einer Drainage 79
- Wann wird ein Drain geklemmt? 78
- Zugang/Einstichhöhle 71

Thoraxdrainage: Prinzip 69
Thoraxdrainageeinstichstelle: Pflege 77f.
Thoraxdrainentfernung 79
Thoraxdrainsetzung am Krankenbett 79
Thoraxröntgenverlauf 198

Thoraxwandfenster 53f., 61
Thromboseprophylaxe 37, 141
Toxine 2, 4, 19, 21, 31, 157, 164
Transplantation 109–113
Transport 79. 95–98
Transporte mit Thoraxdrainage 79
Tria-Dyne™ 186, 194, 202, 204
Triage bei Brandkatastrophen 95
Tröpfcheninfektion 208
Tuberkulose
- Administrative Arbeiten bei Diagnosestellung auf der Station 212
- Allgemeines 207
- Angehörige 215
- Behandlung 212
- Diagnose 211
  - Ziehl-Neelsen-Färbung 211
- Entlassung des Patienten 215
- Erreger 208
- Inkubationszeit 208
- Lungen TBC-Arten 209
  - Akut 209
  - Chronisch 209
  - Pleuritis tuberculosa 209
- Müll- und Wäscheentsorgung 214
- Offene TBC 213
- Pathogenese 209
- Pflegerichtlinien 214
- Prophylaxe 213
- Reinigungsmaßnahmen 214
- Statistiken 215
- Symptome 211
- TBC-Arten allgemein 208
- Übertragung 208

Tubusmanschette 177, 200

Umlagerung 133, 137, 202
Undulierendes (biphasisches Fieber) 22

Vagotonus 171
Verbrennungen 87
- Administrative Arbeiten 132
- Allgemeines 88
- Alternativlösungen 93

- Angehörige 149
- Definition 87
- Beurteilung von Verbrennungen
  - Nach Ausdehnung 89
  - Nach Tiefe 89
- Entlassung des Patienten 149
- Erste Hilfe 93
  - Allgemeines 93
  - Bekleidung entfernen 94
  - Noxe ausschalten 93
  - Orientierende Abschätzung des Schadensausmaßes 94
  - Schockbekämpfung 95
  - Sofortkühlung 93
  - Transport 95
  - Triage bei Brandkatastrophen 95
  - Wundflächen sauber halten 95
- Erstversorgung am Unfallort 96
- Frühkomplikationen 123
- Inhalationstrauma 115
- Intensivtherapie 118
- Hyperbare Oxygenation (HBO) 123
- Möglichkeiten der Hauttransplantation 109
  - Allogene/homologe/homogene Transplantation 112
  - Autogene/autologe Transplantation 110
  - Künstlicher Hautersatz 112
  - Operation/Transplantation 109
  - Vorbereitung des Patienten 109
  - Xenogene/heterogene/heterologe Transplantation 112
  - Züchtung von Epithellzelverbänden 113
- Müll- und Wäscheentsorgung 149
- Nachbehandlung 146
  - Krankenhaus 146
  - Rehabilitationszentrum 147
- Pathophysiologie der Schockphase 100
  - Bradykinin 102
  - Histamin 101

- Prostaglandine 102
- Proteasen 100
- Pflegerichtlinien 132
  - Ernährung 144
  - Gesichtsverbrennungen 136
  - Grundpflege und Behandlungspflege 132
  - Inhalationstrauma 137
  - Isolierung des Patienten 143
  - Lagerung 139
  - Maßnahmen nach der Abheilung 146
  - Mobilisation 141
  - Pflege der Entnahmestellen 134
  - Pflege der Hauttransplantate 133
  - Prophylaxen 140
  - Psychische Betreuung 144
  - Stuhlgang 138
  - Temperaturregulation 144
  - Vollbad/Therapiebad (Hydrotherapie) 143
- Prognose 99
- Reinigungsmaßnahmen 149
- Überwachung 128
- Ursachen 92
  - Chemische Einflüsse 92
  - Elektrische Einflüsse 92
  - Energiereiche Strahlung 92
  - Thermische Einflüsse 92
- Vorbereiten des Verbrennungszimmers 124
  - Mikroglaskugelbett 126
  - Schaumstoffbett 125
  - Verbrennungsbett 125
- Vorgehen bei großen Verbrennungen im Krankenhaus 98
- Wundbehandlungsmethoden 103
  - Geschlossene Wundbehandlung 108
  - Konservative Behandlung 104
  - Offene Wundbehandlung 107
  - Operative Behandlung 105
  - Reinigung und Erstbehandlung 104

Sachverzeichnis

– Verbrennungen durch Strom 108
– Wundsepsis 114
Verbrennungen dritten Grades 136
Verbrennungen ersten Grades 135
Verbrennungen zweiten Grades 135
Verbrennungsbett 125
Verbrennungsgrade 89f.
Verbrennungskrankheit 87, 94, 102f.
Verbrennungskrankheit: Phasen 103
Verbrennungstoxin 88, 100
Vergiftungen 94, 117, 123
Verkäsung 209
Verschluß des Thoraxwandfensters 61–63
Verschorfung 104
Verstorbene Patienten 225
Vestibularapparat 194, 203
Vibrissae 116
Vitaminbedarf 120
Vollbad 107, 143

Wäscheentsorgung 149, 183, 214
Wasserbedarf 120

Wundinfektionen
– einfache 154
– durch nicht sporenbildende Anaerobier 154
– durch sporenbildende Anaerobier 155, 157
Wundschmerz 161
Wundsepsis 114
– Therapie 115
– Verhütung 115

Xenogene Transplantation 112
Zentraler Venenzugang 14
Zerebrale Symptomatik der Sauerstoffintoxikation 176
Ziehl-Neelsen-Färbung 211
Zielorgan Endothel im Rahmen der Sepsis 4
Zirkuläre Verbrennungen 105
Zone der Hyperämie 88
Züchtung von Epithelzellverbänden 113
Zwei-Flaschen-System 75

SpringerKrankenpflege

Brigitte Scharb
Spezielle validierende Pflege

Mit Geleitworten von C. Staudinger und A. Huber.
1999. XV, 254 S. 1 Abb.
Brosch. DM 68,–, öS 476,– (unverb. empf. Preis)
ISBN 3-211-83197-5

Validation ist eine Kommunikationsmethode zum Verständnis alter und desorientierter Menschen. Die Autorin gibt eine Einführung in die von Naomi Feil entwickelte Methode und zeigt auf, wie in der Praxis mittels Gespräch die Zuordnung in die vier angenommenen Stadien der Desorientiertheit erfolgt. Darauf aufbauend wird ein entsprechendes Bedürfnismodell erstellt, das jene Maßnahmen bestimmt, die der individuellen Befriedigung der psychosozialen Grundbedürfnisse dienen.

Harald Stefan, Franz Allmer et al.
Praxis der Pflegediagnosen

Mit Anamnesebogen. 1999. XVIII, 557 S.
Brosch. DM 98,–, öS 686,– (unverb. empf. Preis)
ISBN 3-211-83244-0

„Für alle mit der Pflege von Patienten befaßten Gesundheitsberufe gibt es ein neues Standardwerk, die ‚Praxis der Pflegediagnosen'. Das Handbuch ist das Ergebnis einer Projektarbeit beim ersten Lehrgang für leitendes Pflegepersonal an der Grund- und Integrativwissenschaftlichen Fakultät der Universität Wien ... Eine europäische Pionierleistung ist der beigelegte Anamnesebogen, der direkt zu den Pflegediagnosen überleitet und so systematisch zu einer Qualitätssicherung beitragen soll".

Wiener Zeitung

Monique Weissenberger-Leduc
Handbuch der Palliativpflege

Zweite, verbesserte Auflage
2000. XV, 132 S. ISBN 3-211-83375-7
Brosch. DM 28,–, öS 198,–

Rezensionen zur 1. Auflage

„.... Dieses Buch bietet konkrete, praxisnahe Pflegemaßnahmen an und ermöglicht eine bessere Versorgung von Patienten im letzten Lebensabschnitt".

Österreichische Krankenpflegezeitschrift

„.... Die klare und kurze Form erlaubt zu Recht den Titel Handbuch. Es darf in keiner Institution fehlen, in der palliative Pflege praktiziert wird."

Krankenpflege

„.... Ein übersichtliches Handbuch, das die ganze Bandbreite aufzeigt, wie die Lebensqualität bei todkranken Patienten beeinträchtigt werden kann und Möglichkeiten gibt, diese zu verbessern."

ProCare

SpringerWienNewYork

A-1201 Wien, Sachsenplatz 4–6, P.O.Box 89, Fax +43.1.330 24 26, e-mail: books@springer.at, www.springer.at
D-69126 Heidelberg, Haberstraße 7, Fax +49.6221.345-229, e-mail: orders@springer.de
USA, Secaucus, NJ 07096-2485, P.O. Box 2485, Fax +1.201.348-4505, e-mail: orders@springer-ny.com
EBS, Japan, Tokyo 113, 3–13, Hongo 3-chome, Bunkyo-ku, Fax +81.3.38 18 08 64, e-mail: orders@svt-ebs.co.jp

Springer Krankenpflege

Eckhard Beubler (Hrsg.)
Kompendium der medikamentösen Schmerztherapie

Wirkungen, Nebenwirkungen und Kombinationsmöglichkeiten

Unter Mitarbeit von Roland Kunze, Jürgen Sorge.
2000. IX, 92 S. Mit zahlr. Abb. und Tab.
Brosch. DM 39,–, öS 275,–. ISBN 3-211-83431-1

Gunther Dick, Ursula Dick-Ramsauer
Erste Hilfe in der Psychotherapie

1996. XII, 264 S. 33 Abb. ISBN 3-211-82853-2
Brosch. DM 69,–, öS 485,– (unverb. empf. Preis)

Michael A. Frölich
Geburtshilfliche Anästhesie und Intensivmedizin

2000. XIV, 262 S. 59 Abb. ISBN 3-211-83172-X
Brosch. DM 69,–, öS 485,–

Ronald Kurz, Thomas Kenner, Christian Poets (Hrsg.)
Der Plötzliche Säuglingstod

Ein Ratgeber für Ärzte und Betroffene

2000. Etwa 400 S. Etwa 34 Abb. In Vorbereitung.
Brosch. DM 79,–, öS 550,–. ISBN 3-211-83170-3

Stephan P. Leher
Ethik im Krankenhaus

Sozialpsychologischer Befund.
Philosophische Ethik.
Theologische Interpretation

1997. 417 S. ISBN 3-211-82889-3
Brosch. DM 57,–, öS 398,–

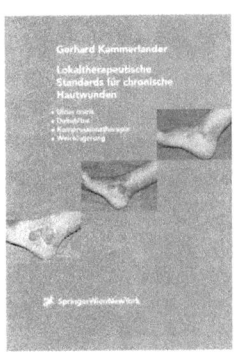

Gerhard Kammerlander
Lokaltherapeutische Standards für chronische Hautwunden

Ulcus cruris – Dekubitus –
Kompressionstherapie – Weichlagerung

1998. XVI, 299 S. 607 großt. farb. Abb.
Brosch. DM 98,–, öS 686,–
ISBN 3-211-82979-2

"..... ist aus der Sicht der Pflege entstanden und vielleicht gerade deshalb so erfreulich praxisnah ... Durch die hohe Aktualität läßt sich das Buch nicht nur zur Aus- und Weiterbildung nutzen. Die geschilderten, gut nachvollziehbaren Handlungsabläufe lassen sich auch in der täglichen Arbeit umsetzen, so daß das Buch zur Lösung praktischer Probleme herangezogen werden kann."
hautnah dermatologie

"..... Das lang erwartete Buch ... stellt ein Standardwerk der lokalen Wundtherapie dar."
Pro Care

SpringerWienNewYork

A-1201 Wien, Sachsenplatz 4–6, P.O.Box 89, Fax +43.1.330 24 26, e-mail: books@springer.at, www.springer.at
D-69126 Heidelberg, Haberstraße 7, Fax +49.6221.345-229, e-mail: orders@springer.de
USA, Secaucus, NJ 07096-2485, P.O. Box 2485, Fax +1.201.348-4505, e-mail: orders@springer-ny.com
EBS, Japan, Tokyo 113, 3–13, Hongo 3-chome, Bunkyo-ku, Fax +81.3.38 18 08 64, e-mail: orders@svt-ebs.co.jp

SpringerKrankenpflege

Maximilian Gottschlich
Sprachloses Leid
Wege zu einer kommunikativen Medizin.
Die heilsame Kraft des Wortes

1998. XIII, 193 S. 8 z.T. farb. Abb.
Geb. DM 49,–, öS 345,–. ISBN 3-211-83075-8

Cordula Kriczer
Keine Angst vor Narkose und Operation
Ein Patientenratgeber

1997. VII, 53 S. 16 farb. Abb.
Brosch. DM 18,–, öS 126,–. ISBN 3-211-83003-0

Walter König (Hrsg.)
Krebs – Ein Handbuch für Betroffene, Angehörige und Betreuer

Zweite, erweiterte Auflage. 1998. XXII, 258 S.
Brosch. DM 57,–, öS 398,–. ISBN 3-211-83025-1

Walter Pöldinger,
Hans G. Zapotoczky (Hrsg.)
Der Erstkontakt mit psychisch kranken Menschen

1997. XII, 245 S. 8 Abb. ISBN 3-211-82942-3
Brosch. DM 56,–, öS 395,–

Gerhard Polak (Hrsg.)
Das Handbuch Public Health
Theorie und Praxis. Die wichtigsten Public-Health-Ausbildungsstätten

1999. XIX, 502 S. 14 Abb. ISBN 3-211-83176-2
Geb. DM 148,–, öS 1036,–

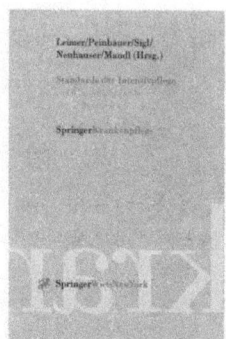

Helmut Leimer, Christian Peinbauer,
Rudolf Sigl, Manfred Mandl,
Danusa Neuhauser (Hrsg.)
Standards der Intensivpflege mit Grundstandards der allgemeinen Pflege

1998. XV, 205 S. 44 Abb.
Brosch. DM 56,–, öS 395,–
ISBN 3-211-83004-9

Erfahrene Intensivmediziner und Pflegekräfte stellen präzise, übersichtlich und praxisbezogen die aktuellen Standards für die Intensivpflege dar.

Die schnell abrufbaren Informationen erleichtern die Pflegedokumentation und machen die Pflegepraxis noch exakter und effizienter:

• schnell abrufbares Fachwissen
• gesicherte Richtlinien
• übersichtlich und präzise –
  ideal zum Lernen und Nachschlagen

 SpringerWienNewYork

A-1201 Wien, Sachsenplatz 4–6, P.O.Box 89, Fax +43.1.330 24 26, e-mail: books@springer.at, www.springer.at
D-69126 Heidelberg, Haberstraße 7, Fax +49.6221.345-229, e-mail: orders@springer.de
USA, Secaucus, NJ 07096-2485, P.O. Box 2485, Fax +1.201.348-4505, e-mail: orders@springer-ny.com
EBS, Japan, Tokyo 113, 3–13, Hongo 3-chome, Bunkyo-ku, Fax +81.3.38 18 08 64, e-mail: orders@svt-ebs.co.jp

MIX
Papier aus verantwortungsvollen Quellen
Paper from responsible sources
FSC® C105338

If you have any concerns about our products,
you can contact us on
ProductSafety@springernature.com

In case Publisher is established outside the EU,
the EU authorized representative is:
**Springer Nature Customer Service Center GmbH
Europaplatz 3, 69115 Heidelberg, Germany**

Printed by Libri Plureos GmbH
in Hamburg, Germany